常见心血管病区域医疗策略

主审 ◎ 李振华　张风雷

主编 ◎ 郑　曼　顾　磊　赵　旋

卜凡莉　马　凯

科学技术文献出版社
SCIENTIFIC AND TECHNICAL DOCUMENTATION PRESS
·北京·

图书在版编目（CIP）数据

常见心血管病区域医疗策略 / 郑曼等主编. —北京：科学技术文献出版社，2020. 10
ISBN 978-7-5189-7195-4

Ⅰ. ①常… Ⅱ. ①郑… Ⅲ. ①心脏血管疾病—诊疗 Ⅳ. ① R54

中国版本图书馆 CIP 数据核字（2020）第 190906 号

常见心血管病区域医疗策略

策划编辑：孔荣华　　责任编辑：胡　丹　邓晓旭　　责任校对：张永霞　　责任出版：张志平

出 版 者　科学技术文献出版社
地　　址　北京市复兴路15号　　邮编　100038
编 务 部　（010）58882938，58882087（传真）
发 行 部　（010）58882868，58882870（传真）
邮 购 部　（010）58882873
官方网址　www.stdp.com.cn
发 行 者　科学技术文献出版社发行　全国各地新华书店经销
印 刷 者　北京地大彩印有限公司
版　　次　2020 年 10 月第 1 版　2020 年 10 月第 1 次印刷
开　　本　787 × 1092　1/16
字　　数　289千
印　　张　15.5　彩插14面
书　　号　ISBN 978-7-5189-7195-4
定　　价　68.00元

编委会

主　　审：李振华　张风雷

主　　编：郑　曼　顾　磊　赵　旋　卜凡莉　马　凯

副 主 编：（按笔画顺序排列）

王爱停　向春燕　李叶婷　李晓宁　宋利祥

林育果　贾辉辉　崔　春　韩秀敏　燕霞凤

编　　委：（按笔画顺序排列）

王　彬　王　晶　王国艳　卢爱红　毕翠英　朱　霞

宋　飞　张　伟　张秀文　胡文才　郭　明　高玉梅

崔茂安　董润兰　燕钦栋　常丽萍　徐英霞　杨翠花

协作机构：东营市心血管专科联盟

东营市重点研发计划（科技惠民类）项目组

李振华黄河三角洲学者工作室

前　言

三级医疗服务体系是目前国际公认的医疗服务模式，即基层医疗—普通住院诊疗—高级专科诊疗模式。参照国际上成功的分级诊疗制度，我国从国情出发，提出建立以社区医疗服务为基础的城市医疗卫生服务体系，确定了“引导一般诊疗下沉到基层，逐步实现社区首诊、分级医疗和双向转诊”的发展目标，以期为群众提供便捷、低成本的基本医疗卫生服务。然而时至今日，小医院门可罗雀，大医院拥堵不堪的现象仍存在。相关学者在分析分级医疗体系实施不畅的原因时指出，区域卫生资源配置不合理，综合医疗机构与社区卫生机构之间协作不佳，各医疗机构之间无序竞争以及医疗服务的提供与需求不吻合，这导致整个医疗服务体系运行效率低下，阻碍了分级医疗服务系统的有效应用。针对分级医疗体系存在的问题，实施区域医疗策略，构建医疗联合体恰能弥补这些缺点，从而实现区域范围内资源共享，使居民在家门口即可享受优质服务。区域医疗策略是指对同一个区域内的医疗资源进行整合，由 1 所三级医院联合若干所二级医院和社区卫生服务中心组成的跨行政隶属关系、跨资产所属关系的医疗机构联合体。患者在医联体的联盟内，可享受基层医疗机构与三级医院的双向转诊，三级医院专家到社区出诊等同质诊疗；同时小病在社区卫生中心、二级医院得到解决，避免发烧感冒挤三级医院的现象，逐渐形成“首诊在社区，大病在医院，康复回社区”的分级医疗格局。

东营市人民医院李振华团队自 2009 年以来，结合东营市当年的具体情况启动了区域协同救治急性心肌梗死患者的急诊绿色通道程序，逐步形成了急性心肌梗死“一站式”“区域协调”“区域化”救治体系，并在此期间建立了包括 2013 年中国首个胸痛专业委员会—东营市医学会急性胸痛专业委员会、基层心电网络医院、基层网络胸痛救治基层单元等一系列相对成熟的区域体系，使患者在最短时间内转运至合适的医疗机构接受治疗。在 STEMI 区域协同救治体系中，具有 PCI 能力的医院加强对基层医院医护人员技术指导帮扶，规范基层溶栓，促进基层医院合理转运患者，显著缩短了非 PCI 医院对 STEMI 患者的早期救治时间，提高了东营地区急性心肌梗死患者的救治率。李振华团队通过总结分析，于 2015 年 7 月出版了《急性心肌梗死与基层医院区域化救治》一书，详细介绍了相关内容。

2017 年 7 月李振华团队承担了“东营市重点研发计划（科技惠民类）”“医联体在心血管慢性病的区域预防与救治的实施”项目。医务人员定期到医联体医院进行授课、宣传、查房，“手拉手”与医联体医院的医疗护理人员一对一结对子，形成上下级协作医疗。同时，根据专科医联体需求，由卫生部门协调，签订双向转诊及对口帮扶协议，促进区域医疗资源的整合和分级医疗格局的形成。

2017 年 9 月，东营市人民医院统筹周边医疗资源，分析自身专科特点，在各级政府领导下，与各基层医院合作，积极探索心血管疾病分级诊疗模式，并组建了山东省内首家心血管专科联盟—东营市心血管病专科联盟。东营市心血管病专科联盟秉承“共建、共有、共享、共赢”的理念，针对心血管危重症疾病，结合各基层医院的实际情况，制订出统一的诊疗规范，让患者得到一站式规范治疗。心血管专科联盟的成立不仅能让心血管常见病尽早在基层医院规范诊治，还能使危重症及基层医院治疗效果欠佳的患者，通过绿色通道协助转往三级医院进一步治疗。从专科联盟的运行现状来看，实施区域医疗策略，对于心血管疾病无论是疑难急危重症诊治还是慢病的规范诊疗预防康复，以及基层医院人才培养、技术水平提高等方面均起着积极推动作用，充分发挥了三级医院及各协作单位的专科优势，打破区域障碍，畅通逐级就诊通道，更好地推进分级诊疗，构建有序就医格局，提升区域医疗服务能力，进一步提升了区域心血管专科疾病诊断和治疗水平。

本书共分为十一章，全面讲述了医联体运行模式以及高血压、高脂血症、心血管患者血糖的管理、急性冠脉综合征、稳定型心绞痛、心力衰竭、心律失常、心源性晕厥、心源性卒中和心脏康复等常见心血管疾病的区域医疗策略，旨在提高基层心血管慢性病管理水平，将目前“碎片化的管理”逐渐过渡为规范系统管理，实现心血管慢性病院内医疗服务和院外基本公共卫生服务的无缝连接。

我们向参与本书写作的诸位作者和编辑致以最诚挚的谢意。本书无疑是所有人智慧和心血的结晶。本书的编撰有大量基层医院医务工作者的参与，他们在繁忙的日常工作之外，牺牲休息时间参与本书的写作，倾注了许多热情和精力，也感谢诸位编辑提出的大量建设性的意见和建议。由于时间紧迫，不足之处在所难免，也希望广大读者和同道不吝指正。

顾磊　赵旋　郑曼

2020 年 8 月

目　录

第一章　概述

一、引言

区域医疗指的是在现代医学信息系统帮助下，各医疗机构共同合作，实现在某一区域内医疗资源共享与利用的最优化，以及一定区域内的医疗机构间的资源共享与互动。随着医改的深入推进，人们对健康的期望值、卫生服务的需求越来越高，对基层医疗机构的服务、接诊能力和技术水平要求也逐步提高，其重要性和迫切性日益显现，医疗联合体作为医疗卫生资源优化配置的一种模式，在实现医疗卫生资源优化配置、推进医疗卫生事业科学发展方面发挥着重要的作用，是我国实现区域诊疗的重要方式。

医疗联合体（即医联体）是由 1 所三级医院，联合区县的若干所医院、社区卫生服务中心，组成以联合体章程为共同规范的紧密型非独立法人组织。医联体，尤其是区域医联体（由三级、二级综合医院和社区卫生服务中心组成的跨行政隶属关系、跨资产所属关系的医疗机构联合体）已经成为卫生医疗体系建设和公立医院改革的重要内容之一。

随着我国医疗服务“看病难、看病贵”问题的日益凸显，区域医疗服务实行“分级诊疗”已成为国家和学界关注的重点议题。2013 年，党的十八届三中全会提出：完善合理分级诊疗模式，建立社区医师和居民契约服务关系。李克强总理在 2014 年的政府工作报告中提出：健全分级诊疗体系，加强全科医师培养，推进医师多点执业，让群众能够就近享受优质医疗服务。2015 年出台的《关于推进分级诊疗制度建设的指导意见》提出：要逐步形成“基层首诊、双向转诊、急慢分治、上下联动”的分级诊疗模式，以实现合理的就医格局。2016 年 8 月，在全国卫生与健康大会上，习近平总书记强调，着力推进基本医疗卫生制度建设，努力在分级诊疗制度建设上取得突破。可以看出，医疗服务推行分级诊疗契合我国医疗卫生体制改革的目标，也是医疗服务合理化的应有之意。结合我国医疗服务利用的现实状况，积极推行分级诊疗十分必要。建立健全医疗服务分级诊疗体系，必须正确理解医疗服务分级诊疗的基本内涵，清晰认识当下我国医疗服务分级诊疗的现实状况以及居民真实的就医流向。明晰分级诊疗的基本内涵，是分级诊疗推行的基础；了解我国医疗服务分级诊疗的现实状况，是有助于确立分级诊疗推行的切入点。

近几年，随着医疗卫生体制改革的不断深入，我国的基本医疗水平有了显著提高，95% 以上的老百姓参与了新型农村合作医疗，即当下的农村基本医疗保险。基本公共卫生的配套设施得到进一步完善，老百姓有机会享受到更加便捷、价廉、优质的基本医疗保健服务，不同程度地实现了“小病在社区，大病去医院”的就医格局。

但是，随着人民生活水平的不断提高，居民健康意识也在逐渐增强，基层医院的综合服务能力已经满足不了老百姓的基本就医需求。一边是大部分患者为追求治疗效果，盲目扎堆到大医院去看病，造成上级医院“一号难求”的局面；一边是部分社区基层医疗机构长期处于吃不饱的状态。由于基层医院发展的滞后，社区老百姓的常见病、多发病、慢性病等疾病的诊疗在基层医疗机构中得不到保障性服务。医疗服务的严重缺位，医疗资源的不均衡分配，迫使医疗体系中的“金字塔”的塔基轰然倒塌，演变成倒置的金字塔，致使上级医院“人满为患”，而基层医院“门可罗雀”。

因此，解决上述不合理的就医模式迫在眉睫。总结与借鉴国外医疗服务体系的特点，完善我国分级诊疗体系建设，形成有序就医格局，控制医疗费用的不合理上涨，是我们在深化医改进程中需要解决的重要课题。

二、区域医疗的国外经验策略

医联体最早起源于欧洲国家，旨在让更多的居民享受免费的医疗服务，提高国民就医体验。20 世纪 40 年代，美国医联体最早雏形为恺撒·帕门南蒂医疗集团的非营利性医疗保险业务拓展领域，后逐渐衍化成“医疗责任组织”模式（accountable care organization，ACO），患者整个的延续性治疗过程中的医疗机构结成联盟，使其动机和责任能够实现共享和互担，以提高纵向资源整合以及资源的使用效率，控制成本，提高患者健康水平。

（一）国外建立医联体的原因

第二次世界大战结束后，国外医院发展面临多重问题，以下几个方面较为突出：①日益增长的医疗费用。医疗设备的更新及高端医疗检查的发展，迫使医疗服务费用逐年上涨。此外，大气环境恶化，疾病谱进展，人口老龄化加重等都刺激了医疗服务需求的增加。②政府投入相对不足，造成医疗服务资源短缺，医疗服务公平性有待提高。③医疗机构缺乏有效的激励机制，医疗机构功能区分不明显，医疗服务效率和公众满意度日益下降。④医疗保险制度的不完善，使医院经营成本压力空前增大。此外，过低的医保共付率产生了过度医疗和私立医疗资源的闲置浪费。⑤以美国为代表的医院全球私有化浪潮的影响，私人资本的营利性医院发展迅猛。

为了促进医疗机构之间的资源流动，提高管理水平和服务效率，各医疗机构纷纷结成各种联合形式。目前，由于不同国家及地区卫生体制环境和背景的不同，医疗卫生服务体系整合的形式也多种多样。

（二）国外医联体的主要模式

虚拟联合即以技术、管理为纽带，进行资源共享的联合方式；实体联合即资产和所有权整合，设立独立法人机构，实现统一管理的联合方式。横向整合是在一定范围的医疗服务市场中，同类或同级医疗服务机构间的合作或联盟关系。纵向整合是在同一区域或跨区域内，不同类型、层级的医疗机构联合，实现信息互认和转诊，资源互补，利益共享。

1. 策略联盟

策略联盟即策略上的结合，各医院进入或退出联盟均无障碍。各医院行为不具行政约束力，经营权及所有权相互独立，无最高决策单位，财务自由，医院间合作与关系强度视策略联盟主体主导力的强弱而定，隶属松散型医联体。具体形式包括包科经营、医事人力支持与训练、联合采购、提供管理顾问咨询四种形式。我国台湾地区为实行策略联盟的代表地区。

2. 服务等级网络

根据区域医疗需求等级划分，医联体可以分为三级或两级医疗网络。分层级的医疗机构各有侧重，职能定位清晰，资源效益最优。医疗网络大多是由社区卫生服务中心提供包括医疗保健和社会关怀在内的日常卫生保健，由二级医院提供重大意外事故或急诊患者的救治，三级医院提供紧急救治和重大疑难病住院。其中，初级卫生保健是社区改善健康的第一道门，患者要逐级转诊。如英国建立了社区医疗 - 地区医院 - 教学医院三级网络；日本建立了门诊一次医疗圈 - 住院二次医疗圈 - 发生频率低、高度专门化的三次医疗圈；瑞典建立了社区卫生服务中心 - 郡医院 - 区域医院三级网络；而芬兰的三级网络，是从大学附属医院到社区医院的纵向整合。新加坡的医疗机构则为两级医疗网，第一级是基础性医疗保健服务的社区医院和一般诊所，第二级是负责综合医疗服务和大部分住院服务的综合性或专科性大医院。

在美国，健康维护组织将保险人和医疗服务提供者功能结合，医院为优化资源与基层医疗机构联盟。常见普通疾病由初级保健医师治疗，重大疑难疾病根据“疾病诊断治疗分类标准”转诊给专科医师，是解决医疗保健效率低下的一个办法。目前，美国还存在其他形式的医联体（如“医疗责任组织”），其中，不同服务方协同合作，为特定人群提供全方位的服务，在提高医疗质量的同时减少支出。

3. 实体区域医疗中心

与服务等级网络不同，实体区域医疗中心具有独立法人地位。澳大利亚政府按区域把包括社区卫生中心、康复保健中心、家庭护理院、老年护理院、高端医疗检查和检验中心等所有医疗资源划拨给公立大医院，统管区域内医疗资源，各中心功能定位不同。

4. 委托管理

委托管理是由核心内部管理层或核心医院对其他医疗机构进行托管。托管单位所有权与经营权分离，托管期间各医疗机构保持原有单位性质、产权等不变。包括民营机构托管、内部管理层托管和公司托管。

民营机构托管是将公立医院注入民间资本，委托民营机构来对医院进行有偿管理。内部管理层托管是采用独立行政法人运营（即委托管理层运营），强化医院内公司化管理。日本为实行民营机构托管和内部管理层托管的代表。

公司托管是将医院托管给公司管理，下放医院管理自主权，授权医院自行组织管理，优化医院运作效率和费用效率。新加坡和美国模式为其代表。美国医院集团通过与公司签订合同，按照医院意愿输入先进的管理方法、运营机制以及技术支持，实现资源合理再分配，快速成长为美国最大的营利性医院连锁集团。

5. 集团式联合体

集团式医联体通过建立董事会统筹管理和配置集团内的卫生资源。医院集团运行机制大都采用董事会领导下的院长负责制，董事会可参与重要决策。财务、质量、医疗事物、后勤、信息系统、教育等由集团总部统一管理。通过医疗集团横纵混合模式，集团内既有同级别的医院又将不同级别的医院纳入，形成了集团内的双向转诊机制。以新加坡两大医院集团为代表。

新加坡卫生部在全国范围内按东、西两大区域水平设置“国立健保服务集团”和“新加坡保健服务集团”。归政府所有，管理权转交集团公司，集团具体事务由全职集团总裁负责，该总裁由卫生部和董事会联合任命。两大集团所属医院均为单独的公司，享有经营自主权。政府对其实行监督，具体采购运作等委托给专业医药机构采取市场化运作。

6. 联合兼并式医院集团

与集团式医联体不同，联合兼并式医院集团是在其基础上的所有权的实体整合，具有独立法人地位，资源整合力度更强。属政府或公立部门，但实行公司化管理。政府的参与，体现社会公益性。医院集团实现了医院服务购买者与提供者的分离，保留索取利润和盈余的权利。同时，通过引进市场机制，加强市场竞争能力，而政府负责政策制订及运营监管，集中精力追求医疗服务的社会公平性和可及性。

以德国柏林 10 所公立医院的合并和英国医院托拉斯为代表。柏林十所医院按公司的组织结构组建，形成独立的法人实体，对医院公司化管理。董事会一半由政府提名的雇主代表组成，另一半由医院雇员提名代表组成。英国医院托拉斯产权融合，以独立法人实体存在。采用在董事会 / 监事会领导下的院长负责制，实现政府对医院的管办分离。

由于营利性医院的不断扩张，市场化机制推动医院走上私有化进程。如德国 RHK 医疗集团、印度阿波罗医疗集团。此外，我国台湾地区还存在财团法人医院的集团化，实行企业化的管理体制和运行机制，以长庚体系居于首位。

三、国外医联体建设的发展趋势

从国外医联体发展趋势看，各种模式可相互融合发展。各医院自主权逐步扩大，松散型医联体通过资产融合逐步过渡为紧密型医联体，虚拟联合逐步转变为实体联合；以横向模式为主的医院集团要转身加强纵向联合，逐步发展横纵混合模式医联体。国外医联体建设发展的趋势主要包括以下几个方面。

1. 产权明晰化

改革医院产权制度，明晰产权归属。落实医院财产的使用权、收益权和转让权，可以有效约束和规范医院的行为，建立激励机制，改善资源配置，是医院产权制度改革的关键。

2. 风险分散化与经营规模化

医院进行集团化管理，实行人、财、物的统一，医疗资源合理配置。通过各种扩张乃至国际化扩张方式形成规模优势以分散风险。此举规避了市场机制的负作用，充分发挥了规模经济的优势。

目前，在加拿大，医院和其他医疗服务机构正逐渐结合，家庭医疗和药品覆盖面扩大。英国医院托拉斯进一步考虑将其所属的下级医疗机构购买者甚至家庭医师纳入自己集团之内，扩大集团规模、增加收益。同时，有利于改变组建医疗集团时排斥社会医疗机构和私人开业者的现状。

3. 融资方式多样化

多样的融资模式如私人投资的介入，可将投资方和医院的利益捆绑，引入竞争机制，增强其经营意识，构建健康的经营文化，实现政府、医院和投资方的“三赢”。香港在配合政府政策的基础上，已开展多项与私营医疗机构的合作。

4. 激励机制日趋健全

设计合理的薪酬制度，建立有效的内部激励机制，如年薪激励，晋升激励等，医师不只拿固定工资，确保医师的工作态度、工作质量在薪酬中有所体现，工作效率得以提高。

5. 服务模式人性化

医院秉承“以人为本”的服务理念，医院流程提供“一站式”服务，为患者和患者家提供便利。对员工进行培训，建立激励机制和连续的进修制度，提高员工业务水平和综合素质。医院设立申诉处，调节医患矛盾。加拿大的医疗服务都要以患者为中心，对于患者的要求有专人进行服务。

四、代表性国家介绍

1. 英国

20 世纪 90 年代中期，英国卫生行政管理部门为了提高医院经营效率，推动医院间竞争，采取了一系列有利于医疗机构权力下放的管理策略，使得医院有条件自主经营并成立相当规模的医疗联合体或医院托拉斯，英国属于政府主导型医疗服务体系的代表。该体系由初级服务中心、区医院和中心医疗服务机构组成，分别对应初级和二级、三级医疗服务机构，并设立严格的转诊制度，居民接受医疗服务，需要在初级医疗机构登记，接受一名指定的全科医师，除急诊外，就诊首先需找全科医师诊治，在该全科医师无法完成医疗服务时再转诊于上级医疗服务机构。从医疗机构的性质看，全科医师开的诊所属于私人机构，由政府通过合同的形式购买其所提供的全部医疗服务，以此替代事实上的身份管理。全科医师在对患者提供医疗服务后，可以根据工作量及支出申请政府津贴。国家财政为二级、三级医疗服务的供给主体公立医疗机构，提供相关经费。

2. 德国

德国属于政府市场联合型医疗服务体系的代表。该体系大致分为 4 个部分：①负责一般门诊检查、咨询的首诊医师；②负责住院治疗的医院；③负责经院治疗后的康复机构；④负责老年及残障人员的护理机构。政府鼓励患者得病后先于首诊医师所在的诊所就诊，经评估后若需进一步诊治，则可凭门诊医师的转诊手续转至相关医院，医院只负责住院治疗的部分。医院治疗完毕后，可转至康复机构和护理机构，或者由患者的全科医师负责院外的术后治疗。德国的医院有 3 种形式：公立医院、非营利医院和私立营利性医院。公立医院是由政府直接投资兴建的，接受政府直接管理或由大学代管，非营利医院则通常由教会和慈善机构管理，而私立营利性医院是政府出资兴建，由政府确定地点并对基本建设、设备等进行直接投资，然后再委托给私人机构去经营。政府负责投资建立或补贴各种性质的医院，通过引入竞争机制，鼓励各种形式的医院展开竞争。

3. 美国

美国属于市场主导型医疗服务体系的代表。该体系第 1 级由家庭医师组成，负责患者的初级治疗；第 2 级由各级医院组成，负责患者的高级治疗。美国居民一旦患病，首先就诊于家庭医师，再由家庭医师决定是否转诊于上级医院。目前美国由社区投资兴办的中、小型综合医院和专科医院占医院总数的 80%，主要任务是为急性病和外转患者提供短期的住院治疗。美国私立非营利医疗机构是其医疗服务体系的主力军，公立医疗机构是系统中重要的组成部分，私立营利医疗机构是其必要的补充。

4. 新加坡

新加坡是公私功能互补型的医疗服务体系的代表。该体系由公立和私立两个系统组成，初级卫生保健以私立系统为主导，公立医院及联合诊所补充，公立医院负责提供后续住院服务。新加坡实行严格的双向转诊制度，患者首先在初级社区医院就诊，必要时再转到大型的综合医院，公立医院就诊要求必须由综合诊所转诊。私人诊所承担了 80% 的初级卫生保健工作，公立医院则承担了 80% 的住院服务。

5. 加拿大

加拿大以医疗服务能力著称，2009 年就逐渐为本国公民建立电子健康档案，并计划于 2020 年覆盖全国公民。2016 年底，加拿大已有大半公民享有电子健康档案，而且拥有授权的个人均可以查看相关数据库。区域协同医疗在加拿大的实施提高了医疗服务质量，降低了就诊者的医疗费用。这些国家建立的区域协同医疗服务体系不仅使各医疗机构之间产生相互协作，还使传统医疗服务体系框架下的栓结逐渐瓦解，构建了一种可持续发展的模式。

6. 法国

2008 年起法国区域卫生规划已经进入第四阶段，重点从地理位置的分配向各级医疗服务系统协调合作倾斜，遵循“预防 - 诊治 - 康复”服务链进行总体规划，同时对初级医疗结构医师进行规划，合理使用资源，减少不必要的竞争。

7. 巴西

巴西通过立法建立了“统一医疗体系”，以此改善国内巨大贫富差距下医疗卫生领域存在的不公平的现象，让全民都能享受基本的医疗服务。社区卫生服务站为体系基础，公立医院为相关主体，建立双向转诊，同时以私立和教会医疗机构作补充，各级机构联合、竞争并存，实现国内医疗资源最优分配，使巴西全民享受最优医疗服务。

医联体的建设是一个复杂的过程，我国多个地区已有不同医联体建设的实践。但模式较为单一，医联体的发展存在医院内体制性的约束。国外医联体的建设对我国有很好的借鉴价值，由于各国医疗卫生服务体系的不同，不能照搬国外模式，需要立足于我国国情，建立具有中国特色的医联体

五、区域医疗的国内经验策略

1. 哈尔滨模式

哈尔滨医科大学附属第一医院（简称哈医大一院）医疗联合体由哈医大一院及 9 家地方及厂企医院组成。哈医大一院为“医联体总院”，提供先进技术，成员单位推选人员组成医联体理事会，作为医联体的最高权力机构，负责组织、领导、监督和协调，形成紧密实体医院联合，进而形成了“分科联合 - 综合医疗服务”的新模式。

2. 上海模式

上海模式有瑞金 - 卢湾医联体和静安医联体两种。前者以上海交通大学医学院附属瑞金医院为中心，联合区域内卢湾区中心医院等 7 家单位组成。成员医疗结构间共享信息资源平台，成立检查检验中心，实现检查结果互认，实现双向转诊；后者以华山医院为龙头，联合静安区中心医院等 6 家辖区医疗机构形成，联盟间签订合作协议书，华山医院以管理经验、优势医疗技术帮带成员单位，负责技术支持和人才培养。两医联体实行理事会（管委会）决策制度，为制订计划及相关实施的领导和决策机构，不同的是瑞金 - 卢湾医联体理事会仅由成员单位代表组成，而静安医联体管委会除成员单位代表外，还有区卫生行政部门代表参与，进而可以提高沟通效率，降低协调难度。

3. 武汉模式

武汉市第五人民医院医联体是以武汉市第五医院为首，负责其辖区的 6 家社区卫生服务中心的人、财、物，社区卫生服务中心的法人地位不变。武汉五院专门成立社区管理科，对成员医院人事管理、技术支持、资源共享、质量管理等方面的各项工作进行具体负责，此外，区政府每年对武汉五院给予一定金额补贴支持医联体建立双向转诊绿色通道。

4. 江苏模式

江苏康复医疗集团承担镇江市政府办医职能，为社会公益类事业法人单位，是以资产为纽带、紧密型的公立大型综合医疗集团。其以镇江市第一人民医院为核心，由多家公立医院及 11 家社区医疗服务中心组成。该医联体通过整合公立医疗机构，在集团的平台上成立理事会聘任管理层，建立监事会，行使监管权。通过明晰责任、创新运行机制、深化内部改革、实现管办分离，实现医疗资源最优化。

5. 郑州模式

郑州大学附属郑州中心医院区域医联体是河南省首家区域医联体，由郑州市中心医院与医院驻地附近的 44 家医疗机构签约组成。联盟医疗机构均为独立法人单位，龙头医院对医联体成员单位实施帮扶，负责分级诊疗、双向转诊、人才培养等机制，建设分层级、功能完善的防治康复相结合的新型城市医疗服务体系。

6. 十堰模式

湖北十堰市城北区域医疗服务协作体是由十堰市红十字医院牵头，联合周边乡镇、社区卫生院等 8 家基层医疗机构组建而成。协作体内医疗机构实施双向转诊，保障无缝式连续治疗：采取进修或培训的形式，免费为基层医疗机构提供技术支持：建立对口沟通平台，加强协作体各成员单位之间的信息沟通，以便及时协调、解决工作中出现的问题。市红十字医院积极发挥专科优势，各成员单位依托各自功能特色和优势分层协作，协作体成员单位共同发展，推动公立医院改革工作。

7. 浙海模式

浙江省人民医院与海宁市人民政府签署定期协议，合作建设浙江省人民医院海宁医院（海宁市第三人民医院）。该合作型医院托管模式，两医院之间既有托管关系，又有股份关系。浙江省人民医院托管海宁医院并占一定股份，并以技术、管理、品牌等形式投入：托管措施包括引进优化管理、人才培养、科研创新，开通双向转诊的绿色通道。海宁市政府和两家医院共同组成的医院管理委员会，享有独立法人地位，负责医院发展战略和总体规划。

8. 青岛模式

青岛市中心医疗集团对平度市人民医院进行帮扶。并签订协议，帮扶内容包括开展培训，建立质量管理体系，在乳腺疾病及肿瘤放疗方面进行支援，提升诊疗水平。加强对下级医院薄弱专业的扶持和发展，提升内涵建设和医院综合管理能力，进而提高医院的影响力。

9. 北京模式

北京现有北京大学人民医院医联体、北京朝阳医院医联体、中日友好医院医联体、北京安贞医院医联体、北京儿童医院医联体等多个医联体。其中以北京大学人民医院医联体建立最早，也是目前我国目前规模最大、影响最广的医疗联合体。其成员单位已达 400 多家，服务范围覆盖北京、新疆、云南等 19 个省（自治区、直辖市），并跨出国门服务到老挝。该医联体借鉴国际通行的 IDS 模式，形成新的 X+Y 整合型健康服务链，为成员单位负责居民提供健康维护、慢病管理、疾病诊治等所需的各项服务。

10. 关于区域医疗联合体运作成效的研究

随着各地区域医联体改革实践的不断完善和发展，国内模式中大医院直接管理社区卫生服务中心，促进了慢性病的健康教育和规范化管理，使慢性病患者在社区获得三级医院医疗资源，获得连贯有序的诊疗，确实在一定程度上降低了患者医疗费用，促进了医疗资源的纵向流动。医联体改革对核心医院综合效益的提高促进作用最大，且越是紧密型医联体对医院效益的提高贡献就越大。而利益因素则是影响医联体能否顺利推进的核心要素且与其他因素关联，应予重点关注和干预调整。

上海的经验表明，区域医联体模式已逐步实现了基层首诊、分级医疗、上下联动、双向转诊的创建初衷。三级医疗机构充分发挥资源优势，对医联体内成员单位进行技术支持、人才培养和学科建设，在社区置专家门诊，引导患者就近就医，使辖区居民在家门口享受三级医疗机构的优质诊疗服务，缩短就医等待时间，提高了资源利用效率，在缓解群众“看病难”的同时也带动了社区卫生服务中心医疗技术水平的提高。

武汉医联体则以服务工作量不断提升、平均住院天数逐渐减少等指标展现了成员单位在人才、技术、管理水平和整体实力方面取得的显著成效，表明基层机构如社区卫生服务中心等获得的全面支持和发展正是受益于医联体核心医院直管的结果。江苏康复医疗集团则通过社区居民健康档案实行统一管理，共享集团坐诊专家、诊疗数据信息等医疗资源，实现了成员单位分工合作、协同发展，使各层级医疗资源配置更为合理。

六、区域医疗的优化建议

（一）体制层面建议

1. 建立竖向立体融合的医疗服务体系

我国现行的医疗卫生服务体系是横向水平分割的结构，主要由一级医疗机构（包括乡镇卫生院和社区卫生服务中心）、二级医疗机构（包括县级医院、城市二级综合性医院）、三级医院（城市的三级综合性医院）组成。一级、二级、三级医院之间是断崖式的相互独立，无内在联系，分属各级地方政府管理。这种金字塔式的结构是建立在对疾病的分级诊治基础之上的，一级医疗机构提供初级的医疗卫生服务，就是小病进社区；需要住院治疗的基本医疗服务进县级和二级医院；重大疾病和疑难病症在三级大医院诊治。据研究，80% 的医疗需求可以在一级、二级医院得到满足，但这种制度设计的前提是每一位患者能够判断自己的病情，知道自己得的是小病且这小病也不是大病的先兆，才能放心地走进社区医院。但事实并非如此，每位患病的人都希望得到最好的诊疗，都涌进大医院，而大医院为了生存和发展，也是来者不拒。因此，出现大医院人满为患，小医院门可罗雀，造成了“看病贵，看病难”现象。而准确地说，是看大医院、看大专家“贵”和“难”。

我国已经经历多轮医疗体制改革探索，其中最主要的目标之一是“小病进社区”，如各类基层医院与上级大医院的合作、目前浙江省力推的“双下沉、两提升”的医改、“双向转诊”制度建立，也包括笔者正在研究的宁大附院和台胞医院的医联体探索都是希望把“小病”留在基层医院。但从目前的情况看，“小病找专家”的现象并没有得到根本性的改变。笔者认为主要原因为：①从患者层面看，由于患者并不清楚自己疾病的程度，所以总是倾向与去大医院、大专家处就诊治疗，即便事实上是小病也花钱买安心；②从医院的层面看，由于医院的运行经费并非完全由财政负担，主要靠医院自己盈利运行。各级医院包括三级大医院本质上希望有更多的患者到医院就诊；③从政策层面看，国家在财政支持、药品使用、设备配备、技术准入、医保政策等均更有利于城市大医院发展和需要；④从不同层级医院的联系看，旨在不同层级医院断层之间建立起患者流动通道的“双向转诊”机制，因为医院自身的盈利、发展等因素的存在而无法真正有效运作。而另一方面，上级专家到下级医院坐诊，更多看的是常见病、多发病，或由于专科太细分，小地方的患者少，引起新的医疗资源的浪费。

为此，笔者认为应该建立“竖向立体融合”的医疗服务体系，让一家城市三级大医院与几家二级医院和更多的一级医院、乡镇卫生院完全融合，结成从基层到塔尖的“竖向立体融合体”，融合不同级别医院之间的断层，任何一个融合体都是一个命运共同体，对融合体内部的包括一级、二级、三级医院的医疗行为负责，资源共享。任何患者进入到任何级别的医院，根据需要融合体可以制订不同的治疗方案、提供相应的专家、应用必要的设备，在医疗融合体内患者从一级医院转到三级医院，完全像一家医院内部的科室之间的转诊。任何一家三级甲等医院的管理制度、精尖的设备、优秀的专家同时属于医疗融合体内的一级、二级、三级医院共有。融合体内消除了体制壁垒，人才、技术、患者、药品设备等都能无障碍地迅速流动，这样才能从根本上解决“看病贵、看病难”这一难题。

2. 建立“人、财、物统一”的医疗融合体

我国目前的体制下，实行的公办医疗服务体系，机构与人员编制都有行政级别，财政补助则是一级政府一级财政，这从根本上决定了以资产为纽带的紧密型“医联体”很难形成，除非由上级政府主导。各级医院隶属于各级政府，各级政府对所属的医院有完全的“人事、财务、资产”支配权，造成了各级医院之间的断层。为此，笔者建议建立“竖向立体融合”的医疗服务体系。为了真正的融合，这种医疗融合体必须是建立在“人权、财权、物权、事权完全统一”的基础之上。这种医疗融合体不同于现在部分地区存在的医疗集团，它可以包括几家三级医院，但必须是从最基层的一级医院或卫生院一直到塔尖的三级医院的完全融合。第一，保持医疗融合体的公益性不变，但只对最高一级的政府负责，负责一级、二级、三级医院所在区域的医疗卫生服务；第二，建立融合体统一的管理委员会，统一管理融合体内的一切事务；第三，医疗融合体内所有的人事权、财产权、财务权、经营权等完全从各级政府剥离，归管理委员会所有；第四，各级政府只需明确医疗融合体为本行政区域内居民提供的基本医疗卫

生服务内容，政府通过购买医疗服务来保障本地区居民的基本医疗服务；第五，各级卫生行政管理部门只负责对辖区内的医疗融合体的医疗行为进行监督、考核、评价，医疗融合体所在的最高一级的医疗卫生主管部门对整个医疗融合体进行监督、考核、评价、奖惩。

（二）政府层面建议

1. 公共产品理论需要政府强化医改责任

基本医疗作为一种特殊的公共产品，需要政府切实担负起全部的责任。主导、支持医改的顺利推进，能够积极回应社会、医疗单位、民众对医疗卫生提出的需求，并采取积极的措施，公正、有效地实现全民对医疗卫生服务的需求。在探索“医疗融合体”的医改实践中需要各级政府切实担负起相应的职责。

（1）政府应该树立健康公平的工作理念

政府应该牢固建立健康公平、医疗卫生全民享受的意识，要积极推进医疗体制改革，消除一级、二级、三级医疗机构的鸿沟，建立医疗融合体，为融合体范围内的百姓提供同等的医疗服务，即任何一个患者进入医疗融合体，可以根据患者的需求享受分级治疗，无须因为需要“上级医院诊治”而进行第二次的“就医”经历。

（2）政府应该建立制度有效推进医改

医疗融合体的建设中，政府需要进行相应的制度设计、管办分离。如建立融合体后，台胞医院完全交由宁大附院管理，包括人事权、产权、经营权，成为宁大附院的一个“医院型科室”，象山县政府通过购买服务的形式，明确宁大附院为石浦地区提供的全部医疗服务内容，建立考核制度，根据考核结果支付相应的费用。宁大附院的主管部门应该把石浦地区居民的健康需求纳入其工作职责范围内，一视同仁地提供公平、可及的医疗卫生服务。同时政府应该建立如医疗保险等配套的改革政策。

（3）政府应该理清医疗服务中政府和市场的关系

主要涉及两个方面。首先，医疗单位有公立和私立之分，基本医疗必须由政府切实担负起责任，公立医院责无旁贷，而由此带来的医疗费用必须由政府来买单，并切实担负起对医院的监管职责。其次，公立医院运行的资金来源主要由政府补助和经营收入组成。根据有关学者的研究：政府补助仅占医院收入的 6% 左右，大部分依赖医院的经营获取。这就势必导致公立医院的部分逐利行为，为此，必须加大政府投入以降低医院的逐利冲动。

2. 建立完善的卫生财政政策

统一“医联体”内财政拨款制度，对整个“医联体”实行总额预付制。但医疗又具有一定的市场特性，所以既不能完全参照公务员实行财政包干，不利于发挥医院、医师的积极性；又不能完全交给市场，任凭医院逐利，必然损害患者的利益；为此，作者建议：①根据各地的医疗卫生发展目标和需求，政府向医疗融合体购买医疗卫生服务，再根据医疗融合体达成医疗卫生目标的情况支付相应的费用。②加大政府对整个医疗卫生事业的财政投入比例，减少医院的逐利性；③取消对医院的工资总额限制，允许医院有更大的激励空间，以便充分调动医师的积极性。按照公立医院改革的要求，地方政府要加大对基层医疗卫生单位综合改革的投入。

3. 建立有效的医疗融合体的评价体系

（1）政府部门应该制订当地的医疗卫生发展的保底目标和考核评价办法。

（2）建立医疗融合体后，实际上一级、二级、三级医院已经融合为一家医院，对医疗融合体如何进行分级诊疗、如何确保医疗质量、如何防止小病大治等制订相应的管理办法。

（3）建立科学合理的对医疗融合体的评价体系，包括评价内容、评价机构、评价方法和奖罚办法等。

（三）医院层面建议

1. 构建合理的医疗融合体内部运行机制

不同级别的多家医院建成医疗融合体后，规模更加庞大，内部组织结构更为复杂，功能更为齐全、流程更为繁杂，因此必须建立科学合理的内部运行机制。

（1）建立医疗融合体的管理委员会，由原来医院的代表参加，组成最高的行政管理部门负责：制订融合体的运行机制，制订融合体内的人才制度、医疗制度、患者转诊制度、薪酬制度等各项运行管理制度，制订融合体的发展规划、发展目标，明确融合体内各医院的目标任务，制订分级的评价考核办法，并进行考核。

（2）保持四个不变：基本保持原来的医院区域分布；下一级医院的医疗资源（包括人员、设备、床位）配置相对于建立融合体前只增不减；原来各级医院的基本医疗卫生任务不变；为当地提供的医疗卫生服务总量只增不减。

（3）各医疗融合体内的医院保持原有的建制，最高管理层由融合体管理委员会任免。使医院科室化，原来的医院更像是融合体内的“医院型科室”。融合体内部的人员、设备、技术可以自由流动。解决医师在“医联体”内部合理流动的问题，保证整个体系的顺利运转（如可以建立融合体内医师在不同医院内的轮岗制）。

（4）在区域医疗联合体内逐步建立统一的服务质量标准、统一的学科建设规划、统一的信息化标准体系。融合体内各医院既要有共同的发展目标，又要有不同的发展重点。一级医院以公共卫生和初级医疗为主；二级医院以基本医疗为主；三级医院主要负责大病、疑难疾病的诊治，进行科研活动和对下级医院业务培训。

2. 建筑统一的信息化互动平台

加大建设信息网络力度，以实现不同层级医疗机构间分享患者信息及相关数据、进行相关会诊、预约门诊、住院、检查等目标。建立跨区域的医疗融合体必须通过完整的信息系统来实现，应在医疗融合体内建立统一的计算机信息系统。建立远程会诊平台、云影像中心、统一的系统、建立医学诊断中心等；可以自动实现医疗融合体内不同医院各种检查互认，避免重复检查；通过融合的信息系统，下级医院的各种检查、诊断、治疗可以在第一时间得到上级医院的复核和指导。原来不同级别医院之间的患者“转院”将变成医疗融合体内部的患者“转诊”，各种医疗资源将得到最大限度的优化使用。

3. 加强市县两级医院的医疗服务能力建设

对任何一家医院而言，医疗服务水平高低是医院生存发展的决定因素。建成医疗融合体后，融合体内的竞争不再存在，但来自融合体外的医院竞争压力依然存在，所以必须加强医疗服务能力建设。第一，人才是第一生产力，融合体内的人员统一由委员会对外招聘，所有人员身份一致，有助于解决下级医院人才招聘难的问题。第二，医师进行分级管理和流动上岗相结合。负责研究的学术型专家主要集中在三级医院；以临床诊治为主的医师在二级、三级医院轮流上岗；培养部分全科医师，主要负责基层医院的初级医疗卫生工作。第三，三级医院应以科研为核心竞争力，大力培养省级、国家级的优势学科和学科人才；二级医院以培育临床型人才为主，形成学科建设的自身特色优势（如随着社会老龄化趋势显现，二级医院可建立“医养结合”为特色的医疗服务，引导城市内的老年人下乡医疗养老）。第四，由三级医院负责，定期开展业务学习：三级医院定期对融合体内的下级医院进行业务指导和考核。第五，不断提升融合体医院形象和医务人员的人文素质。通过医院文化建设，推动不同医疗机构管理理念和文化内涵的提升。

4. 提升患者对医疗融合体的同质化体验

医疗融合体必须实现一体化，给患者同质化的全新体验。

（1）就医“一卡通”

患者在医疗融合体内任何一家医院都可以挂整个融合体医院的门诊号，如台胞医院开出的处方和检查单可以在宁大附院的药房取药和放射科拍片，并在任何一家医疗融合体医院都可以读取患者在融合体其他医院的历史诊疗过程。

（2）医疗质量同质化

如医疗融合体内执行统一的药品目录，任何医院的 CT 均通过网络由融合体的专家统一做出诊断。特殊病例可通过网络信息系统，邀请医疗融合体内的任何专家联合会诊，而患者无须另外支付专家会诊费。

（3）转院科室化

下级医院的住院患者有无法确诊或治疗的，患者无须出院，可直接转诊到三级医院的专业科室治疗，手术后转回下级医院护理休养，变“转院”为“转科”，无须办理进出院手续和医保转结等手续。

（4）服务一体化

患者在医疗融合体内任何一家医院可以取得在医疗融合体内其他医院的诊疗材料、医学证明、结算清单等。

七、结语

医疗体制改革是一个世界性的难题，各国政府都在努力破解，力求为百姓提供公平、优质、可及、便捷的医疗服务，保障百姓生命健康，促进经济社会和谐发展。自新中国成立以来，我国一直在探索医疗卫生体制的改革，并取得了巨大的成就，居民的健康水平大幅提升，但“看病贵”和“看病难”问题也日益突显。2009 年国家推进新医改以来，提出“强基层、保基本”的改革目标，强调政府责任和财政的医疗投入。开始重视基层医院的建设，目标是提升基层医院的服务能力，把更多的患者留在基层医院。为此，国家实施了“分级诊疗和优质医疗资源下沉”的改革举措。其中，不同级别的医院结成医联体被认为是推动分级诊疗的重要抓手。

通过对国内外医联体的文献研究，发现目前医联体主要有三种模式：①基于契约的松散型联合体；②基于“人、财、物”统一属性的紧密型联合体；③介乎二者之间的联合体。松散型比较容易建立，但合作的广度、深度和稳定性不足：紧密型联合体是比较理想的合作模式，但受到体制限制建立比较难，有待于政府的强力推动。

建立“纵向立体的医疗融合体”，突破体制限制融合一级、二级、三级医院之间的断层，实现从基层医院到城市大医院的专家、技术、设备、信息等医疗资源的自然融合。

综上，医联体合作方便了患者的就诊和治疗，实现了基层居民在家门口就能看上三甲医院专家的目标。但由于体制限制，激励机制不完善，医联体内部的运行机制未能取得突破性的进展，加上距离和一体化信息建设的滞后，合作仍属于实质上的松散型合作，随着合作的深入必须做出一些根本性的改变，否则合作能否长久坚持，能否取得更大的成绩令人担忧。

（李晓宁 李振华）

第二章　高血压

第一节　高血压概述

原发性高血压是以体循环动脉血压升高为主要临床表现的心血管综合征，简称高血压。高血压是多种心、脑血管疾病的重要病因和危险因素，长期的高血压可以导致心脏、脑、肾脏、视网膜等多个脏器的功能损害，严重时可危及生命。

一、血压分类和定义

人群中血压水平呈连续性正态分布，正常血压和血压升高的划分并无明确界线。高血压的标准是根据临床及流行病学资料人为界定的。目前，我国采用的血压分类和标准见表 2-1。高血压定义为：收缩压≥ 140 mmHg 和（或）舒张压≥ 90 mmHg。但是利用动态血压诊断高血压的标准为：① 24 h 血压均值（SBP/DBP）≥ 130/80 mmHg；②白昼（6 am ～ 10 pm）血压均值（SBP/DBP）≥ 135/85 mmHg；③夜间（10 pm ～ 6 am）血压均值（SBP/DBP）≥ 125/75 mmHg。根据血压升高水平，又进一步将高血压分为 1 ～ 3 级。

表 2-1　血压水平分类和标准

级别	收缩压（mmHg）	/	舒张压（mmHg）
正常血压	＜ 120	和	＜ 80
正常高值	120 ～ 139	和（或）	80 ～ 89
高血压	≥ 140	和（或）	≥ 90
1 级高血压（轻度）	140 ～ 159	和（或）	90 ～ 99
2 级高血压（中度）	160 ～ 179	和（或）	100 ～ 109
3 级高血压（中度）	≥ 180	和（或）	≥ 110
单纯收缩高血压	≥ 140	和	＜ 90

注：当收缩压和舒张压属于不同分级时，以较高的级别为标准。以上标准适用于男、女性任何年龄的成人。

二、流行病学

高血压患病率和发病率在不同国家、不同地区或不同种族之间有差别。工业化国家较发展中国家高，美国黑色人种约为白色人种的2倍。高血压患病率、发病率及血压水平随年龄增加而升高。高血压在老年人较为常见，尤以单纯收缩期高血压为多。

《中国居民营养与慢性病状况报告（2015）》显示：中国18岁以上居民高血压患病率为25.2%，中国高血压患者数为2.7亿。按此比例推算，山东省东营市18岁以上居民高血压人群达50余万人。但是高血压的知晓率、治疗率和控制率却面临着三低的尴尬现状。2015年调查显示：18岁以上人群高血压的知晓率、治疗率和控制率分别为51.6%、45.8%和16.8%。流行病学调查显示：我国高血压患病率和流行存在地区、城乡和民族差别；普遍北方高于南方（华北和东北属于高发区）、沿海高于内地、城市高于农村、高原少数民族地区患病率较高。男、女性高血压患病率差别不大，青年期男性略高于女性，中年后女性稍高于男性。

三、病因

原发性高血压的病因为多因素，可分为遗传和环境因素两个方面。高血压是遗传易感性和环境因素相互作用的结果。一般认为在比例上，遗传因素约占40%，环境因素约占60%。

（一）遗传因素

高血压具有明显的家族聚集性，父母均有高血压，子女的发病概率高达46%。有研究结果显示：约60%高血压患者可询问到有高血压家族史。高血压的遗传可能存在主要基因显性遗传和多基因关联遗传两种方式。

（二）环境因素

1. 饮食

不同地区人群血压水平和高血压患病率与钠盐平均摄入量显著相关。摄盐越多，血压水平和患病率越高，对盐敏感人群摄盐越多血压也越高。钾摄入量与血压呈负相关。饮食中钙摄入对血压的影响尚有争议，多数人认为饮食低钙与高血压发生有关。高蛋白质摄入属于升压因素，动物和植物蛋白质均能升压。饮食中饱和脂肪酸或饱和脂肪酸/不饱和脂肪酸比值较高也属于升压因素。饮酒量与血压水平线性相关，尤其与收缩压，每天饮酒量超过50 g者高血压发病率明显增高。

2. 精神应激

城市脑力劳动者高血压患病率超过体力劳动者，从事精神紧张度高的职业者发生高血压的可能性较大，精神紧张可激活交感神经从而使血压升高。长期生活在噪声环境中听力敏感性减退者患高血压也较多。

（三）其他因素

1. 体重

超重或肥胖是血压升高的重要危险因素。高血压患者中约 1/3 有不同程度肥胖。血压与 BMI（ kg/m^2 ）呈显著正相关，且腹型肥胖者容易发生高血压。

2. 避孕药

服避孕药妇女血压升高发生率及程度与服用时间长短有关。口服避孕药引起的高血压一般为轻度，并且可逆转，在终止避孕药后 3 ～ 6 个月血压常恢复正常。

3. 睡眠呼吸暂停低通气综合征（sleep apnea hypopnea syndrome，SAHS）

SAHS 是指睡眠期间反复发作性呼吸暂停。有中枢性和阻塞性之分，阻塞性患者多可寻求手术治疗，而对中枢性患者夜间可应用呼吸机改善症状。SAHS 患者 50% 有高血压，血压升高程度与 SAHS 病程有关。

四、发病机制

从血流动力学角度，血压主要决定于心排出量和体循环周围血管阻力，平均动脉血压＝心排血量 × 总外周血管阻力。高血压的血流动力学特征主要是总外周血管阻力相对或绝对增高。从总外周血管阻力增高出发，目前高血压的发病机制较集中在以下几个环节。

1. 交感神经系统活性亢进

各种病因因素使大脑皮层下神经中枢功能发生变化，各种神经递质浓度与活性异常，包括去甲肾上腺素、肾上腺素、多巴胺、神经肽 Y、5- 羟色胺、血管加压素、脑啡肽、脑钠肽和中枢肾素 - 血管紧张素系统，导致交感神经系统活性亢进，血浆儿茶酚胺浓度升高，阻力小动脉收缩增强。

2. 肾性水、钠潴留

各种原因引起肾性水、钠潴留，通过全身血流自身调节使外周血管阻力和血压升高，压力 - 利尿钠机制再将潴留的水、钠排泄出去。也可能通过排钠激素分泌释放增加，例如内源性类洋地黄物质，在排泄水、钠同时使外周血管阻力增高。

有较多因素可引起肾性水、钠潴留，例如亢进的交感活性使肾血管阻力增加；肾小球有微小结构病变；肾脏排钠激素（前列腺素、激肽酶、肾髓质素）分泌减少，或者肾外排钠激素（内源性类洋地黄物质、心房肽）分泌异常，或者潴钠激素（18-羟去氧皮质酮、醛固酮）释放增多。

3. 肾素 - 血管紧张素 - 醛固酮系统（renin-angiotensin-aldosterone system，RAAS）激活

经典的 RAAS 包括：肾小球入球动脉的球旁细胞分泌肾素，激活从肝脏产生的血管紧张素原，生成血管紧张素Ⅰ，然后经肺循环的转换酶生成血管紧张素Ⅱ。血管紧张素Ⅱ是 RAAS 的主要效应物质，作用于血管紧张素Ⅱ受体，使小动脉平滑肌收缩，刺激肾上腺皮质球状带分泌醛固酮，通过交感神经末梢突触前膜的正反馈使去甲肾上腺素分泌增加。这些作用均可使血压升高，参与高血压发病并维持。近年来发现很多组织，例如血管壁、心脏、中枢神经、肾脏及肾上腺，也有 RAAS 各种组成成分。组织 RAAS 对心脏、血管的功能和结构的作用，可能在高血压发生和维持中有更大影响。

4. 细胞膜离子转运异常

血管平滑肌细胞有许多特异性的离子通道、载体和酶，组成细胞膜离子转运系统，维持细胞内外钠、钾、钙离子浓度的动态平衡。遗传性或获得性细胞膜离子转运异常（包括钠泵活性降低），钠 - 钾离子协同转运缺陷，细胞膜通透性增强，钙泵活性降低，可导致细胞内钠、钙离子浓度升高，膜电位降低，激活平滑肌细胞兴奋 - 收缩耦联，使血管收缩反应性增强和平滑肌细胞增生与肥大，血管阻力增高。

5. 胰岛素抵抗（insulin resistance，IR）

IR 是指必须以高于正常的血胰岛素释放水平来维持正常的糖耐量，表示机体组织对胰岛素处理葡萄糖的能力减退。约 50% 原发性高血压患者存在不同程度的 IR，在肥胖、血甘油三酯升高、高血压与糖耐量减退同时并存的四联症患者中最为明显。近年来认为 IR 是 2 型糖尿病和高血压发生的共同病理生理基础，但是 IR 是如何导致血压升高，尚未获得肯定解释。多数认为是 IR 造成继发性高胰岛素血症引起的，因为 IR 主要影响胰岛素对葡萄糖的利用效应，胰岛素的其他生物学效应仍然保留，继发性高胰岛素血症使肾脏水、钠重吸收增强，交感神经系统活性亢进，动脉弹性减退，从而血压升高。

然而，上述从总外周血管阻力增高出发的机制尚不能解释单纯收缩期性高血压和脉压明显增大。通常情况下，大动脉弹性和外周血管的压力反射波是收缩压与脉压的主要决定因素，所以近年来重视动脉弹性功能在高血压发病中的作用。现在已知，覆盖血管内膜面的内皮细胞能生成、激活和释放各种血管活性物质，例如，一氧化氮（NO）、前列环素（prostacyclin，prostaglandin I2，PGI2）、内皮素（endothelin，ET）、内皮源性收缩因子（endothelium- derived contracting factor，EDCF）等，调节心血管功能。随着年龄增长以及各种心血管危险因素，例如血脂异常、血糖升高、吸烟、

高同型半胱氨酸血症等，氧自由基产生增加，NO灭活增强，氧化应激反应等均影响动脉弹性功能和结构。由于大动脉弹性减退，脉搏波传导速度增快，反射波抵达中心大动脉的时相从舒张期提前到收缩期，出现收缩期延迟压力波峰，可以导致收缩压升高，舒张压降低，脉压增大。阻力小动脉结构（血管数目稀少或壁/腔比值增加）和功能（弹性减退和阻力增大）改变，影响外周压力反射点的位置或反射波强度，也对脉压增大起重要作用。

五、高血压靶器官损害

高血压早期无明显病理改变。心脏和血管是高血压病理生理作用的主要靶器官。长期高血压引起的心脏改变主要是左心室肥厚和扩大。长期高血压引起的全身小动脉病变，主要是壁腔比值增加和管腔内径缩小，导致重要靶器官如心、脑、肾组织缺血。长期高血压及伴随的危险因素可促进动脉粥样硬化的形成及发展，该病变主要累及体循环大、中动脉。高血压时还可出现微循环毛细血管稀疏、扭曲变形，静脉顺应性减退。现在认为血管内皮功能障碍是高血压最早期和最重要的血管损害。

1. 心脏

长期压力负荷增高，儿茶酚胺与血管紧张素Ⅱ等生长因子都可刺激心肌细胞肥大和间质纤维化。高血压主要可导致左心室肥厚和扩大，根据左心室肥厚和扩张的程度，可以分为对称性肥厚、不对称性室间隔肥厚和扩张性肥厚。长期高血压发生心脏肥厚或扩大时，称为高血压心脏病。高血压心脏病常合并冠状动脉粥样硬化和微血管病变，最终可导致心力衰竭或严重心律失常，甚至猝死。

2. 脑

长期高血压对脑组织的影响，无论是脑卒中或慢性脑缺血，都是脑血管病变的后果。长期高血压使脑血管发生缺血与变性，形成微动脉瘤，从而发生脑出血。高血压促使脑动脉粥样硬化，粥样斑块破裂可并发脑血栓形成。脑小动脉闭塞性病变，引起针尖样小范围梗死病灶，称为腔隙性脑梗死。高血压的脑血管病变部位，特别容易发生在大脑中动脉的豆纹动脉、基底动脉的旁正中动脉和小脑齿状核动脉。这类血管直接来自压力较高的大动脉，血管细长而且垂直穿透，容易形成微动脉瘤或闭塞性病变。因此脑卒中通常累及壳核、丘脑、尾状核、内囊等部位。

3. 肾脏

肾单位数目随年龄增长而减少。长期持续高血压使肾小球内囊压力升高，肾小球纤维化、萎缩，以及肾动脉硬化，进一步导致肾实质缺血和肾单位不断减少。慢性肾衰竭是长期高血压的严重后果之一，尤其在合并糖尿病时。当发生恶性高血压时，入球小动脉及小叶间动脉发生增殖性内膜炎及纤维素样坏死，可在短期内出现肾衰竭。

4. 视网膜

视网膜小动脉早期发生痉挛，随着病程进展出现硬化改变。血压急骤升高可引起视网膜渗出和出血。

六、临床表现

1. 症状

大多数高血压起病缓慢、渐进，一般缺乏特殊的临床表现。约 1/5 患者无症状，仅在测量血压时或发生心、脑、肾等并发症时才被发现。一般常见症状有头晕、头痛、颈项板紧、疲劳、心悸等，呈轻度持续性，多数症状可自行缓解，在紧张或劳累后加重。也可出现视力模糊、鼻出血等较重症状。症状与血压水平有一定的关联，主要因高血压性血管痉挛或扩张所致。典型的高血压头痛在血压下降后即可消失。高血压患者可以同时合并其他原因的头痛，往往与血压高度无关，例如精神焦虑性头痛、偏头痛、青光眼等。如果突然发生严重头晕与眩晕，要注意可能是短暂性脑缺血发作或者过度降压、直立性低血压，这在高血压合并动脉粥样硬化、心功能减退者容易发生。高血压患者还可以出现受累器官的症状，如胸闷、气短、心绞痛、多尿等。另外，有些症状可能是降压药的不良反应所致。

2. 体征

血压随季节、昼夜、情绪等因素有较大波动。冬季血压较高，夏季较低；血压有明显昼夜波动，一般夜间血压较低，清晨起床活动后血压迅速升高，形成清晨血压高峰，患者在家中的自测血压值往往低于诊所血压值。

高血压时体征一般较少。周围血管搏动、血管杂音、心脏杂音等是重点检查的项目。常见的并应重视的部位是颈部、背部两侧肋脊角、上腹部脐两侧、腰部肋脊处的血管杂音。血管杂音往往表示管腔内血流紊乱，与管腔大小、血流速度、血液黏度等因素有关；血管杂音提示存在血管狭窄、不完全性阻塞或者代偿性血流量增多、加快，例如肾血管性高血压、大动脉炎、主动脉狭窄、粥样斑块阻塞等。肾动脉狭窄的血管杂音，常向腹两侧传导，大多具有舒张期成分。心脏听诊可有主动脉瓣区第二心音亢进、收缩期杂音或收缩早期喀喇音。

有些体征常提示继发性高血压可能，例如腰部肿块提示多囊肾或嗜铬细胞瘤；股动脉搏动延迟出现或缺如，并且下肢血压明显低于上肢，提示主动脉缩窄；向心性肥胖、紫纹与多毛，提示 Cushing 综合征可能。

3. 恶性或急进型高血压

少数患者病情急骤发展，舒张压持续≥ 130 mmHg，并有头痛、视力模糊、眼底出血、渗出和乳头水肿，肾脏损害突出，持续蛋白尿、血尿与管型尿。病情进展迅速，如不及时有效降压治疗，预后很差，常死于肾功能衰竭、脑卒中或心力衰竭。病理上以肾小动脉纤维样坏死为特征。发病机制尚不清楚，部分患者继发于严重肾动脉狭窄。

七、实验室检查

1. 常规项目

常规检查的项目是尿常规、血糖、血胆固醇、血甘油三酯、肾功能、血尿酸和心电图。这些检查有助于发现相关的危险因素和靶器官损害。部分患者根据需要和条件可以进一步检查眼底、超声心动图、胸片、血电解质、血同型半胱氨酸等。

2. 特殊检查

如果为了更进一步了解高血压患者病理生理状况和靶器官结构与功能变化，可以有目的地选择一些特殊检查，例如 24 h 动态血压监测、踝 / 臂血压比值、心率变异、颈动脉内膜中层厚度、动脉弹性功能测定、血浆肾素活性、肾上腺 CT、大动脉 CTA、基因检测等。

八、预后

高血压的预后不仅与血压升高水平有关，而且与其他心血管危险因素存在以及靶器官损害程度有关。因此，从指导治疗和判断预后的角度，现在主张对高血压患者作心血管危险分层，将高血压患者分为低危、中危、高危和极高危。具体分层标准根据血压升高水平（1 级、2 级、3 级）、其他心血管危险因素、糖尿病、靶器官损害以及并发症情况，《中国高血压防治指南（2018 年修订版）》根据我国以往高血压防治指南的实施情况和有关研究进展，对影响风险分层的内容作了部分修改，增加 130 ～ 139/85 ～ 89 mmHg 范围；将心血管危险因素中高同型半胱氨酸血症的诊断标准改为 15 mol/L；将心房颤动列入伴发的临床疾病；将糖尿病分为新诊断与已治疗但未控制两种情况，分别根据血糖（空腹与餐后）与糖化血红蛋白的水平诊断。

表 2-2　高血压患者心血管危险分层标准

其他心血管危险因素和疾病史	血压（mmHg）			
	SBP 130 ～ 139 和（或）DBP 85 ～ 89	SBP 140 ～ 159 和（或）DBP 90 ～ 99	SBP 160 ～ 179 和（或）DBP 1005 ～ 109	SBP ≥ 180 和（或）DBP ≥ 110
无		低危	中危	高危
1 ～ 2 个其他危险因素	低危	中危	中 / 高危	很高危

续表

其他心血管危险因素和疾病史	血压（mmHg）			
	SBP 130 ～ 139 和（或）DBP 85 ～ 89	SBP 140 ～ 159 和（或）DBP 90 ～ 99	SBP 160 ～ 179 和（或）DBP 1005 ～ 109	SBP ≥ 180 和（或）DBP ≥ 110
≥ 3 个其他危险因素，靶器官损害，或（CKD3）期，无并发症的糖尿病	中 / 高危	高危	高危	很高危
临床并发症，或 CKD ≥ 4 期，有并发症的糖尿病	高 / 很高危	很高危	很高危	很高危

1. 用于分层的危险因素

高血压（1 ～ 3 级）；男性＞ 55 岁，女性＞ 65 岁；吸烟或被动吸烟；糖耐量受损（2 h 血糖 7.8 ～ 11.0 mmol/L）和（或）空腹血糖异常（6.1 ～ 6.9 mmol/L）；血脂异常 TC ≥ 5.2 mmol/L（200 mg/dL）或 LDL-C ≥ 3.4 mmol/L（130 mg/dL）或 HDL-C ＜ 1.0 mmol/L（40 mg/dL）；早发心血管病家族史；（一级亲属发病年龄＜ 50 岁）；腹型肥胖（腰围：男性≥ 90 cm，女性≥ 85 cm）或肥胖（BMI ≥ 28 kg/m^2）高同型半胱氨酸血症（≥ 15 μ mol/L）。

2. 靶器官损害

左心室肥厚心电图：Sokolow-Lyon 电压＞ 3.8 mV 或 Cornell 乘积＞ 244 mVms；超声心动图 LVMI：男 ≥ 115 g/m^2，女 ≥ 95 g/m^2；颈动脉超声 IMT ≥ 0.9 mm 或动脉粥样斑块颈 - 股动脉脉搏波速度≥ 12 m/s（选择使用）踝 / 臂血压指数＜ 0.9（选择使用）估算的肾小球滤过率降低［eGF R 30 ～ 59 mL/（min · 1.73 m^2）］或血清肌酐轻度升高：男性 115 ～ 133 μ mol/L（1.3 ～ 1.5 mg/dL），女性 107 ～ 124 μ mol/L（1.2 ～ 1.4 mg/dL）；微量白蛋白尿 30 ～ 300 mg/24 h 或白蛋白 / 肌酐比：≥ 30 mg/g（3.5 mg/mmol）

3. 伴发临床疾病

脑血管病：脑出血、缺血性脑卒中、短暂性脑缺血发作；心脏疾病：心肌梗死史、心绞痛、冠状动脉血运重建、慢性心力衰竭、心房颤动；肾脏疾病：糖尿病肾病、肾功能受损包括 eGF R ＜ 30 mL/（min · 1.73 m^2）血肌酐升高：男性 ≥ 133 μ mol/L（1.5 mg/dL）女性 ≥ 124 μ mol/L（1.4 mg/dL）；蛋白尿（≥ 300 mg/24 h）；外周血管疾病；视网膜病变：出血或渗出视盘水肿；糖尿病新诊断：空腹血糖：≥ 7.0 mmol/L（126 mg/dL）餐后血糖：≥ 11.1 mmol/L（200 mg/dL）；已治疗但未控制，糖化血红蛋白：≥ 6.5%。

第二节　高血压诊疗规范

一、治疗原则

1. 改善生活行为

此适用于所有高血压患者。具体有①减轻体重：尽量将 BMI 控制在＜ 24 kg/m^2。体重降低对改善 IR、糖尿病、高脂血症和左心室肥厚均有益。②减少钠盐摄入：每人每日食盐量以不超过 6 g 为宜。③补充钙和钾盐：每人每日吃新鲜蔬菜 400 ～ 500 g，喝牛奶 500 mL，可以补充钾 1000 mg 和钙 400 mg。④减少脂肪摄入：膳食中脂肪量应控制在总热量的 25% 以下。⑤戒烟、限制饮酒：戒烟虽不能降低血压，但戒烟可降低心血管疾病风险。故建议高血压患者不饮酒如饮酒，则应少量并选择低度酒，避免饮用高度烈性酒。每日酒精摄入量男性不超过 25 g，女性不超过 15 g；每周酒精摄入量男性不超过 140 g，女性不超过 80 g。⑥增加运动：较好的运动方式是低或中等强度的等张运动，可根据年龄及身体状况选择慢跑或步行，一般每周 3 ～ 5 次，每次 20 ～ 60 min。

2. 降压药治疗对象

对象为：①高血压 2 级或以上患者（≥ 160/100 mmHg）；②高血压合并糖尿病，或已经有心、脑、肾靶器官损害和并发症患者；③凡血压持续升高，改善生活行为后血压仍未获得有效控制患者。从心血管危险分层的角度，高危和极高危患者必须使用降压药物强化治疗。

3. 血压控制目标值

原则上应将血压降到患者能最大耐受的水平。目前一般主张血压控制目标值至少＜ 140/90 mmHg。糖尿病或慢性肾脏病合并高血压患者，血压控制目标值＜ 130/80 mmHg。根据临床试验已获得的证据，老年收缩期性高血压的降压目标水平，收缩压 140 ～ 150 mmHg，舒张压＜ 90 mmHg 但不低于 65 ～ 70 mmHg，舒张压降得过低可能抵消收缩压下降得到的益处。

4. 多重心血管危险因素协同控制

在血压升高以外的诸多因素中，性别、年龄、吸烟、血胆固醇水平、血肌酐水平、糖尿病和冠心病对心血管危险的影响最明显。降压治疗方案除了必须有效控制血压和依从治疗外，还应顾及可能对糖代谢、脂代谢、尿酸代谢等的影响。

二、常见继发性高血压的诊疗

继发性高血压是指由某些确定的疾病或病因引起的血压升高，约占所有高血压的 5%，尽管比例不高，但绝对人数仍相当多。不少继发性高血压可通过手术得到根治或改善，及早明确诊断能明显提高治愈率或阻止病情进展。

临床上凡遇到以下情况时，需要注意排除继发性高血压的可能：①中、重度血压升高的年轻患者；②症状、体征或实验室检查有怀疑线索，例如肢体脉搏搏动不对称性减弱或缺失，腹部听到粗糙的血管杂音，近期有明显怕热、多汗、消瘦，血尿或明显蛋白尿等；③降压药联合治疗效果很差，或者治疗过程中血压曾经控制良好但近期内又明显升高；④急进性和恶性高血压患者。下面详细介绍几种常见继发性高血压的诊疗。

（一）肾实质性高血压

包括急性、慢性肾小球肾炎，糖尿病性肾病、慢性肾盂肾炎，多囊肾和肾移植后等多种肾脏病变引起的高血压是最常见的继发性高血压。所有肾脏疾病患者在终末期肾病阶段 80% ～ 90% 以上有高血压。肾实质性高血压的发生主要是由于肾单位大量丢失，导致水、钠潴留和细胞外容量增加，以及 RAAS 激活与排钠激素减少。高血压又进一步升高肾小球内囊压力，形成恶性循环，加重肾脏病变。

化验尿常规、尿蛋白定量、肾功能可协助诊断肾实质性高血压。一般而言，除了恶性高血压，原发性高血压很少出现明显蛋白尿，血尿更罕见，肾功能减退首先从肾小管浓缩功能开始，肾小球滤过功能仍可长期保持正常或增强，直到最后阶段才有肾小球滤过降低、血肌酐上升；肾实质性高血压往往在发现血压升高时已经有蛋白尿、血尿、贫血、肾小球滤过功能减退、肌酐清除率下降。如果条件允许，肾穿刺组织学检查有助于确立诊断。

肾实质性高血压必须严格限制钠盐摄入，每天应＜ 3 g；可使用降压药物联合治疗；通常需要 3 种或 3 种以上；应将血压控制在 130/80 mmHg 以下；联合治疗方案中应包括血管紧张素转化酶抑制剂 (angiotensin converting enzyme inhibitor，ACEI) 或血管紧张素受体阻滞剂（angiotensin receptor blockers，ARB）（血肌酐超过 3 mg/dL 时慎用），有利于减少尿蛋白，延缓肾功能恶化。

（二）肾血管性高血压

肾血管性高血压是单侧或双侧肾动脉主干或分支狭窄引起的高血压。常见病因有多发性大动脉炎、肾动脉纤维肌性发育不良和动脉粥样硬化，前两者主要见于青少年，后者多见于老年人。肾血管性高血压的发生是由于肾血管狭窄，导致肾脏缺血，激活 RAAS。早期解除狭窄，可使血压恢复正常；后期解除狭窄，因为已经有高血压维持机制参与或肾功能减退，血压也不能恢复正常。

有下列诸项者应注意可能有肾血管病变引起的高血压：① 30 岁以下或 50 岁以

上发生的高血压，特别是年轻且严重的高血压；②高血压发作突然，病程较短或发展迅速；③进行性或药物难以控制的高血压；④高血压患者经 ACEI 治疗后肾功能恶化；⑤严重高血压伴有低钾血症；⑥高血压伴有腰背或胁腹部疼痛；⑦反复发作性肺水肿；⑧有吸烟史，伴冠状动脉、颈动脉、脑动脉和周围动脉的粥样硬化性病变；⑨腹背部可听到血管杂音；⑩高血压家族史。

凡进展迅速或突然加重的高血压，均应怀疑本症。本症大多有舒张压中、重度升高，体检时在上腹部或背部肋脊角处可闻及血管杂音。大剂量快速静脉肾盂造影、多普勒超声、放射性核素肾图有助于诊断，肾动脉造影可明确诊断并提供具体狭窄部位。分侧肾静脉肾素活性测定可预测手术治疗效果。

治疗方法可根据病情和条件选择经皮肾动脉成形术，进行手术和药物治疗。治疗的目的不仅为了降低血压，还在于保护肾功能。经皮肾动脉成形术对单侧非开口处局限性狭窄效果较好。手术治疗包括血运重建术，肾移植术和肾切除术，适用于不宜经皮肾动脉成形术患者。不适宜上述治疗的患者，可采用降压药物联合治疗。需要注意，双侧肾动脉狭窄、肾功能已受损或非狭窄侧肾功能较差患者禁忌使用 ACEI 或 ARB。

（三）原发性醛固酮增多症

本症是肾上腺皮质增生或肿瘤分泌过多醛固酮所致。临床特征主要为高血压、正常血钾或低血钾、低血浆肾素活性及高血浆醛固酮水平。血浆醛固酮 / 血浆肾素活性比值增大有较高诊断敏感性和特异性，超声、放射性核素、CT、MRI 可确定病变性质和部位，选择性双侧肾上腺静脉血激素测定对诊断确有困难的患者有较高的诊断价值。由于低血钾，本症可有肌无力、周期性瘫痪、烦渴、多尿等症状。血压大多为轻、中度升高，约 1/3 表现为顽固性高血压。与年龄、性别、血压相匹配的成年高血压患者相比，原发性醛固酮增多症患者心血管和肾脏并发风险更高。

对于符合下列情况的患者需要重点筛查原发性醛固酮增多症：2 级、3 级高血压患者；药物抵抗性高血压，常规药物控制效果不佳；高血压伴有持续性或利尿剂引起的低钾血症；高血压伴有肾上腺意外瘤；有早发高血压病史；40 岁以前发生脑血管意外家族史的高血压患者；原醛症患者一级亲属中的高血压患者。详细的原发性醛固酮增多症的诊断流程见图 2-1。

如果是肾上腺皮质腺瘤或肿瘤所致，手术切除是最好的治疗方法。如果是肾上腺皮质增生，也可作肾上腺大部切除术，但效果相对较差，一般仍需使用降压药物治疗，科选择醛固酮拮抗剂螺内酯（常用剂量为 20 ～ 60 mg/d，指南推荐最大剂量为 100 mg/d）和长效钙拮抗药。

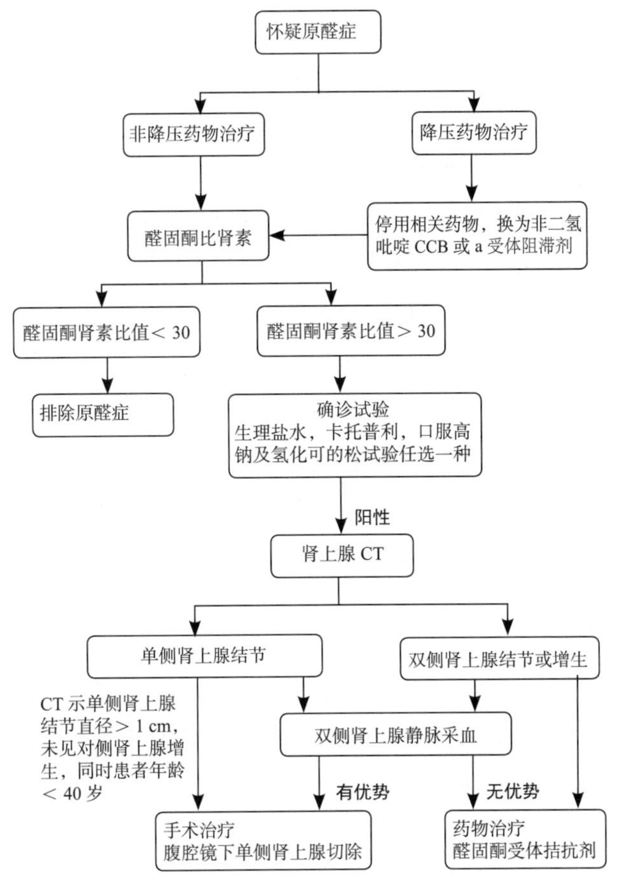

图 2-1　原发性醛固酮增多症的诊断流程

（四）嗜铬细胞瘤 / 副神经节瘤（PHEO/PGL）

嗜铬细胞瘤起源于肾上腺髓质、交感神经节和体内其他部位嗜铬组织，肿瘤间歇或持续释放过多肾上腺素、去甲肾上腺素与多巴胺。其临床表现变化多端，典型的发作表现为阵发性血压升高伴心动过速、头痛、出汗、面色苍白（4P 征）。

可疑病例的筛查指征：伴有 4P 征的高血压；顽固性高血压；血压易变不稳定者；麻醉、手术、血管造影检查、妊娠中血压升高或波动剧烈者；不能解释的低血压；嗜铬细胞瘤 / 副神经节瘤家族遗传背景者；肾上腺意外瘤；特发性扩张性心肌病。

在发作期间可测定血或尿儿茶酚胺或其代谢产物 3- 甲氧基 -4- 羟基苦杏仁酸，如有显著增高，提示嗜铬细胞瘤。嗜铬细胞瘤患者 24 h 尿中去甲肾上腺素与肾上腺素水平升高，升高的幅度与非嗜铬细胞瘤患者没有重叠，因此，可以作为诊断的可靠指标。检测血、尿游离型甲氧基肾上腺素类物质（包括甲氧基肾上腺素和甲氧基去甲肾上腺素）更适合用于高危人群的筛查和监测，测定血浆游离型甲氧基肾上腺素类物质的敏感性达 97% ～ 99%，特异性达 82% ～ 96%。阴性者几乎能有效排除。PHEO/PGL 假阴性率仅为 1.4%，无症状的小肿瘤或仅分泌多巴胺者，可假阴性。测定 24 h 尿分馏的游离型甲氧基肾上腺素特异性高达 98%，但敏感性略低，约为 69%，适于低危人群的筛查。血浆游离型甲氧基肾上腺素和尿分馏的游离型甲氧基肾上腺素升高≥正常值上限 4 倍以上者，诊断 PHEO/PGL 的可能几乎 100%。临床疑诊但生化检查处于临界或灰区者应标化取样条件推荐联合检测以提高准确率。超声、放射性核素、CT 或磁共振等可作定位诊断。

嗜铬细胞瘤大多为良性，约 10% 嗜铬细胞瘤为恶性，手术切除效果好。手术前或恶性病变已有多处转移无法手术者，选择 α 受体和 β - 受体阻滞剂联合降压治疗。放射性核素治疗用于无法手术或多发转移、间点苄胍显像或奥曲肽显像阳性者。外放射治疗推荐于无法手术切除的肿瘤和缓解骨转移所致疼痛，但可能加重高血压。化疗推荐 CVD 方案（环磷酰胺、长春新碱、氮烯唑胺），有效率约 50%，但多于 2 年内复发。

（五）皮质醇增多症

皮质醇增多症又称 Cushing 综合征，主要是由于促肾上腺皮质激素（adrenocorticotropic hormone，ACTH）分泌过多导致肾上腺皮质增生或者肾上腺皮质腺瘤，引起糖皮质激素过多所致。80% 患者有高血压，同时有向心性肥胖、满月脸、水牛背、皮肤紫纹、毛发增多、血糖增高等表现。24 h 尿中 17- 羟和 17- 酮类固醇增多，地塞米松抑制试验和肾上腺皮质激素兴奋试验有助于诊断。颅内蝶鞍 X 线检查，肾上腺 CT，放射性核素肾上腺扫描可确定病变部位。治疗主要采用手术、放射和药物方法根治病变本身，降压治疗可采用利尿剂或与其他降压药物联合应用。

（六）主动脉缩窄

主动脉缩窄多数为先天性，是指自无名动脉至第一对肋间动脉之间的主动脉管腔狭窄。病理解剖改变为降主动脉上端邻近动脉导管处出现狭窄。少数主动脉缩窄是多发性大动脉炎所致。临床表现主要取决于缩窄部位、缩窄程度、是否合并其他先心畸形等。成年期患者常表现为严重的区域性高血压（上臂血压增高，而下肢血压不高或降低）、头痛、下肢乏力或间歇性跛行、心力衰竭等症状。当缩窄段病变累及左锁骨下动脉时，则右上肢血压比左上肢高。查体时在肩胛冈区、胸骨旁、腋部有侧支循环的动脉搏动和杂音。胸部 X 线检查可见肋骨受侧支动脉侵蚀引起的切迹。主动脉造影可确定诊断。治疗主要采用介入扩张支架植入或血管手术方法。

（七）睡眠呼吸暂停综合征相关性高血压

睡眠呼吸暂停综合征引起高血压是多机制的。反复发作的间歇性低氧、高碳酸血症、神经及体液调节障碍与交感神经系统过度兴奋相互作用，可引起心率增加，心肌收缩力增加，心排出量增加，外周血管阻力增加，均可导致高血压。其中交感神经活性增强最为关键。交感活性增强使血浆儿茶酚胺水平增加，阻力小动脉收缩增强，外周血管阻力升高致高血压。其次引起高血压的机制还有睡眠结构紊乱，胸内负压增高所致的机械效应、氧化应激和炎症等。

睡眠呼吸暂停综合征的典型临床表现为夜间睡眠过程中打鼾且鼾声不规律、呼吸及睡眠节律紊乱、反复出现呼吸暂停即觉醒，或患者自觉憋气、夜尿增多、晨起头痛（可能是 CO_2 潴留引起）、口干，白天嗜睡明显、记忆力、注意力下降，重者可出现心理、智力、行为异常；并可能合并有冠心病、心律失常（以慢 - 快为主）及脑卒中、2 型糖尿病及 IR 等，并可进行性体重增加。

睡眠呼吸暂停综合征相关性高血压有以下特点：血压节律紊乱，动态血压显示血压曲线为“非杓型”，甚至为“反杓型”；清晨睡醒时血压较睡前血压明显升高，白天即夜间睡前血压较低；单纯药物治疗效果较差；可见伴随着呼吸暂停的血压周期性升高。

当高血压患者合并存在以下情况时需要警惕睡眠呼吸暂停综合征相关性高血压的存在：肥胖；伴有鼻咽及颌面部解剖结构异常；睡眠过程中打鼾，白天嗜睡明显，晨起头痛、口干；顽固性高血压或隐匿性高血压；血压节律紊乱，出现“非杓型”，甚至为“反杓型”；夜间反复发作难以控制的心绞痛；夜间难以纠正的心律失常；顽固性充血性心力衰竭；顽固性难治性糖尿病及 IR；不明原因的肺动脉高压；不明原因的夜间憋醒或夜间发作性疾病。

睡眠呼吸暂停综合征相关性高血压的治疗包括以下几点：纠正引起或加重睡眠呼吸暂停综合征的基础疾病；改变生活方式（包括减肥、戒烟酒、慎用镇静睡眠药物，侧卧睡眠等）；无创气道正压通气；口腔矫正器；外科手术解除上气道阻塞；高血压药物治疗（ACEI 或 ARB 首先推荐；β - 受体阻滞剂可使支气管收缩而增加呼吸道阻力致夜间缺氧更严重，且可加重夜间缺氧导致的心动过缓，故不宜选用；可乐定因可加重睡眠呼吸紊乱故也不宜选用；难治性高血压可给予螺内酯治疗）；抗血小板治疗（睡眠呼吸暂停综合征相关性高血压患者血液黏稠度增高，应抗血小板）。

三、特殊类型高血压的诊疗

（一）单基因高血压

单基因致病性高血压是指单个基因突变引起的高血压，一般符合孟德尔遗传规律，多在青少年时期发病，往往表现为恶性或难治性高血压，心脏、脑、肾脏等重要脏器的损伤常常严重。单基因高血压患病率没有确切的数字。有研究报道，原发性高血压中至少 10% 是单基因高血压，全国 2000 万～ 3500 万高血压患者可能是单基因高血压。这一组患者，如果诊断明确：可以采取靶向治疗，提高降压药的疗效，减少副反应。采取生育阻断措施，避免致病基因突变遗传给后代，避免终生用药。

单基因高血压具有以下特点：常表现为“难治性高血压”，服用 3 ～ 4 种降压药物而血压仍不能达标；靶器官损害严重，脑卒中、HF、心梗、慢性肾功能不全常见，年轻高血压患者脑卒中发生率为 77%、心力衰竭发生率为 67%、心肌梗死发生率为 40%、慢性肾功能不全发生率为 26%，且与 2/3 的继发残疾有关；发病年龄早：通常早于 35 岁；传统诊断方法无法确诊，必须依靠基因测序技术才能完成诊断；防治有效，由于单基因致病型高血压具有明确的致病原因，针对性的特异治疗效果较好，并且能够通过筛查直系亲属，发现携带突变的家庭成员，达到早期诊断、早期针对性治疗和改善预后的目的；可以进行遗传阻断（随着生殖遗传医学和单细胞 PGD/PGS 技术的进展，可以直接依据基因检测结果筛除有问题的、不健康的胚胎，阻断致病基因继续遗传至下一代）。

血容量增多导致的低血浆肾素活性是这些疾病的共同特征。肾上腺皮质产生的盐皮质激素通过促进肾脏钠、氯和水的重吸收，在血容量和血压的稳态中发挥主要作用。醛固酮几乎占由肾上腺产生的类固醇类的盐皮质激素活性的 90%，其他有助于盐皮质激素活性的肾上腺皮质类固醇包括皮质醇、皮质酮和去氧皮质酮。在单基因致病型高血压疾病中，单基因突变即可导致远端肾单位钠和氯的重吸收率增加，也可强化盐皮质激素活性的作用。高血压是由于钠、氯和水的重吸收增加，以及随后的血容量增多导致的结果。不同种类单基因高血压各自均有其自己的特点。

1.LiddLe 综合征

LiddLe 综合征是一种常染色体显性遗传病。1963 年由 LiddLe 等首次报道，以严重高血压、低血钾和代谢性碱中毒为主要表现。因其醛固酮水平不高、甚至低下，因此又被称为假性醛固酮增多症。其由 60 个致高血压基因所致，占顽固性高血压的 0.3%。

LiddLe 综合征发病机制为：编码肾脏远曲小管和集合管上皮细胞膜上 *ENaC* 基因发生突变，*ENaC* 在细胞膜表面持续表达、数目增多，钠通道过度激活，水、钠重吸收增加，容量扩张，血压升高，而钾的外流与钠间接耦联，钠的过度吸收也造成钾丢失，从而伴随低血钾。钠过度重吸收后抑制肾素分泌，并通过肾素 - 血管紧张素 - 醛固酮轴正向调节，因此该病患者醛固酮水平不高甚至降低。醛固酮水平不高甚至降低是与原发性醛固酮增多症的主要鉴别点，而明确诊断主要依赖于基因筛查。

该病典型的临床表现为早发中、重度高血压、低血钾（少部分血钾正常）、代谢性碱中毒、低肾素活性。未治疗患者心血管并发症常见，青少年患者常出现脑血管意外（多为脑出血）。

LiddLe 综合征治疗：药物治疗矫正高血压与低血钾表型。①低钠饮食（低盐）。

②精准的靶向治疗，使用钠通道阻滞剂 - 阿米洛利（降低血压，纠正血钾非常有效），氨苯蝶啶有效；螺内酯无效。女性 LiddLe 综合征患者怀孕，唯一安全用药：阿米洛利。③肾移植：能够完全缓解 LiddLe 综合征。

2.Gordon 综合征

Gordon 综合征又称家族性高钾性高血压，是一种常染色体显性遗传病，1986 年由 Gordon 首先报道。*WNK1* 和 *WNK4* 突变造成 *NCC* 和 *ENaC* 活性增加，钠氯吸收增加，不能建立排泄钾和氢离子的电位差。因此，临床表现为高血钾（＞5.2 ～ 5.3 mmol/L）、代谢性酸中毒、低肾素活性（分泌受抑制），而血浆醛固酮水平升高或正常。

Gordon 综合征一般儿童发病，可见智力发育障碍，身材矮小，多伴严重高血钾、代谢性的中毒，可见齿发育异常（侧门齿缺失、发育不良、双尖牙缺如）。治疗方面，噻嗪类利尿剂优于呋塞米（*WNK4* 基因突变者对小剂量噻嗪类利尿剂的敏感有效性超过原发性高血压的 6 倍），停药后容易反复，再用药后仍有效果。并且限钠饮食有疗效，一般预后好。

3. 拟盐皮质激素增多症

拟盐皮质激素增多症为常染色体隐性遗传，1977 年由 Ulic 等首次报道。该病的发病为对皮质醇起灭活作用的 11β - 羟固醇脱氢酶Ⅱ的基因发生突变，导致酶活性缺乏，皮质醇过量，从而产生水、钠潴留和血容量增加的效应。临床以低肾素型高血压、低醛固酮血症、代谢性碱中毒、高钠血症、低钾血症为特征。

儿童临床症状较重，表现为生长发育不良，严重甚至致命的高血压，发生脑卒中死亡的患者大于 10%。治疗上，保钾利尿剂（螺内酯、氨苯蝶啶、阿米洛利）均有效，亦可与袢利尿剂联用。地塞米松（抑制皮质醇，降低尿游离皮质醇）、钙通道阻滞剂、ACEI 有助于控制高血压。

4. 妊娠加重型高血压

妊娠加重型高血压由 Geller 等于 2000 年首次报道的常染色体显性遗传病。为盐皮质激素受体突变。生理状态下的盐皮质激素受体拮抗剂如螺内酯和黄体酮，与突变受体结合后，非但不能拮抗反而可激活突变受体。盐皮质激素受体拮抗剂不但无治疗作用反而可加重高血压和低血钾。孕妇终止妊娠可缓解高血压。

5. 家族性醛固酮增多症（familial hyperaldosteronism，FH）

FH 共有 3 型。① FH-1：也称糖皮质激素可治性醛固酮增多症，由 *CYP11B1*/*CYP11B2* 嵌合基因突变，醛固酮的分泌不受血管紧张素Ⅱ和血钾的调控，而受 ACTH 调节，因此泼尼松、地塞米松可以反馈抑制 ACTH，阻止醛固酮的产生，降低 GRA 患者的血压。临床表现可以没有症状，或出现疲劳、头疼、高血压、低血钾、肌肉软弱、肌肉痉挛、烦渴、家族性早发脑血管意外等。治疗上，可应用小剂量糖皮质激素联合醛固酮受体拮抗剂（螺内酯、依普利酮）控制血压。对于原发性醛固酮增多症已经确诊，但肾上腺 CT 等检查阴性；有原发性醛固酮增多症家族史；本人或直系亲属 20 岁以前发生高血压或 40 岁以前发生脑血管意外者均建议筛查嵌合基因。② FH-2：最常见的两侧肾上腺增生，致病基因尚未找到，连锁位点 7p22。其激素及生化改变与 FH-1 十分相似，但血压不能被地塞米松抑制，肾上腺切除可治愈或显著缓解高血压。除具有家族史外，目前尚无法与非遗传的原发性醛固酮增多症进行区分。③ FH-3：常染色体显性遗传。由编码内向整流钾离子通道 Kir3.4 的基因（*KCNJ5*）突变导致 Kir3.4 的选择性丧失，钠电导增加，肾上腺皮质球状带细胞去极化，电压激活 Ca^{2+} 通道激活，Ca^{2+} 内流增加，细胞内 Ca^{2+} 信号通路过度激活，导致醛固酮持续高合成以及肾上腺增生 / 醛固酮腺瘤。该基因突变的患者临床表现与 FH-2 相似。

6. 先天性肾上腺皮质增生症

先天性肾上腺皮质增生症与高血压相关的有 11β - 羟化酶缺乏症（11β -hydroxylase deficiency，11β -OHD）和 17α - 羟化酶缺乏症（17α -hydroxylase deficiency，7α -OHD）。

11β - 羟化酶缺乏症于 1955 年首次报道，临床特征是低肾素性高血压。该型占先天性肾上腺皮质增生全部患者的 5% ～ 8%。发病率约为新生儿的 1/10 万。为常染色体隐性遗传，化验血浆 ACTH、11- 去氧皮质醇、11- 去氧皮质酮（deoxycorticosterone，DOC）和睾酮水平增高，肾素和醛固酮水平降低。其经典型临床表现：①高血压：约见于 2/3 的该病患者，多为轻至中度高血压，是去氧皮质酮分泌过多造成水、钠潴留和血容量扩张所致。②皮肤色素沉着：与 ACTH 水平增高有关。③男性化：女性患者表现为阴蒂肥大、不同程度的阴唇融合，多毛和（或）痤疮。男性患者表现为非 GnRH 依赖性性早熟，阴茎过早发育，睾丸无增大。④生长加速：身体的直线生长加速，骨骺成熟加快，骨龄提前。治疗主要包括糖皮质激素替代治疗；降压治疗：单纯糖皮质激素不能完全使血压恢复正常的患者，需要加用降压药；外生殖器整形。

17α -OHD 较少见，发病率约为五万分之一。迄今文献报道约为 130 余例。以高血压、低血钾和性不发育为基本特征。为常染色体隐性遗传。化验可见血钾、睾酮、雄烯二酮降低；ACTH、DOC、皮质酮和黄体酮水平升高；PRA、醛固酮水平降低。其典型临床表现为生殖器官异常和轻至中度高血压（对降压药的治疗反应差）。轻型患者血压可以正常。治疗主要为糖皮质激素替代治疗和性激素替代治疗。

7. 家族性糖皮质激素抵抗

家族性糖皮质激素抵抗为常染色体显性或隐性遗传，由编码糖皮质激素受体的基因（*NR3C1*）突变，受体对皮质醇的敏感性降低，通过下游反馈使 ACTH 增多、体内皮质醇的合成增加，激活盐皮质激素受体，导致高血压。同时 ACTH 增多使具有盐皮质激素作用的前体物质（去氧皮质酮、皮质酮）增多，激活盐皮质激素受体，导致高血压。

其临床特征是血浆皮质醇水平显著升高，但无 Cushing 综合征表现。家族性糖皮质激素抵抗患者雄激素增多，表现为女性男性化、男性假性早熟，并且常伴盐皮质激素过多所致的高血压、低钾血症、代谢性碱中毒等。小剂量地塞米松（0.75 ～ 1 mg，每日 1 次）治疗可缓解症状（抑制 ACTH）。单基因高血压的诊断流程详见图 2-2。

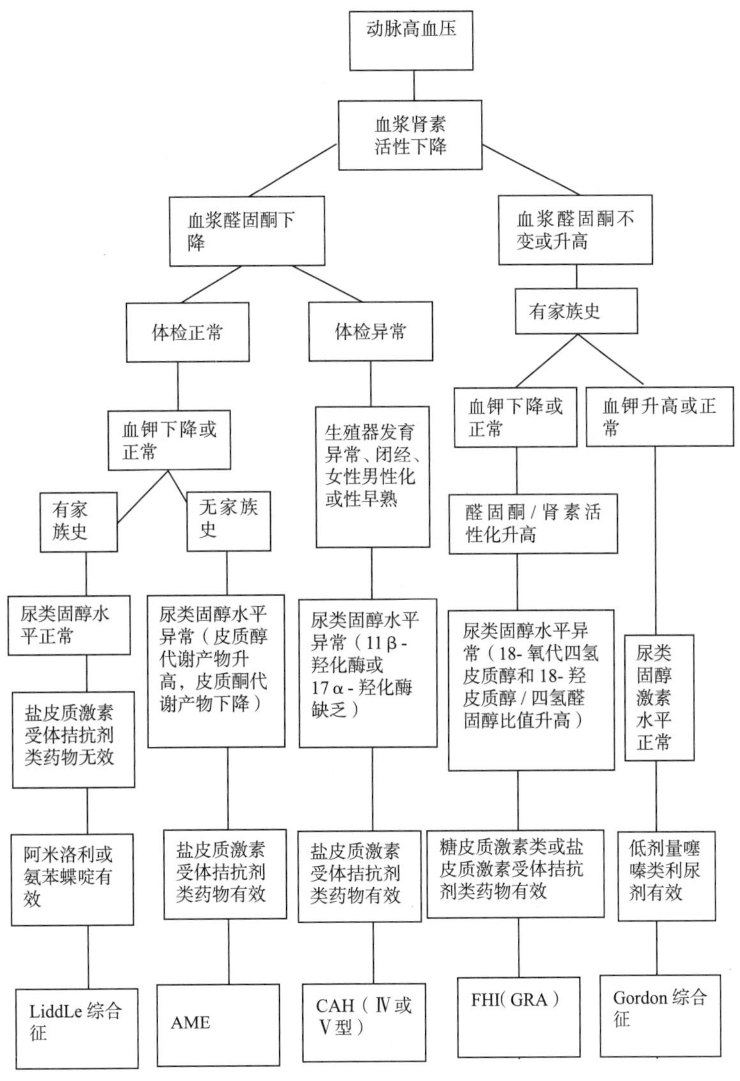

图 2-2　单基因高血压的诊断流程

（二）H 型高血压

2008 年 11 月柳叶刀亚洲卒中论坛上刘力生教授、徐希平教授首次提出 H 型高血压的概念。《中国高血压防治指南（2010 版）》即指出伴有血浆同型半胱氨酸升高（Hcy ≥ 10 μmol/L）的原发性高血压为 H 型高血压，它的命名不仅与 Hcy 升高有关，更是与心脑血管事件相联的高风险因素决定的。H 型高血压是具有中国特色的高血压，中国人群由于基因的不同（多存在卒中易感基因 *MTHFR C677T*），高血压人群显著伴随有血浆同型半胱氨酸水平升高。有调查显示，75% 的高血压患者是 H 型高血压。H 型高血压是最易引起脑卒中的高血压，患有 H 型高血压者脑卒中的发病率是普通人群的 28 倍、普通高血压患者的 2 ～ 3 倍。2018 年中国高血压指南将 Hcy 诊断标准提高到超过 15 μmol/L。

H 型高血压其原因一方面是原发性高血压病因（包括遗传、食盐过多、肥胖、酗酒等）。另一方面是 Hcy 升高的病因（包括维生素 B_6、B_{12} 与叶酸摄入不足；基因突变；摄入过多富含蛋氨酸的食物等）。

H 型高血压患者除了进行一般的高血压患者的生活方式干预外，还推荐尽可能多地摄入富含叶酸的食物（包括绿叶蔬菜、豆类柑橘类水果、谷类等）。但是由于正常饮食摄入很难获取每日 0.4 mg 以上的叶酸，故对于 H 型高血压患者，药物治疗应该为首选。

结合《中国高血压防治指南（2010 版）》，依那普利与叶酸的多效固定复方（每片含有 0.8 mg 叶酸）有利于更加方便有效地控制高血压伴发高 Hcy 的危险状况，是 H 型高血压的唯一治疗药物。故建议每日口服半片至 1 片，血压控制不理想者可与其他降压药物联用，首选噻嗪类利尿剂、钙离子拮抗剂。

（三）C 型高血压

2018 年 10 月，南昌大学（医学院）心血管病研究所的胡春松教授为“全国高血压日”创作了《C 型高血压》这首诗歌，后被心血管领域 IF 排名第一的顶级国际期刊《欧洲心脏杂志（Eur Heart J）》（IF=23.425）编辑选中，于 2019 年 3 月 1 日以中英文双语公开发表。诗歌全文内容如下：“高血压，可不怕，分清原发和继发。C 型不知是个啥？缘于各种压力啦。年龄有小也有大，提醒家人爸和妈。新时代的胖娃娃，早睡运动均食呵。头晕心慌又眼花？中青少壮容易挂。危险因素藏在哪？心脑眼肾重点抓。注重预防要早查，生活方式调节吧。神奇‘药丸’来保驾，可防可治不是夸。学习创新指引下，健康世界你我 Ta。”。

在排除慢性肾病、内分泌、血管和代谢性疾病后，C 型高血压是主要归因于不健康的现代生活方式导致“新型应激”的一种新型继发性高血压。5 种不健康的生活方式为环境、睡眠、情绪、运动和饮食。其外部环境包括水、空气、辐射和声音污染；而内部环境是指慢性炎症、血管损伤、睡眠异常（阻塞性睡眠呼吸暂停、熬夜、加班和失眠）、慢性焦虑、抑郁、缺乏身体活动（久坐）或过度，以及不健康饮食（过量摄入盐和油、吸烟、酗酒和喝水不足）。

胡教授等发现这些“新型应激”可能导致生物标志物改变，人体皮质醇水平升高，并最终诱发高血压，甚至心血管事件。C 型高血压的临床特征包括：①常出现在年轻人或中年人中，容易从高血压前期发展到 1 期、2 期或 3 期高血压；②如果患者不改变其不健康的生活方式，或控制血压的话，很容易导致急性或慢性心血管事件，如急性心肌梗死、急性或慢性心力衰竭、脑卒中、甚至心源性猝死；③ C 型高血压与不健康的生活方式紧密相关，并逐渐发展。但经常被忽略，因为无症状或呈现症状不明显，仅在体检时才被发现；④抗高血压治疗的效果对某些患者无效，或由于不健康的生活方式和相关的危险因素，而表现出耐药性高血压的症状。

因此，C 型高血压很容易被忽视。但其应被视为不健康生活方式的新杀手。一旦诊断出 C 型高血压，患者需要通过在靶器官损伤和（或）心血管事件发生之前改变其不健康的生活方式，来主动消除风险因素。

针对性的治疗应包括良好的环境，远离污染；合理的睡眠和中午的午睡；稳定的情感和和平的态度；有氧运动；科学饮食和均衡营养。合理选择高血压前期和高血压的药物。

第三节　高血压药物治疗

抗高血压药作用于血压调节系统中的 1 个或多个部位而发挥作用，故可根据药物主要作用部位的不同进行药理学分类。目前常用降压药物可归纳为五大类：利尿剂、β - 受体阻滞剂、钙通道阻滞剂、血管紧张素转换酶抑制剂和 ARB。此外，还有多年用于临床并有一定的降压疗效，但因不良反应较多，目前不主张单独使用的交感神经抑制剂（利血平、可乐定）、直接血管扩张剂（肼屈嗪）、α 1 受体阻滞剂（哌唑嗪、特拉唑嗪、多沙唑嗪），还包括具有协同降压机制的固定复方制剂（复方利血平氨苯蝶啶片、复方降压片、珍菊降压等）。

一、不同降压药物作用特点

1. 利尿剂

有噻嗪类、袢利尿剂和保钾利尿剂 3 类。各种利尿剂的降压疗效相仿，噻嗪类使用最多，常用的有氢氯噻嗪和吲达帕胺。其降压作用主要通过排钠，减少细胞外容量，降低外周血管阻力。其降压起效较平稳、缓慢，持续时间相对较长，作用持久，服药 2 ～ 3 周后作用达高峰，适用于轻、中度高血压。在盐敏感性高血压、合并肥胖或糖尿病、更年期女性和老年人高血压有较强降压效应。利尿剂能增强其他降压药的疗效。利尿剂的主要不良反应是低血钾症和影响血脂、血糖、血尿酸代谢（痛风患者禁用），但往往发生在大剂量使用时，因此笔者推荐使用小剂量。以氢氯噻嗪为例，每天应不超过 25 mg。此时的不良反应主要是乏力、尿量增多。保钾利尿剂可引起高血钾，不宜与 ACEI、ARB 合用，肾功能不全者禁用。袢利尿剂主要用于肾功能不全时。

2. β - 受体阻滞剂

分选择性（β1）、非选择性（β1、β2）和兼有 α 受体阻滞 3 类。常用的有美托洛尔、阿替洛尔、比索洛尔、卡维地洛、拉贝洛尔。其降压起效较迅速、强力，持续时间因 β - 受体阻滞剂的不同而有差异。其适用于各种不同程度高血压，尤其是心率较快的中、青年患者或合并心绞痛患者。其对老年人高血压疗效相对较差。不同的 β - 受体阻滞剂的药理学和药代动力学情况相差较大，临床上治疗高血压宜使用选择性 β1 受体阻滞剂或者兼有 α 受体阻滞作用的 β - 受体阻滞剂，可使用能有效降低心率的相对较高剂量。β - 受体阻滞剂不仅可以降低静息血压，还能抑制体力应激和运动状态下血压急剧升高。应用 β - 受体阻滞剂治疗高血压的主要障碍是心动过缓和一些影响生活质量的不良反应。使用较高剂量 β - 受体阻滞剂治疗高血压时突然停药可引起撤药综合征。虽然糖尿病不是使用 β - 受体阻滞剂的禁忌证，但 β - 受体阻滞剂可增加 IR，还可能掩盖和延长降糖治疗过程中的低血糖症，因此使用时应加以注意，如果必须使用，应使用高度选择性 β1 受体阻滞剂；其不良反应主要为心动过缓、乏力、四肢发冷。β - 受体阻滞剂对心肌收缩力、房室传导及窦性心律均有抑制，并可增加气道阻力。急性心力衰竭、支气管哮喘、病态窦房结综合征、房室传导阻滞和外周血管病患者禁用。

目前兼有 α - β 受体阻滞作用的药物（如阿罗洛尔、卡维地洛或奈必洛尔）正逐渐被临床应用，其一方面通过 α1 受体阻滞作用使外周血管扩张、血管阻力下降，降低血压的同时防止交感神经张力反射性增加，在降低血压和肾脏血管阻力的同时不减少肾血流量和肾小球滤过率（glomerular filtration rate，GFR）；另一方面通过非选择性阻断 β 受体，减慢心率、抑制心肌收缩力、减少心排血量等。因此 α - β - 受体阻滞剂在高血压治疗中具有良好的应用前景。此类药物的降压作用在低剂量时主要依靠 β 受体阻滞，而高剂量时则主要为 α1 受体阻滞。

3. 钙通道阻滞剂

其又称钙拮抗剂，根据药物核心分子结构和作用于 L 型钙通道不同的亚单位，钙拮抗剂可分为二氢吡啶类和非二氢吡啶类，前者以硝苯地平为代表，后者有维拉帕米和地尔硫卓。根据药物作用持续时间，钙拮抗剂又可分为短效和长效。长效钙拮抗剂包括长半衰期药物，例如氨氯地平；脂溶性膜控型药物，例如拉西地平和乐卡地平；缓释或控释制剂，例如非洛地平缓释片、硝苯地平控释片。其降压作用为通过阻滞细胞外钙离子经电压依赖 L 型钙通道进入血管平滑肌细胞内，减弱兴奋 - 收缩偶联，降低阻力血管的收缩反应性。钙通道阻滞剂还能减轻血管紧张素Ⅱ和 α1 肾上腺素能受体的缩血管效应，减少肾小管钠的重吸收。钙拮抗剂降压起效迅速，降压效果和降压幅度相对较强，短期治疗一般能降低血压 10% ～ 15%。其剂量与疗效呈正相关，疗效的个体差异性较小，与其他类型降压药物联合治疗能明显增强降压作用。除心力衰竭外钙拮抗剂较少有治疗禁忌证。其对血脂代谢、血糖代谢等无明显影响，长期控制血压的能力和服药依从性较好。相对于其他降压药物，钙拮抗剂还具有以下优势：在老年患者有较好的降压疗效；高钠摄入不影响降压疗效；非甾体类抗炎症药物不干扰降压作用；对于嗜酒的患者也有显著的降压作用；可用于合并糖尿病、冠心病或外周血管病患者，长期治疗时还具有抗动脉粥样硬化作用。其主要缺点是：开始治疗阶段有反射性交感活性增强，容易引起心率增快、面部潮红、头痛、下肢水肿等发生，尤其在使用短效制剂时。非二氢吡啶类可抑制心肌收缩及自律性和传导性，故不宜在心力衰竭、窦房结功能低下或心脏传导阻滞患者中应用。

4.ACEI

根据化学结构分为巯基、羧基和磷酰基 3 类。常用的有卡托普利、依那普利、贝那普利、赖诺普利、西拉普利、培哚普利、雷米普利和福辛普利。其降压作用主要通过抑制周围和组织的血管紧张素转换酶，使血管紧张素 II 生成减少，同时抑制激肽酶使缓激肽降解减少。其降压起效缓慢，效果逐渐增强；在使用 3 ～ 4 周后可达最大作用；限制钠盐摄入或联合使用利尿剂可使其起效迅速和作用增强。血管紧张素转换酶抑制剂具有改善 IR 和减少尿蛋白作用，对肥胖、糖尿病和心脏、肾脏靶器官受损的高血压患者具有相对较好的疗效，特别适用于伴有心力衰竭、心肌梗死后、糖耐量减退或糖尿病肾病的高血压患者。其不良反应主要是刺激性干咳和血管性水肿。干咳发生率为 10% ～ 20%，这可能与体内缓激肽增多有关，停用后一般可消失。高血钾症、妊娠妇女和双侧肾动脉狭窄患者禁用。血肌酐超过 3 mg/dL 患者使用时需谨慎。

5.ARB

常用的有氯沙坦、缬沙坦、伊贝沙坦、替米沙坦、坎地沙坦和奥美沙坦。其降压作用主要通过阻滞组织的血管紧张素Ⅱ受体亚型 AT1，更充分有效地阻断血管紧张素Ⅱ的水、钠潴留、血管收缩与重构作用。近年来，有学者注意到阻滞 AT1 负反馈引起的血管紧张素Ⅱ增加，可激活另一受体亚型 AT2，能进一步拮抗 AT1 的生物学效应。其降压作用起效缓慢，但持久而平稳，一般在 6 ～ 8 周时才达最大作用，作用持续时间能达到 24 h 以上。不同的 ARB 之间在降压强度上存在差异。低盐饮食或与利尿剂联合使用能明显增强疗效。多数 ARB 随剂量增大降压作用增强，治疗剂量窗较宽。其最大的特点是直接与药物有关的不良反应很少，一般不引起刺激性干咳，持续治疗的依从性高。ARB 除了降压作用外，还具有保护心血管和肾脏及改善糖代谢的作用，优先选用的人群包括高血压合并左室肥厚、高血压合并心功能不全、高血压合并心房颤动、高血压合并冠心病、高血压合并糖尿病肾病、高血压合并微量白蛋白尿或蛋白尿、高血压合并代谢综合征及不能耐受ACEI的患者。ARB可致畸，禁用于妊娠高血压患者。另外，因其扩张肾小球出球小动脉，导致GFR下降，肌酐和血钾水平升高，高血钾或双侧肾动脉狭窄患者亦禁用。

6. α 受体阻滞剂

非选择性 α 受体阻滞剂包括酚苄明、酚妥拉明等，这类药物在降压的同时阻滞了突触前膜的 α2 受体，可以促进去甲肾上腺素释放，导致心率加快，部分对抗了阻断突触后 α1 受体所引起的降压效应，除用于嗜铬细胞瘤引起的高血压以外，一般不用于其他高血压患者。选择性 α1 受体阻滞剂以哌唑嗪为代表，还包括特拉唑嗪、多沙唑嗪、布那唑嗪、曲马唑嗪及乌拉地尔，这类药物对 α1 受体有较高选择性阻断作用，对突触前膜的 α2 受体无明显作用，故在降压的同时无明显加快心率作用，其中乌拉地尔虽同时有阻滞 α2 受体的作用，但作用较弱，主要以阻滞 α1 受体为主。α1 受体阻滞剂一般不作为治疗高血压的一线药物，该药的最大优点是没有明显的代谢不良反应，可用于糖尿病、周围血管病、哮喘及高脂血症的高血压患者。多沙唑嗪、曲马唑嗪较特拉唑嗪脂溶性差，与 α1 受体的亲和力仅为哌唑嗪的1/2或更少，特拉唑嗪血压下降缓和，作用时间长，直立性低血压较少，通常可维持24 h持续降压，对于利尿剂、β-受体阻滞剂、CCB、ACEI、ARB等足量或联合应用后，仍不能满意控制血压的患者，可考虑联合应用选择性 α1 受体阻滞剂。

α 受体阻滞剂静脉注射过快可引起心动过速、心律失常，诱发或加剧心绞痛，故冠心病患者慎用。α 受体阻滞剂常见不良反应为体位性低血压、心动过速、鼻塞等，也可引起恶心、呕吐、腹痛、诱发或加剧消化道溃疡，少数患者出现嗜睡、乏力等中枢抑制症状，故体位性低血压患者禁用，胃炎、溃疡病、肾功能不全及心力衰竭患者慎用。

7. 交感神经抑制剂

其包括中枢性降压药（以可乐定和甲基多巴为代表）和交感神经末梢抑制药（利血平）。前者通过激活延髓中枢 α2 受体，抑制中枢神经系统释放交感神经冲动而降低血压；因降低压力感受器的活性可出现直立性低血压。后者通过阻断去甲肾上腺素向其储存囊泡的转运，减少交感神经冲动传递，降低外周血管阻力，消耗脑内儿茶酚胺。

8. 传统固定复方制剂

传统固定复方制剂是相对于20世纪70年代后问世的一批新型降压药而言。根据《中国高血压防治指南（2010版）》《中国高血压基层管理指南（2014年修订版）》的建议，传统固定复方制剂仍作为降压治疗的一种选择，适用于轻、中度高血压患者。

传统固定复方制剂的主要成分为氢氯噻嗪（噻嗪类利尿剂）、可乐定（中枢性降压药）、利血平（外周交感神经阻滞剂）及肼屈嗪（单纯血管扩张剂）；其他包括镇静、中药、钙镁钾制剂及维生素等辅药成分。除噻嗪类利尿剂外，其他主要降压成分均非目前高血压指南推荐的常用降压药。但基于“心血管获益主要来自于降压本身”这一理念，传统固定复方制剂具有明确的降压疗效，且价格低廉。

例如，在 20 世纪 70 年代初，为了减少服药次数，提高用药依从性，从而更好地控制高血压，在周恩来总理的指示下，卫生部组织全国著名专家进行科技攻关，吴英恺院士、洪昭光教授等著名专家采用华罗庚教授的“优选法”指导药物配伍，根据系统工程论和整体医学观点，将多种药物按临床常规用量的 1/5 到 1/2 的小剂量进行配伍，加强协同疗效，拮抗不良反应，历经 3 年终于确定了疗效最佳、安全性最高的 0 号独特配方：由基础降压药和利尿药组成小剂量长效复方降压药，共含有 4 个成分，其中基础降压药分别是硫酸双肼屈嗪 12.5 mg、利血平 0.1 mg；利尿药含 2 个成分，分别是氢氯噻嗪（排钾利尿剂）12.5 mg、氨苯蝶啶（保钾利尿剂）12.5 mg。0 号于饭前饭后服均可，但以早餐后服用最宜。需要注意的是，首次服用 0 号，建议每天从 0.5 片开始，3 天后增加到每天 1 片，持续服用 3 周后达到最大疗效，如果病情需要，可增至每天 1.5 ～ 2 片。病情稳定后，可逐渐减至每周 3 片左右。0 号是一款名副其实的“经典”“安全”“有效”“经济”的传统固定复方降压药物。

另外，复方降压片、珍菊降压片的临床应用也证明其降压疗效肯定，且价格低廉；可以与一些新型长效降压药物联合，可增加疗效，且不良反应少。

9. 新型降压药物

（1）肾素抑制剂

阿利吉仑是一种口服有效的、效果强大的肾素抑制剂，能降低血浆肾素，使 RAAS 的限速过程受阻，导致体内血管紧张素 I、血管紧张素 Ⅱ 及醛固酮含量下降，进而引起血管舒张，水、钠排出量增加，血压下降。无论单用还是与其他降血压药物（利尿剂、ACEI、ARB 等）联合应用，均起到显著的抗高血压的作用，且耐受性好，不良反应发生率低，是一个有前景的治疗高血压的药物。

（2）ET 受体拮抗剂

安立生坦、马西替坦：ET 由血管内皮细胞分泌，它结合并激活平滑肌细胞表面的 2 类受体（ETA、ETB 受体）。一经结合，它会引起血管收缩和平滑肌细胞生长、增殖，也可能增加纤维组织形成。ET 受体拮抗剂可扩张血管，并阻止细胞不必要的生长和增殖，从而获得改善。安立生坦、马西替坦为可选择性的 ETA 受体拮抗剂，肺动脉高压将导致呼吸短促、活力降低和预期寿命缩短，通过抑制 ET 的作用而产生治疗作用，高选择性的 ETA 受体拮抗剂能增加血流与反转血管收缩。

（3）新型钙通道拮抗

丁酸氯维地平是由第 3 代新型短效二氢吡啶类钙通道拮抗剂，是第 1 个静脉注射用二氢吡啶类钙通道阻滞药。丁酸氯维地平脂肪乳注射液具有起效快，作用消除也快，半衰期极短，可递增剂量精确地控制血压。与目前许多静脉注射经肾和（或）肝代谢的抗高血压药物不同，丁酸氯维地平在血液和人体组织中代谢，不在体内蓄积。既往研究显示，在高血压合并急性心力衰竭患者中，与传统的静脉用降压药物相比，丁酸氯维地平起效较快，降压、缓解呼吸困难的安全性、有效性更高。

（4）可溶性鸟苷酸环化酶激活剂

利奥西胍：可溶性鸟苷酸环化酶激活剂目前还未在国内上市，属于重要的信号传导酶，可以被 NO 激活来催化三磷酸鸟苷（guanosine triphosphate，GTP）转化为第二信使环磷酸鸟苷（cyclic guanylic acid，cyclic guanosine monophosphate，cGMP）。可溶性鸟苷酸环化酶是目前唯一已知的 NO 受体。NO-sGC-cGMP 信号通路的损害被认为是引起心血管、肺、内皮、肾和肝脏疾病的发病原因。

（5）新一代选择性 AT1 亚型血管紧张素 II 受体拮抗剂

阿齐沙坦通过阻断血管紧缩素 II 受体的活动而达到降低血压的效果。作为前体药物的阿齐沙坦酯由日本武田制药公司所研发，2011 年获得美国食品药品管理局批准，可单独使用或与其他降血压药物一起使用，被视作坎地沙坦酯的下一代产品。阿齐沙坦酯在上市前主要进行了 7 项双盲、随机临床试验，共纳入 5941 例轻度至重度高血压患者，研究持续 6 周至 6 个月，剂量 20 ～ 80 mg/d。其中 2 项随机双盲研究以安慰剂及奥美沙坦（40 mg/d）、缬沙坦（320 mg/d）为对照，比较了阿齐沙坦酯 40 mg 和 80 mg 两个剂量的降压效果。结果显示，阿齐沙坦酯的降压效果显著强于安慰剂和阳性对照药物。

（6）我国第一个自主研发的全新 ARB 类抗高血压药物

阿利沙坦酯是心血管领域自 2010 年以来唯一获批上市的 1.1 类新药。它经胃肠道酯酶水解后完全转化为活性物质 EXP3174，实现 AT1 受体阻滞作用，无须经过 CYP450 代谢起效，减少 CYP 酶通道负荷，减轻肝脏负担；减少药物相互作用；降低药物不良事件风险。另外，EXP3174 还可抑制尿酸转运体 URAT1 和 OAT4*，从而抑制尿酸重吸收，故而尤其适用于合并有高尿酸血症的高血压病患者。阿利沙坦酯谷峰比值大于 60%，能达到 24 h 平稳降压，有效降低全天血压，满足 1 天 1 次给药。因而，对大多数患者，阿利沙坦酯通常起始和维持剂量为每天 1 次 240 mg，2 周快速平稳降压，治疗 4 周可达到最大降压效果。另外，食物会降低本品的吸收，建议不与食物同时服用。

（7）具有血管扩张作用的 β 阻滞剂

塞利洛尔一种高选择性 β - 受体阻滞剂，通过阻滞 β1 受体，扩张血管，降低血压。该品有内在拟交感活性，不增加呼吸道阻力，扩张外周血管，也不抑制心肌收缩力，比其他无内源拟交感活性的 β - 受体阻滞剂引起窦性心动过缓的可能性要小。Nevibolol 具有额外的扩血管作用，这是其区别于其他 β - 受体阻滞剂的一个显著优点。主要通过加强 NO 的作用来发挥其扩血管作用。

（8）醛固酮受体拮抗剂

依普利酮：醛固酮受体拮抗剂的大部分降压效果归功于其利尿作用，通过竞争性抑制醛固酮与肾脏远曲小管上的盐皮质激素受体结合，抑制醛固酮上调钠通道和钠钾 ATP 酶，导致尿排钠增加、钾重吸收增加并减少循环血量，降低血压；此外，除利尿外，其还能减少交感神经张力，调节血管张力，减轻动脉僵硬度。临床试验已证明依普利酮单药及与其他药物联合治疗，能有效降低收缩压和舒张压，呈量效反应；可逆转左室肥厚；有效减低 HF 患者的总病死率和心血管死亡。

（9）多巴胺受体激动剂

选择性 D1 受体激动剂菲诺多泮（Fenoldopam）能扩张外周血管，静脉应用有望取代硝普钠治疗高血压急症，其疗效同硝普钠之外，还具有增加肾脏血流、利尿、利钠的优势，静脉制剂半衰期约 9.8 min，被美国食品药品管理局批准用于高血压急症及恶性高血压的治疗。

（10）血管紧张素 II 受体与脑啡肽酶的双重抑制剂 LCZ696

Ⅲ期临床试验数据显示，与 ACEI 相比，LCZ696 可使死亡风险降低 20%，并能大幅降低住院的概率可以取代 ACEI 和 ARB 使用。

（11）新型固定复方制剂

新型固定复方制剂是相对于我国传统的以血管扩张剂和噻嗪类利尿剂等为主要组成成分的传统固定复方制剂而言。近年来，国内外开发上市的新型固定复方制剂主要包括以抑制 RAAS 的药物（ACEI 或 ARB）与噻嗪类利尿剂和（或）二氢吡啶类 CCB 为主组成的 2 种或 3 种药物的单片复方制剂。目前我国市场上尚无 3 种降压药物组成的新型固定复方制剂。

常见新型固定复方制剂在高血压治疗中的常用剂量及不良反应详见表 2-3。

表 2-3　常见新型固定复方制剂在高血压治疗中的常用剂量及不良反应

中文通用药名	主要成分	用药方法	不良反应
氯沙坦钾 / 氢氯噻嗪	氯沙坦钾 / 氢氯噻嗪（50/12.5，100/12.5，100/25）	qd	偶见血管神经水肿，血钾异常
缬沙坦 / 氢氯噻嗪	缬沙坦 / 氢氯噻嗪（80/12.5，160/12.5）	qd	偶见血管神经水肿，血钾异常
厄贝沙坦 / 氢氯噻嗪	厄贝沙坦 / 氢氯噻嗪（150/12.5，300/12.5）	qd	偶见血管神经水肿，血钾异常

续表

中文通用药名	主要成分	用药方法	不良反应
替米沙坦 / 氢氯噻嗪	替米沙坦 / 氢氯噻嗪	qd	偶见血管神经水肿， 血钾异常
奥美沙坦 /氢氯噻嗪	奥美沙坦 / 氢氯噻嗪	qd	偶见血管神经水肿， 血钾异常
贝那普利 / 氢氯噻嗪	贝那普利 / 氢氯噻嗪	qd	咳嗽，偶见血管神经水肿，血钾异常
培哚普利 / 吲达帕胺	培哚普利 / 吲达帕胺	qd	咳嗽，偶见血管神经水肿，血钾异常
缬沙坦 /氨氯地平	缬沙坦 / 氨氯地平	qd	头痛，踝部水肿，偶见血管神经水肿
氨氯地平 / 贝那普利	氨氯地平 / 贝那普利	qd	头痛，踝部水肿，偶见血管神经水肿
赖诺普利 / 氢氯噻嗪	赖诺普利 /氢氯噻嗪	qd	咳嗽，血钾异常
依那普利 / 氢氯噻嗪	依那普利 / 氢氯噻嗪	qd	咳嗽，偶见血管神经水肿，血钾异常
尼群地平 / 阿替洛尔	尼群地平 / 阿替洛尔	bid	头痛，踝部水肿，支气管痉挛，心动过缓
氨氯地平 / 阿托伐他汀	氨氯地平 / 阿托伐他汀	qd	同原药
依那普利 / 叶酸	依那普利 / 叶酸	qd	同原药

另外，Byvalson 是首个且唯一在欧洲获批上市的 β - 受体阻滞剂和血管紧张素Ⅱ受体阻滞剂固定剂量复方药物；2016 年 6 月 8 日，美国食品药品管理局批准艾尔健 Byvalson（奈必洛尔和缬沙坦）5 mg/80 mg 片剂用于高血压治疗。

（12）抗高血压疫苗与微生物菌群

从免疫学角度，针对高血压的发病机制研发抗高血压疫苗，期望通过有限次数的疫苗注射获得长期的抗高血压效应，从而提高高血压的控制率。2015 年《hypertension》杂志发表文章报道，DNA 疫苗能在抗体应答后，成功降低血压，并能维持疗效 6 个月，其效果显著。

廖玉华教授团队研发的 ATRQβ-001 疫苗可通过抑制血管紧张素 II 触发的信号转导过程，从而有效降低 AngII 诱导的高血压小鼠及 SHR 大鼠的血压，减少了心脏纤维化，改善生存率且未见明显的免疫介导损害，表现出良好的安全性。

此外，热门的微生物菌群在降血压方面也展现其不可小觑的作用。2014 年《Hypertension》Meta 分析：证实益生菌对降低血压有益处。益生菌可作为未来介入治疗的潜在补充剂，以预防高血压或改善控制血压。但还需要进一步的研究不同益生菌物种对血压的影响。2015 年《Mol Nutr Food Res》研究报道指出长期给予乳酸菌具有抗高血压作用。乳酸菌可通过改善内皮功能、减少氧化应激起到降低血压的作用。

二、特殊时期降压药物的选择

1. 怀疑为原发性醛固酮增多症的患者行肾素检查前需停用利尿剂 4 周，停用 β -

受体阻滞剂、ACEI、ARB、CCB 2周，停药期间的替代降压药物可选择特拉唑嗪、维拉帕米缓释片。

2. α 受体阻滞剂与 β-受体阻滞剂联合用于嗜铬细胞瘤患者降压治疗时，应注意用药顺序：先使用 α 受体阻滞剂，后使用 β-受体阻滞剂。停药顺序为：先停用 β-受体阻滞剂，后停用 α 受体阻滞剂。

3. 高血压合并主动脉夹层：建议首选 β-受体阻滞剂，达到减慢心率和降压的目的，以减少主动脉病变处的层流剪切力损伤。急性期建议静脉使用 β-受体阻滞剂，目标心率＜ 60次/min。

4. 对有妊娠计划的慢性高血压患者，如患者血压≥ 150/100 mmHg，或合并靶器官损害，建议尽早在高血压专科进行血压水平、靶器官损害状况以及高血压的病因评估，并须进行降压药物治疗，一般在妊娠计划6个月前停用ACEI或ARB类药物，换用拉贝洛尔和硝苯地平。妊娠早期原则上采用尽可能少的药物种类和剂量，同时应充分告知患者，妊娠早期用药对胎儿重要脏器发育影响的不确定性。妊娠20周后，胎儿器官已形成，降压药物对胎儿的影响可能减弱；同时注意在妊娠不同时期及时更换和调整降压药物的种类。《中国高血压防治指南（2010版）》推荐可选药物：①甲基多巴：0.5～3 g/d，2～4次/天；②拉贝洛尔：50～100 mg，3次/天，最大日剂量为2400 mg；③美托洛尔：25～100 mg，每12 h 1次；④氢氯噻嗪：6.25～25 mg/d；⑤硝苯地平：5～20 mg，每8 h 1次；或缓释制剂，10～20 mg，每12 h 1次；控释片30～60 mg，1次/天；⑥肼屈嗪：10 mg/次，3～4次/天，最大剂量为300 mg/d。重度妊娠合并高血压可选择静脉用药或肌内注射药物：①拉贝洛尔：20 mg，静脉注射；1～2 mg/min静脉滴注。②乌拉地尔：10～15 mg，缓慢静脉注射；静脉滴注最大药物浓度为4 mg/mL，推荐初始速度为2 mg/min，并根据血压情况调整。③尼卡地平0.5～1.0 μg/（kg·min），5～10 min起效。因硝普钠可增加胎儿氰化物中毒风险，因此不建议使用，除非其他药物疗效不佳时可以考虑使用，即使必须应用，也不应超过3天。对重度先兆子痫，建议硫酸镁5 g稀释至20 mL，缓慢静脉注射（5 min），维持量为1～2 g/h；或5 g稀释至20 mL，深部肌内注射，每4 h 1次，总量为25～30 g/d。注意中毒反应。密切观察患者血压、腱反射及不良反应，并确定终止妊娠的时机。妊娠合并高血压患者可应用的口服降压药物可参考表2-4。

表2-4 妊娠合并高血压患者可应用的口服降压药物

药物	安全性分级	剂量	对孕妇的不良影响
甲基多巴	B	500 mg/d～3 g/d，bid	外周水肿、焦虑、噩梦、嗜睡、口干、低血压、孕妇肝损害，对胎儿无严重不良影响
拉贝洛尔	B	200～600 mg/d，bid～tid	持续的胎儿心动过缓，低血压，新生儿低血糖

续表

药物	安全性分级	剂量	对孕妇的不良影响
氢氯噻嗪	B	12.5 ～ 25 mg/d，qd	胎儿畸形、电解质紊乱、血容量不足
硝苯地平	B	50 ～ 300 mg/d，qd	低血压，抑制分娩（尤其与硫酸镁联用时）
肼屈嗪		50 ～ 300 mg/d，bid ～ qid	低血压、新生儿血小板减少

5. 哺乳期母亲如舒张压＜ 100 mmHg，可不服用降压药物，如血压明显升高需服用降压药物时应停止哺乳。近年来有关乳汁中药物分泌的研究数据不断增多，有学者认为有些降压药物在乳汁中分泌少（＜ 10%），可以在哺乳期用药。通常认为 ACEI 在乳汁中分泌较少，可以用于哺乳期高血压女性。根据 2014 年日本高血压指南和美国国立卫生研究院的数据报告，可以用于哺乳期的降压药物见表 2-5。

表 2-5 哺乳期高血压患者可应用的降压药物

药物各类	药物通用名	妊娠药物情报	LactMed	RID（%）
CCB	硝苯地平	可以	可以	1.9
	尼卡地平	可以	可以	0.07
	氨氯地平	可以	因为缺乏数据，建议用其他药物	1.4
	地尔硫䓬	可以	可以	0.87
α - β - 受体阻滞剂	拉贝洛尔	可以	可以	
β - 受体阻滞剂	普萘洛尔		可以	0.28
中枢性降压药	甲基多巴	可以	可以	0.11
血管扩张剂	肼屈嗪	可以	可以	
ACEI	卡托普利	可以	可以	0.02
	依那普利			0.17

注：RID，乳汁中分泌比；CCB，钙通道阻滞剂；血管紧张素转化抑制剂，RID ＜ 10% 哺乳期可以应用；RID ＜ 1% 哺乳期应用安全。

三、降压药物基因组学

目前，降压药物种类多样，大部分临床医师制订治疗方案主要根据患者的年龄、体重、高血压程度、有无并发症等，凭经验试验性地选择药物种类和剂量。而却忽视了遗传背景的不同导致不同个体对于药物反应的巨大差异。药物进入人体，经过吸收、转运、代谢、效应及清除的过程发挥作用，携带不同基因型的患者在上述药物作用过程中可能呈现反应的程度不同，也表现为药物反应性的个体差异。1997 年 6 月，美国食品药品管理局和欧洲药品评价局发表了药物基因组学的指导性文件，要求制药企业在药物开发过程中，提供药物代谢及相互作用的药物基因组学数据，为药物使用剂量提供依据，这些举动标志着“药物基因组学时代”的到来。

药物基因组学的应用将从分子水平和微观层面为用药提供有效的参考。精准的用药指南就是要将个体的基因型考虑在内，量身定制用药方案，避免用药不当，真正做到精准的个性化用药。通过检测药物代谢酶和药物靶点基因，可指导临床医师针对特定患者选择合适的降压药物和给药剂量，提高降压药物治疗的有效性和安全性。到目前为止，至少已经发现 123 个高血压相关基因，其中 26 个可以靶向治疗。根据血压相关基因，已经开发出 13 类降压药物，用于临床。

第四节　高血压介入治疗

目前，由药物主导的高血压治疗取得巨大成就，使高血压所致 HF、肾衰、脑卒中和死亡等显著减少，但仍有很多问题亟待解决。首先，高血压常需长期或终身联合药物治疗，身体及经济负担不言而喻。其次，即便有效生活方式改善和接受 3 种或 3 种以上足量降压药治疗（包括利尿剂），仍有 20% ～ 35% 患者不能有效控制血压，成为顽固性或难治性高血压患者，其并发症的发生率和病死率显著增高，成为当前高血压治疗的难题。

高血压的介入疗法目前关注较多的是肾动脉成形术和肾交感神经消融，另外还有颈动脉窦刺激。这些方法正处在不同研究阶段，未来可能成为常规药物降压的重要补充。

一、肾动脉成形术

肾动脉成形术是在影像技术的引导下，经皮肤穿刺，把导管送进肾动脉，进行肾动脉球囊成形或支架植入，是治疗肾动脉狭窄的一种方法。对动脉粥样硬化性肾动脉狭窄（atherosclerotic renal artery stenosis，ARAS）、纤维肌性结构发育不良所致肾动脉狭窄（renal artery stenosis caused by fibromuscular dyspasia，RASFMD）和大动脉炎所致肾动脉狭窄（renal artery stenosis caused by Takayasu’s arteritis，RASTA）均可实施肾动脉成形术。

肾动脉成形术包括应用球囊导管行经皮肾动脉腔内成形术（percutaneous transluminal renal angioplasty，PTRA）和经皮腔内肾血管内支架植入术（percutaneous transluminal renal artery angioplasty and stenting， PTRAS）。对于 RASFMD 与 RASTA 患者而言，

PTRA 的疗效明显优于 PTRAS，一般 PTRA 可作为 RASFMD 与 RASTA 患者的介入手术的首选方法。而 PTRAS 目前在恢复 ARAS 患者肾动脉血运治疗中处于主导地位。

PTRAS 可迅速解决 ARAS 患者的肾动脉机械性狭窄问题，改善肾脏的血液供应，解决肾脏缺血引发高醛固酮高血容量性高血压，改善肾功能，减少心脑血管事件的发生等。但是，众多研究发现该疗法对血压控制、减缓肾功能下降的作用甚微，分析其原因可能与手术过程中肾动脉粥样硬化斑块的胆固醇栓子引起血管栓塞有关。相信随着介入方法的不断改进，以及更加系统化的术后药物治疗管理，PTRAS 将会更好地服务于 ARAS 患者。

二、经皮肾交感神经消融

经皮肾交感神经消融是一种相对新兴的治疗难治性高血压的方法，该方法通过射频消融术高选择性地切断肾脏交感神经，从而避免影响腹部、骨盆或下肢等部位的交感神经，为难治性高血压的治疗提供了新的思路和方法。它的具体方法是在局麻下，穿刺患者右肢的股动脉，借助动脉造影的指引，将一根直径 2 mm 的射频消融导管头端送到患者肾动脉内。然后，根据肾动脉的长短，精确选取几个靶点，在每侧肾动脉内进行消融 5 ～ 6 个点，从而实现阻断支配肾脏的交感神经、控制高血压的目的。

经皮肾交感神经消融作为抑制交感神经过度激活的一种新方法，可能潜在巨大的临床应用前景。但仍有许多问题尚不明了，如：没有即刻评价神经消融技术成功指标；操作简单易行，需防止过度治疗应用；为提高消融程度，增加消融能量、位点或时间，可能增加肾动脉狭窄、动脉瘤等并发症；费用较高，效益 / 费用比以及并发症 / 终生用药利弊如何权衡；肾神经有重要的生理功能，去神经的中远期影响尚不清楚；自身分泌或全身交感反馈机制可能使降压效果不能持久等。这些均需要要未来的临床研究去探索。

三、颈动脉窦刺激

颈动脉压力感受器不仅对血压的短期波动起调节作用，新的观点还认为在血压持续升高的过程中，压力感受器的反射阈值发生重调，敏感性下降，使其对血压的调节功能逐渐减弱甚至消失。

Rheos 压力反射高血压治疗系统是一种可植入的装置。该系统由 1 个与起搏器类似的脉冲发生器、2 根电极导线和 1 个体外程控装置组成。Rheos 系统的安置需要进行 1 次血管外科手术，通过外科手术将脉冲发生器埋藏于锁骨下方皮下组织，使 2 根电极顶端环绕颈动脉窦，电极片缝合固定在颈动脉窦外膜。手术完成后，体外装置程控脉冲发生器持续发射能量，经电极导线抵达并刺激颈动脉窦部压力感受器，后者将冲动上传至中枢神经系统，中枢做出反馈抑制交感神经、兴奋迷走神经达到降压的效果。

尽管颈动脉压力感受器刺激可以带来持续的血压下降，但是由于存在需要外科手术显露颈动脉，感染风险，频繁更换脉冲发生装置等原因，其应用受到限制。

其他一些器械降压治疗方法，如：压力感受性反射激活疗法髂动静脉吻合术颈动脉体化学感受器消融深部脑刺激术（deepbrainstimulation，DBS）和减慢呼吸治疗等也在研究中，安全性和有效性仍不明确，是否有临床应用前景尚不清楚。

第五节　结合东营模式探索高血压区域医疗策略

随着人民生活水平的不断提高，居民健康意识也在逐渐增强，人们对健康的期望值、卫生服务的需求也越来越高。但基层医院发展相对滞后，其服务、接诊能力和技术水平与三级医院比较仍存在很大差距。基层医院的综合服务能力已经满足不了老百姓的基本就医需求。而区域医疗策略的实施通过各种医疗机构间的共同合作会使某一区域内不同级别医疗结构间的医疗资源得以共享与互动，从而使基层患者也有机会得到最高端的治疗。

2017 年 11 月 25 日，由国家心血管病中心 - 中国医学科学院阜外医院发起的“国家心血管病中心高血压专病医联体”在京成立。医联体以推动全国高血压专科化、规范化发展，提升疑难高血压诊治水平为己任，在联盟内部开展双向转诊、技术指导、人员培训、资源共享等合作，完善双向转诊、疑难会诊、住院和门诊化验检查绿色通道制度，以高血压为切入点，推进专全结合的慢病管理模式，开发医联体内预约挂号和双向转诊平台，创新远程会诊模式。医联体的组织结构由上到下分为：国家中心 - 省级区域中心 - 地市级分中心 - 社区分中心。

医联体国家中心由国家心血管病中心、国家心血管病质量控制与改进中心、国家卫计委基层高血压管理办公室、国家心血管病临床研究中心、中国医学科学院阜外医院、中国医师协会高血压专委会联合发起成立。而山东省中心（山东大学齐鲁医院）是第一批高血压专病医联体单位，其于 2017 年 12 月 29 日完成授牌；随后 2018 年 5 月 19 日东营市分中心授牌落户东营市人民医院；2018 年 7 月 12 日东营市河口医院分中心成立。河口分中心作为东营地市级分中心的一个社区中心，将利用已有的东营市心血管专科联盟、东营心血管健康俱乐部和“心预心”微信平台，充分发挥东营市人民医院及协作单位的专科优势，让更多的基层高血压患者接受到更为专业、更为规范有效的治疗。相信，随着工作的开展，更多的社区分中心会陆续成立，高血压专病医联体的东营模式（国家中心 - 山东省中心 - 东营市分中心 - 河口区等县区分中心）

必将促使东营地区所有高血压患者有机会得到最高端的治疗。

专病医联体内的各分层级医疗机构工作各有侧重：大都是由社区卫生服务中心提供日常高血压病的筛查、日常保健和基础治疗，遇到疑难危重患者可以逐级进行双向转诊、疑难会诊、技术指导以及开通住院和门诊化验绿色通道等。而需要逐级医疗的适应人群主要是指以下患者：

（1）病情复杂需多科专家协同诊断治疗的高血压患者；

（2）就诊时医师建议多科会诊的患者；

（3）在多家医院就诊仍未明确诊断或诊疗效果不佳的患者；

（4）发病年龄 <35 岁者；

（5）血压升高的幅度大，通常≥ 180/110 mmHg 者；

（6）血压难以控制，同时服用 3 种降压药（包括利尿剂）超过 1 个月，非同日 3 次测量诊室血压 SBP ≥ 160 mmHg 和（或）DBP ≥ 100 mmHg，或动态血压 SBP ≥ 140 mmHg 和（或）DBP ≥ 90 mmHg 者；

（7）常用降压药物效果不佳者；

（8）血压波动幅度较大者；

（9）阵发性血压升高，尤其是伴有头痛、面色苍白、心悸、大汗者；

（10）坚持服药血压控制良好的情况下血压突然变得难以控制者；

（11）两上肢血压相差大于 20 mmHg 或下肢血压低于上肢者；

（12）体格检查可闻及血管杂音者；

（13）高血压伴有顽固低血钾，且在排除利尿剂、腹泻、进食差等原因后常规补钾效果不佳者；

（14）服用 RAAD 阻断剂后血清肌酐明显升高者；

（15）与左心功能不匹配的发作性肺水肿，尤其是夜间发作多见者；

（16）单侧肾脏萎缩或高血压合并两肾大小不对称者；

（17）新发高血压伴有特殊体貌特征：如向心性肥胖、满月脸、痤疮等；

（18）有意愿寻求精准诊疗的患者。

总之，区域医疗策略的实施可帮助广大高血压人群，尤其是基层患者享受高端医疗服务，提高我国高血压人群的控制率和达标率，从而有利于心脑血管病的防治。

第六节　高血压的预防

中国医学科学院阜外医院高血压中心周宪梁教授总结的防治高血压的“一、二、三、四、五、六”非常好，详细来讲，它包括：一个中心（以健康为中心）；两个基本点（活的潇洒一点、糊涂一点）；三个忘记（忘记年龄、忘记疾病、忘记恩恩怨怨）；四大基石（合理膳食、戒烟限酒、适量运动、心理平衡）；五项治疗原则（平稳、保护、联合、长期、个体化）：六类降压药物（利尿剂、β - 阻滞剂、CCB、ACEI、ARB、α - 阻滞剂）。总之，做好高血压的预防，必须从日常生活做起。

一、戒烟限酒

1. 限制饮酒

高血压应限制饮酒，因饮酒可降低降压药物的药效，且长期大量饮酒会加重高血压，会加速高血压心脑并发症的发生。

2. 彻底戒烟

大量的医学研究表明，吸烟与许多疾病的发生有关，如肺癌、慢性支气管炎、肺气肿、高血压和冠心病等。吸烟百害无一益，应立即彻底戒烟。

二、适当运动

运动有助于保持理想体重，促进血液循环，提高机体抵抗力，还有助于降低血压。不过，应注意做有氧运动以不觉辛苦为度，如每天 30 ～ 45 min 的慢跑，每周数天。从保健角度看，缺氧运动对身体有害。已患有心血管病者不要做竞技性运动。

三、心胸开朗

乐观能提高人群自我防病能力。当今社会，竞争激烈，人与人之间的关系微妙而复杂，易使人们经常处于不良的心境状态，而导致心身疾病，尤其是心血管病的发生。因此，一定要有意识地调节自己的情绪，保持愉快健康的心境。

四、正规用药

如果已经患有高血压、应寻求专科正规治疗。服药应规律和坚持，不可三天打鱼两天晒网。

五、生活规律

保持规律的生活是机体保持健康的基本条件。其中最重要的是饮食规律和睡眠规律。

六、均衡膳食

均衡膳食就是要求降低饱和脂肪酸和胆固醇的摄入量，控制总热量，增加体力活动，减少食盐摄入量。

1. 减少钠盐

成人每天 5 ～ 6 g 钠盐即可满足正常需要。注意减少烹调用盐、少用酱油、少吃咸菜及盐腌食品。也可用低钠盐、健康保健盐。“限盐”就是要求每日钠盐摄入量在 6 ～ 8 g 或以下。

2. 忌饱餐

一般每餐吃七成或八成饱为宜。每日三餐均衡，不可一餐过饱，一餐不足，尤其要注意早餐不可不吃，晚餐不可过饱。最好使 BMI 保持在 20 ～ 24。减轻体重不仅能降低血压，同时还能改善血糖和血脂。体重每减轻 1 kg，能使平均动脉压降低约 1 mmHg。部分食欲抑制剂可能使血压升高，因此使用药物来“减肥”时必须特别小心。

3. 营养搭配合理

主食米面之外，适当搭配杂粮及豆类。①多吃蔬菜和水果，少饮含糖饮料。②注意补充钾和钙：含钾和钙较多的日常食品有绿叶菜、鲜奶、豆类制品、花生、核桃仁。③减少膳食脂肪，补充适量优质蛋白质：少吃或不吃肥肉，可吃瘦肉、禽类、鱼类；少吃动物内脏（肝、肾、脑等）；奶制品不限，鸡蛋 1 天 1 个，如果有高胆固醇血症，最好少吃蛋黄。“限脂”就是要求总脂＜总热量的 30%，饱和脂肪＜ 10%。

七、预防

预防的关键是定期体检，及时医治小病。科学认识对待药物不良反应、学会和医师沟通。很多老年朋友不愿意接受早期治疗或不能坚持治疗的重要原因是害怕药物不良反应。但是高血压是需要长期坚持治疗才能有效控制病情和防止反复的，而药物不良反应毕竟是低概率事件。学会和医师沟通，寻求专业的指导。

总之，预防高血压的具体的方法就是改变自己不良的生活方式。良好的生活方式最好从幼年就开始，长期保持。保健重在理解，贵在坚持！

（卜凡莉）

第三章　高脂血症

第一节　高脂血症概述

一、血脂基础

血脂是指血中所含脂质的总称，与临床密切相关的血脂主要包括甘油三酯和胆固醇。甘油三酯主要是参与体内的能量代谢；胆固醇则是细胞膜和胆汁酸的主要组成成分，并参与类固醇激素的合成。血脂不溶于水，必须与特殊的蛋白质即载脂蛋白（apolipoprotein，Apo）结合形成脂蛋白才能溶于血液，被运输至组织进行代谢。脂蛋白分为：乳糜微粒（chylomicrons，CM）、极 LDL（very-low-density lipoprotein，VLDL）、中间密度脂蛋白（intermediate-density lipoprotein， IDL）、低密度脂蛋白（low-density lipoprotein， LDL）和高密度脂蛋白（high-densitylipoprotein，HDL）。此外，还有一种脂蛋白称为脂蛋白（a）［lipoprotein（a）， Lp（a）］。

1.CM

食物所含甘油三酯、磷脂、脂肪酸和胆固醇在小肠吸收后，在肠黏膜细胞内合成 CM。后者分泌入肠淋巴液，经胸导管进入血液循环。所以，CM 的主要功能是运输外源性的脂质，尤其是甘油三酯（triglyceride，TG）。CM 是血液中颗粒最大的脂蛋白，主要成分是 TG，约占 90%，其密度最低。正常人空腹 12 h 后采血时，血清中无 CM。餐后以及某些病理状态下血液中含有大量 CM 时，血液外观白色混浊。将血清试管放在 4℃静置过夜，CM 会漂浮到血清上层凝聚，状如奶油，此为检查有无 CM 存在的简便方法。

2.VLDL

VLDL 由肝脏合成，其 TG 含量约占 55%，与 CM 一起统称为富含 TG 的脂蛋白。在没有 CM 存在的血清中，TG 浓度能反映 VLDL 的多少。由于 VLDL 分子比 CM 小，空腹 12 h 的血清清亮透明，当空腹血清 TG 水平＞ 3.4 mmol/L（300 mg/dL）时，血清才呈乳状光泽直至混浊。

3.LDL

LDL 由 VLDL 和 IDL 转化而来（其中的 TG 经酯酶水解后形成 LDL），LDL 颗粒中含胆固醇约 50%，是血液中胆固醇含量最多的脂蛋白，故称为富含胆固醇的脂蛋白。单纯性高胆固醇血症时，胆固醇浓度的升高与血清 LDL-C 水平呈平行关系。由于 LDL 颗粒小，即使 LDL-C 的浓度很高，血清也不会混浊。LDL 中的载脂蛋白 95% 以上为 Apo B 100。根据颗粒大小和密度高低不同，可将 LDL 分为不同的亚组分。LDL 将胆固醇运送到外周组织，大多数 LDL 是由肝细胞和肝外的 LDL 受体进行分解代谢。

4.HDL

HDL 主要由肝脏和小肠合成。HDL 是颗粒最小的脂蛋白，其中脂质和蛋白质部分几乎各占一半。HDL 中的载脂蛋白以 Apo A 1 为主。HDL 是一类异质性脂蛋白，由于 HDL 颗粒中所含脂质、载脂蛋白、酶和脂质转运蛋白的量和质各不相同，采用不同分离方法，可将 HDL 分为不同亚组分。这些 HDL 亚组分在形状、密度、颗粒大小、电荷和抗动脉粥样硬化特性等方面均不相同。HDL 将胆固醇从周围组织（包括动脉粥样硬化斑块）转运到肝脏进行再循环或以胆酸的形式排泄，此过程称为胆固醇逆转运。

5.Lp（a）

Lp（a）是利用免疫方法发现的一类特殊脂蛋白。Lp（a）脂质成分类似于 LDL，但其载脂蛋白部分除含有一分子 Apo B 100 外，还含有 1 分子 Apo（a）。有关 Lp（a）合成和分解代谢的确切机制了解尚少。

6. 非 HDL 胆固醇（非 -HDL-C）

非 -HDL-C 是指除 HDL 以外其他脂蛋白中含有的胆固醇总和，计算公式如下：非 -HDL-C=TC-HDL-C。非 -HDL-C 作为 ASCVD 及其高危人群防治时调脂治疗的次要目标，适用于 TG 水平在 2.3 ～ 5.6 mmol/L（200 ～ 500 mg/dL）时，LDL-C 不高或已达治疗目标的个体。国际上有指南建议将非 -HDL-C 列为 ASCVD 一级预防和二级预防的首要目标。

二、高脂血症的病因和分型

血脂异常通常指血清中胆固醇和（或）TG 水平升高，俗称高脂血症。实际上血脂异常也泛指包括低 HDL-C 血症在内的各种血脂异常。血脂异常是一类常见的疾病，近年国内流行病学资料调查结果表明，我国成人高脂血症患病率高达 40.4%。除少数血脂异常是由于全身性疾病所致外（继发性高脂血症），绝大多数是由于遗传基因缺陷与环境因素相互作用所致（原发性高脂血症）。

1. 继发性高脂血症

继发性高脂血症是指由于其他疾病所引起的血脂异常。可引起血脂异常的疾病主要有：肥胖、糖尿病、肾病综合征、甲状腺功能减退症、肾功能衰竭、肝脏疾病、系统性红斑狼疮、糖原累积症、骨髓瘤、脂肪萎缩症、急性卟啉病、多囊卵巢综合征等。此外，某些药物如利尿剂、非心脏选择性 β- 受体阻滞剂、糖皮质激素等也可能引起继发性血脂异常。

2. 原发性高脂血症

除了不良生活方式（如高能量、高脂和高糖饮食、过度饮酒等）与血脂异常有关，大部分原发性高脂血症是由于单一基因或多个基因突变所致。由于基因突变所致的高脂血症多具有家族聚集性，有明显的遗传倾向，特别是单一基因突变者，故临床上通常称为家族性高脂血症。

例如，编码 LDL 受体基因的功能缺失型突变，或编码与 LDL 受体结合的 Apo B 基因突变，或分解 LDL 受体的前蛋白转化酶枯草溶菌素 9（proprotein convertases subtilisin/kexin type 9，PCSK9）基因的功能获得型突变，或调整 LDL 受体到细胞膜血浆表面的 LDL 受体调整蛋白基因突变可引起 FH。80% 以上 FH 患者是单一基因突变所致，但高胆固醇血症具有多个基因突变的特性。LDL 受体基因的功能缺失型突变是 FH 的主要病因。

3. 临床分型

从实用角度出发，血脂异常可进行简易的临床分型。主要有单纯血清胆固醇升高的高胆固醇血症，单纯血清 TG 升高的高 TG 血症，血清胆固醇、TG 均升高的混合型高脂血症。此外，还有血清 HDL 胆固醇水平过低的低 HDL 血症。

三、高脂血症流行病学

中国慢性肾病工作组在近期公布的一项流行病学调查显示，在 2010 年，中国 >18 岁成人居民有 33.97% 的人血脂异常，但知晓率仅 31%，治疗率仅 19%，血脂达标的仅有 8.9%。和我国高血压的现状一样存在知晓率、治疗率、达标率低。就血脂异常而言，7.5% 的人有高胆固醇血症，15.31% 的人 HDL-C 较低，7.96% 的人 LDL-C 高，12.17% 有高 TG 血症。其中，低 HDL-C 和高 TG 血症，仍是中国人群血脂异常主要类型。西方国家人群血脂异常以高胆固醇血症和高 LDL-C 为主，与我国相异，这或许是我国居民摄入膳食中脂肪和胆固醇相对较低有关。而这种差异也或是相对西方我国冠心病发病率较低的一个主要原因。

另外，研究发现男性血脂异常患病率总体较女性要高，但知晓率、治疗率和控制率却较低。研究还显示，不论男女，均随着年龄升高而血脂异常患病率增加。不过，以不同年龄组别来看，50 岁以下，男性血脂异常患病率较女性高，但 50 岁以上，女性，即绝经期女性患病率要更高。而目前无论欧美指南还是中国指南，均把绝经期女性作为特殊人群进行专门管理。就城乡居民而言，城市居民血脂异常患病率仍要比乡村高，且较之 2002 年均明显上升。此外，教育背景和经济状况对血脂异常的流行也有影响。研究显示，城市高收入人群和乡村中等收入人群已成为血脂异常高危人群；城乡低收入人群知晓率、治疗率、控制率均垫底。

目前我国人群血脂异常的发病率呈上升趋势，尤其是农村富裕地区及经济发达地区。但对于血脂异常的知晓率、控制率及达标率则较低，尤其是医师中仍对血脂异常的认识不足，高脂血症的治疗流程欠规范，使得高脂血症患者血脂达标率较低。广大医师，尤其是基层医师，应积极提高规范调脂能力，重视非药物治疗——生活方式的改善，制订合理、有效、安全的防治策略，提高达标率，降低心脑血管的发病率、病死率。

第二节　高脂血症的诊疗规范

一、高脂血症的临床检测注意事项及诊断标准

1. 临床检测

临床上血脂检测的基本项目为 TC、TG、LDL-C 和 HDL-C。其他血脂项目如 Apo A1、Apo B 和 Lp（a）的临床应用价值也日益受到关注。由于血脂检测结果受多种因素影响，《中国成人血脂异常防治指南（2016 年修订版）》建议采用标准的检测方法，包括采集标本前受试者禁食约 12 h。我们在临床工作中，通常遵循患者空腹检测血脂，但许多大规模研究证实血脂检测没必要要求患者空腹。2013 年 ACC/AHA 指南认识到非空腹血的优点，且非空腹 non-HDL-C 和 Apo B 在预测 ASCVD 事件方面更优，不要求在 ASCVD 风险评估中使用空腹血脂指标。但特殊情况下仍应进行空腹血脂的检测，2013 年 ACC/AHA 指南推荐下列情况需检测空腹血脂水平：①在开始他汀治疗之前计算 LDL-C 水平时；② non-HDLC>220 mg/dL 或 TG>500 mg/dL，这时 TG 升高可能与遗传或继发疾病相关。2016 年 EAS-EFLM 共识指出，为了提高患者对血脂检测的依从性，大多数患者应检测非空腹血，并认为停止要求患者必须空腹检测血脂水平，这样会使更多的人易于接受血脂检测，从而推动心血管疾病的预防。

我们目前应遵循我国的指南建议空腹检测血脂水平，但在特殊情况下，不应因患

者未禁食而拒绝患者检测血脂，以提高血脂检测的依从性，推动心血管疾病的预防工作。

2. 诊断标准

高脂血症的诊断标准并非单一、固定的标准，而是基于不同人群的不同血脂水平的风险、获益研究，有不同的危险分层，血脂正常范围及治疗目标值。

1）一级预防人群，即正常人的血脂异常标准

《中国成人血脂异常防治指南（2016 年修订版）》对我国 ASCVD 一级预防的目标人群血脂成分合适水平及异常切点的建议如表 3-1 所示。

表 3-1　ASCVD 一级预防的目标人群血脂成分合适水平及异常切点的建议

分层	TC	LDL-C	HDL-C	非 -HDL-C	TG
理想水平		＜ 2.6（100）		＜ 3.4（130）	
合适水平	＜ 5.2（200）	＜ 3.4（130）		＜ 4.1（160）	＜ 1.7（150）
边缘升高	≥ 5.2（200） ＜ 6.2（240）	≥ 3.4（130）且 ＜ 4.1（160）		≥ 4.1（160）且 ＜ 4.9（190）	≥ 1.7（150）且 ＜ 2.3（200）
升高	≥ 6.2（240）	≥ 4.1（160）		≥ 4.9（190）	≥ 2.3（200）
降低			＜ 1.0(40）		

2）对于有多种心血管病危险因素和心血管病发生危险增高的患者的血脂异常标准

对于这类人群，首先要进行心血管的危险评估并进行分层管理。ASCVD 总体危险并不是胆固醇水平和其他危险因素独立作用的简单叠加，而是胆固醇水平与多个危险因素复杂交互作用的共同结果。这导致同样的胆固醇水平，可因其他危险因素的存在而具有更大的危害。全面评价 ASCVD 总体危险是防治血脂异常的必要前提。

在进行危险评估时，已诊断 ASCVD 者直接列为极高危人群；符合如下条件之一者也直接列为高危人群：① LDL-C ≥ 4.9 mmol/L（190 mg/dL）；② 1.8 mmol/L（70 mg/dL）≤ LDL-C ＜ 4.9 mmol/L（190 mg/dL）且年龄在 40 岁及以上的糖尿病患者。符合上述条件的极高危和高危人群不需要按危险因素个数进行 ASCVD 危险分层。不符合者，评估 10 年 ASCVD 发病危险（表 3-2）。

表 3-2　ASCVD 危险分层

危险因素个数		血清胆固醇水平分层（mmol/L）		
		3.1 ≤ TC ＜ 4.1 和（或）1.8 ≤ LDL-C ＜ 2.6	4.1 ≤ TC ＜ 5.2 和（或）2.6 ≤ LDL-C ＜ 3.4	5.2 ≤ TC ＜ 7.2 和（或）3.4 ≤ LDL-C ＜ 4.9
无高血压	0 ～ 1 个	低危（＜ 5%）	低危（＜ 5%）	低危（＜ 5%）
	2 个	低危（＜ 5%）	低危（＜ 5%）	中危（5% ～ 9%）

续表

危险因素个数		血清胆固醇水平分层（mmol/L）		
		3.1 ≤ TC < 4.1 和（或）1.8 ≤ LDL-C < 2.6	4.1 ≤ TC < 5.2 和（或）2.6 ≤ LDL-C < 3.4	5.2 ≤ TC < 7.2 和（或）3.4 ≤ LDL-C < 4.9
	3 个	低危（< 5%）	中危（5% ~ 9%）	中危（5% ~ 9%）
有高血压	0 个	低危（< 5%）	低危（< 5%）	低危（< 5%）
	1 个	低危（< 5%）	中危（5% ~ 9%）	中危（5% ~ 9%）
	2 个	中危（5% ~ 9%）	高危（≥ 10%）	高危（≥ 10%）
	3 个	高危（≥ 10%）	高危（≥ 10%）	高危（≥ 10%）

注：包括吸烟、低 HDL-C 及男性≥ 45 岁或女性≥ 55 岁。慢性肾病患者的危险评估及治疗请参见特殊人群血脂异常的治疗。

对其中 ASCVD 10 年发病危险为中危且年龄小于 55 岁者，且具有以下任意 2 项及以上危险因素者，定义为高危：收缩压≥ 160 mmHg 或舒张压≥ 100 mmHg；非 HDL-C ≥ 5.2 mmol/L（200 mg/dL）；HDL-C < 1.0 mmol/L（40 mg/dL）；BMI ≥ 28 kg/m^2；吸烟。

根据以上的危险分层，调脂治疗设定目标值：极高危者 LDL-C < 1.8 mmol/L；高危者 LDL-C < 2.6 mmol/L；中危和低危者 LDL-C < 3.4 mmol/L。

二、高脂血症治疗原则

1. 卒中患者

胆固醇治疗研究者协作组在 *The Lancet* 发表的荟萃分析表明，LDL-C 每降低 1.0 mmol/L，缺血性卒中的 5 年发生风险可下降 20%。《中国缺血性脑卒中和短暂性脑缺血发作二级预防指南》推荐：对于非心源性缺血性卒中或短暂性脑缺血发作（transientischemic attack，TIA）患者，无论是否伴有其他动脉粥样硬化证据，均推荐给予他汀类药物长期治疗，以减少卒中和心血管事件危险（Ⅰ类推荐，A 级证据）。若患者基线 LDL-C ≥ 2.6 mmol/L（100 mg/dL），他汀类药物治疗效果证据明确；而基线 LDL-C < 2.6 mmol/L（100 mg/dL）时，目前尚缺乏临床证据。颅内大动脉粥样硬化性狭窄（狭窄率 70% ~ 99%）导致的缺血性卒中或 TIA 患者，推荐目标值为 LDL-C < 1.8 mmol/L（70 mg/dL）（Ⅰ类推荐，B 级证据）。长期使用他汀类药物治疗总体上是安全的。有脑出血病史的非心源性缺血性卒中或 TIA 患者应权衡风险和获益合理使用他汀类药物。

2. 糖尿病患者

糖尿病合并血脂异常主要表现为 TG 升高，HDL-C 降低，LDL-C 升高或正常。调脂治疗可以显著降低糖尿病患者发生心血管事件的危险。对于糖尿病患者，同样应根据上面所述的心血管疾病危险分层确定 LDL-C 目标水平。根据血脂异常特点，重点放在 LDL 达到目标值，故首选他汀类药物治疗，如合并高 TG 伴或不伴低 HDL-C 者，可采用他汀类与贝特类药物联合应用也是合理的，但应注意二者联合应用的不良反应。

3. 代谢综合征患者

代谢综合征患者血脂异常的发生率比普通人群高，但目前血脂异常一般缺乏临床症状和体征，通常需根据实验室检测早期识别。其血脂异常的主要特点是：LDL 和 TG 升高，HDL-C 降低。代谢综合征的主要防治目标是预防 ASCVD 以及 2 型糖尿病，对已有 ASCVD 者要预防心血管事件再发。积极持久的生活方式干预是达到治疗目标的重要措施。首要目标是降低 LDL-C，次要目标是降低非 HDL-C，升高 HDL-C，降低载脂蛋白 B。

4. 慢性肾病患者

血脂异常是慢性肾病（chronic kidney disease，CKD）患者常见的一种并发症，其通过促进动脉粥样硬化或对肾脏细胞的直接损害作用，促进其心血管疾病的发生和进展，且加重肾功能损害。慢性肾功能不全血脂异常多数表现为轻至中度高 TG 血症，少数表现为轻度高 TC 血症，或二者兼有，部分患者血浆 VLDL、Lp（a）水平升高，HDL 水平降低。CKD 患者常伴随血脂代谢异常并促进 ASCVD 的发生。目前，对无冠心病临床表现的慢性肾功能不全患者采取降脂治疗，患者是否获益尚不明确。在可耐受的前提下，推荐 CKD 患者应接受他汀类治疗。治疗目标：轻、中度 CKD 者 LDL-C < 2.6 mmol/L，非 -HDL-C < 3.4 mmol/L；重度 CKD、CKD 合并高血压或糖尿病者 LDL-C < 1.8 mmol/L，非 -HDL-C < 2.6 mmol/L。推荐中等强度他汀类治疗，必要时联合胆固醇吸收抑制剂。终末期肾病和血透患者，需仔细评估降胆固醇治疗的风险和获益，建议药物选择和 LDL-C 目标个体化。CKD 患者是他汀类引起肌病的高危人群，尤其是在肾功能进行性减退时，并且发病风险与他汀剂量密切相关，故应避免大剂量应用。中等强度他汀治疗 LDL-C 不能达标时，推荐联合应用依折麦布。贝特类可升高肌酐水平，中重度 CKD 患者与他汀联用时，可能增加肌病风险。

5. 高血压患者

高血压合并血脂异常者，调脂治疗应根据不同危险程度确定调脂目标值。调脂治疗能够使多数高血压患者获得很好的效益，特别是在减少冠心病事件方面可能更为突出。因此，高血压指南建议，中等危险的高血压患者均应启动他汀治疗。HOPE-3 研究结果提示，对于中等危险者，他汀类治疗显著降低总体人群的心血管事件，他汀与降压药联合应用，使心血管危险下降更为显著。

6. 老年人

我国人群血脂水平随年龄增长而升高，与西方人群不同，我国老年人的血脂水平以轻中度升高为主。≥ 80 岁高龄老年人常患有多种慢性疾病需服用多种药物，加之老年人有不同程度的肝肾功能减退，药物的代谢动力学改变，易于因药物的相互作用而发生不良反应，需要个体化，起始剂量不宜太大，应根据治疗效果调整调脂药物剂量并严密监测肝肾功能和肌酸激酶。现有研究表明，高龄老年高胆固醇血症合并心血管疾病或糖尿病患者可从调脂治疗中获益，且大规模的临床试验未发现他汀类药物在老年患者中不良反应增加的证据。

7. 青少年

动脉粥样硬化并非单纯的老年性疾病，且实质上起源于儿童、青少年时期。几乎所有婴幼儿可见主动脉脂肪条纹，许多十几岁的个体可见冠状动脉的脂肪条纹及主动脉纤维斑块出现。儿童血脂代谢紊乱与成人动脉粥样硬化密切相关，我们应加强重视。小儿高脂血症以原发性多见，主要是由于先天基因缺陷所致，如家族性高胆固醇血症、家族性混合型高脂血症等。小儿继发性高脂血症较成人少见，其原因也不同于成人。在儿童常见原因为肥胖、药物、疾病如甲状腺功能低下、肾病综合征、糖尿病和系统性红斑狼疮等。

目前儿童高脂血症的诊断标准尚未统一，一般采用美国国家胆固醇教育计划专家委员会提出的选择性筛查方案。主要筛查对象包括: ①有早发心血管疾病的家族史: ②双亲 TC ≥ 6.2 mmol/L（240 mg/dL）。次要筛查对象包括：①高脂肪、高胆固醇饮食；②高血压（收缩压或舒张压≥第 90 百分位）；③肥胖（体重 / 身高 ×1000 ≥第 85 百分位）；④吸烟（≥ 10 支 /d）；⑤应用影响血脂的药物（如皮质激素等）；⑥糖尿病。小儿高脂血症治疗方法与成人相比有其特点，应特别强调饮食干预为主，不可滥用降脂药物。饮食干预是小儿高脂血症治疗的基础，对于轻、中度高脂血症患者，饮食治疗即可使血脂降至正常，对于重度及部分中度高脂血症患者，则必须在饮食控制的前提下进行药物干预才能达到治疗目标值。考虑到药物不良反应、费用及缺乏明确的研究资料，只有少部分儿童和青少年将采用药物治疗，不可滥用。此外，小儿高脂血症的治疗不能影响儿童生长发育。对于儿童来说，除血脂水平和药物不良反应需要监测外，还需仔细地进行营养评价、生长发育判断、监测和定期随访，定期测量体重、身高，并且要注意治疗措施对儿童的心理有无影响。

第三节　高脂血症的治疗药物

一、他汀类

他汀类药物，是羟甲基戊二酰辅酶 A 还原酶抑制剂，此类药物通过竞争性抑制内源性胆固醇合成限速酶还原酶，阻断细胞内羟甲戊酸代谢途径，使细胞内胆固醇合成减少，从而反馈性刺激细胞膜表面（主要为肝细胞）LDL 受体数量和活性增加、使血清胆固醇清除增加、水平降低。他汀类能显著降低血清 TC、LDL-C 和 Apo B 水平，也能降低血清 TG 水平和轻度升高 HDL-C 水平。

他汀类药物适用于高胆固醇血症、混合性高脂血症和 ASCVD 患者。目前国内临床上有洛伐他汀、辛伐他汀、普伐他汀、氟伐他汀、阿托伐他汀、瑞舒伐他汀和匹伐他汀。不同种类与剂量的他汀降胆固醇幅度有较大差别，但任何一种他汀剂量倍增时，LDL-C 进一步降低幅度仅约 6%，即所谓“他汀疗效 6% 效应”。他汀类可使 TG 水平降低 7% ～ 30%，HDL-C 水平升高 5% ～ 15%

胆固醇治疗研究者协作组（CTT）分析结果表明，在心血管危险分层不同的人群中，他汀治疗后，LDL-C 每降低 1 mmol/L，主要心血管事件相对危险减少 20%，全因病死率降低 10%，而非心血管原因引起的死亡未见增加。现有研究反复证明，他汀降低 ASCVD 事件的临床获益大小与其降低 LDL-C 幅度呈线性正相关，他汀治疗产生的临床获益来自 LDL-C 降低效应。

1. 他汀类药物降胆固醇强度详见表 3-3

表 3-3　他汀类药物降胆固醇强度

高强度 （每日剂量可降低 LDL-C ≥ 50%）	中等强度 （每日剂量可降低 LDL-C 25% ～ 50%）
阿托伐他汀 40 ～ 80 mg	阿托伐他汀 10 ～ 20 mg
瑞舒伐他汀 20 mg	瑞舒伐他汀 5 ～ 10 mg
	氟伐他汀 80 mg
	洛伐他汀 40 mg
	匹伐他汀 2 ～ 4 mg
	普伐他汀 40 mg
	辛伐他汀 20 ～ 40 mg
	血脂康 1.2 g

注：阿托伐他汀 80 mg 国人经验不足，须谨慎使用。

2. 他汀类降血脂药安全性评价

他汀可在任何时间段每天服用 1 次，但在晚上服用时 LDL-C 降低幅度可稍有增多。他汀应用取得预期疗效后应继续长期应用，如能耐受应避免停用。有研究提示，停用他汀有可能增加心血管事件的发生。如果应用他汀类后发生不良反应，可采用换用另一种他汀、减少剂量、隔日服用或换用非他汀类调脂药等方法处理。

绝大多数人对他汀的耐受性良好，其不良反应多见于接受大剂量他汀治疗者，常见表现如下：肝功能异常，主要表现为转氨酶升高，发生率 0.5% ～ 3.0%，呈剂量依赖性。血清丙氨酸氨基转移酶（alanine aminotransferase，ALT）和（或）天（门）冬氨酸氨基转移酶升高达正常值上限 3 倍以上及合并总胆红素升高患者，应减量或停药。对于转氨酶升高在正常值上限 3 倍以内者，可在原剂量或减量的基础上进行观察，部分患者经此处理后转氨酶可恢复正常。失代偿性肝硬化及急性肝功能衰竭是他汀类药物应用禁忌证。他汀类药物相关肌肉不良反应包括肌痛、肌炎和横纹肌溶解。患者有肌肉不适和（或）肌无力。当连续检测肌酸激酶呈进行性升高时，应减少他汀类剂量或停药。长期服用他汀有增加新发糖尿病的危险，发生率为 10% ～ 12%，属他汀类效应。他汀类对心血管疾病的总体益处远大于新增糖尿病危险，无论是糖尿病高危人群还是糖尿病患者，有他汀类治疗适应证者都应坚持服用此类药物。他汀治疗可引起认知功能异常，但多为一过性，发生概率不高。荟萃分析结果显示他汀对肾功能无不良影响。他汀类药物的其他不良反应还包括头痛、失眠、抑郁以及消化不良、腹泻、腹痛、恶心等消化道症状。

2018 年美国 AHA 胆固醇管理指南建议，在启动他汀或调整剂量后的 4 ～ 12 周内反复检测血脂，以评估对降 LDL-C 药物和生活方式改变的依从性和有效性，根据需要每 3 ～ 12 个月重新检测 1 次。

二、胆固醇吸收抑制剂

依折麦布能有效抑制肠道内胆固醇的吸收。IMPROVEIT 研究表明 ACS 患者在辛伐他汀基础上加用依折麦布能够进一步降低心血管事件。依折麦布推荐剂量为 10 mg/d。依折麦布的安全性和耐受性良好，其不良反应轻微且多为一过性，主要表现为头疼和消化道症状，与他汀联用也可发生转氨酶增高和肌痛等不良反应，禁用于妊娠期和哺乳期。

三、普罗布考

普罗布考通过掺入 LDL 颗粒核心中，影响脂蛋白代谢使 LDL 易通过非受体途径被清除。普罗布考常用剂量为每次 0.5 g，2 次 /d。主要适用于高胆固醇血症。常见不良反应为胃肠道反应；也可引起头晕、头痛、失眠、皮疹等；极为少见的严重不良反应为 QT 间期延长。室性心律失常、QT 间期延长、血钾过低者禁用。

四、主要降低 TG 的药物

有 3 种主要降低 TG 的药物：贝特类、烟酸类和高纯度鱼油制剂。本书主要介绍前两种。

1. 贝特类

贝特类通过激活过氧化物酶体增殖物激活受体（peroxisome proliferator-activated recep-tor，PPAR γ）α 和激活脂蛋白脂酶而降低血清 TG 水平和升高 HDL-C 水平。常用的贝特类药物有：非诺贝特、吉非贝齐、苯扎贝特。常见不良反应与他汀类药物类似，包括肝脏、肌肉和肾毒性等，血清肌酸激酶和 ALT 水平升高的发生率均＜ 1%。临床试验结果荟萃分析提示贝特类药物能使高 TG 伴低 HDL-C 人群心血管事件危险降低 10% 左右，以降低非致死性心肌梗死和冠状动脉血运重建术为主，对心血管死亡、致死性心肌梗死或卒中无明显影响。

2. 烟酸类

烟酸也称作维生素 B_3，属人体必需维生素。大剂量使用时具有降低 TC、LDL-C 和 TG 以及升高 HDL-C 的作用。其调脂作用与抑制脂肪组织中激素敏感脂酶活性、减少游离脂肪酸进入肝脏和降低 VLDL 分泌有关。最常见的不良反应是颜面潮红。其他有肝脏损害、高尿酸血症、高血糖、棘皮症和消化道不适等，慢性活动性肝病、活动性消化性溃疡和严重痛风者禁用。由于在他汀基础上联合烟酸的临床研究提示与单用他汀相比无心血管保护作用，欧美多国已将烟酸类药物淡出调脂药物市场。

五、新型调脂药物

近年来在国外已有 3 种新型调脂药被批准临床应用。

1. 微粒体 TG 转移蛋白抑制剂

洛美他派于 2012 年由美国食品药品监督管理局（食品药品管理局）批准上市，可使 LDL-C 降低约 40%。该药不良反应发生率较高，主要表现为转氨酶升高或脂肪肝。

2. 载脂蛋白 B100 合成抑制剂

米泊美生是第 2 代反义寡核苷酸，2013 年美国食品药品管理局批准可单独或与其他调脂药联合应用。其作用机制是针对 Apo B 信使核糖核酸转录的反义寡核苷酸，减少 VLDL 的生成和分泌，降低 LDL-C 水平，可使 LDL-C 降低 25%。该药最常见的不良反应为注射部位反应（包括局部红疹、肿胀、瘙痒、疼痛），但绝大多数不良反应属于轻中度。

3.PCSK9/kexin9 型（PCSK9）抑制剂

PCSK9 是肝脏合成的分泌型丝氨酸蛋白酶，可与 LDL 受体结合并使其降解，从而减少 LDL 受体对血清 LDL-C 的清除。通过抑制 PCSK9，可阻止 LDL 受体降解，促进 LDL-C 的清除。PCSK9 抑制剂以 PCSK9 单克隆抗体发展最为迅速，研究结果显示 PCSK9 抑制剂无论单独应用或与他汀类药物联合应用均明显降低血清 LDL-C 水平，同时可改善其他血脂指标，包括 HDL-C、Lp（a）等。初步临床研究结果表明，该药可使 LDL-C 降低 40% ～ 70%，并可减少心血管事件。至今尚无严重或危及生命的不良反应报道。国内尚处于临床试验阶段。

六、其他降脂药物

血脂康胶囊虽被归入调脂中药，但其调脂机制与他汀类似，中国冠心病二级预防研究（CCSPS）及其他临床研究证实，血脂康胶囊能够降低胆固醇，并显著降低冠心病患者总病死率、冠心病病死率以及心血管事件发生率。其不良反应少。脂必泰是一种红曲与中药（山楂、泽泻、白术）的复合制剂，具有轻中度降低胆固醇作用。该药的不良反应少见。多廿烷醇是从甘蔗蜡中提纯的一种含有 8 种高级脂肪伯醇的混合物，调脂作用起效慢，不良反应少见。

七、降血脂药联合应用

调脂药物联合应用优势在于提高血脂控制达标率，同时降低不良反应发生率。由于他汀类药物作用肯定、不良反应少、可降低总病死率，联合调脂方案多由他汀类与另一种作用机制不同的调脂药组成。针对调脂药物的不同作用机制，有不同的药物联合应用方案。

1. 他汀与依折麦布联合应用

两种药物分别影响胆固醇的合成和吸收，可产生良好协同作用。其联合治疗可使血清 LDL-C 在他汀治疗的基础上再下降 18% 左右，且不增加他汀类的不良反应。多项临床试验观察到依折麦布与不同种类他汀联用有良好的调脂效果。IMPROVE-IT

和 SHARP 研究分别显示 ASCVD 极高危患者及 CKD 患者采用他汀与依折麦布联用可降低心血管事件。对于中等强度他汀治疗胆固醇水平不达标或不耐受者，可考虑中、低强度他汀与依折麦布联合治疗（Ⅰ类推荐，B 级证据）。

2. 他汀与贝特联合应用

两者联用能更有效降低 LDL-C 和 TG 水平及升高 HDL-C 水平，降低 sLDL-C。其中，以非诺贝特研究最多，证据最充分。非诺贝特适用于严重高 TG 血症伴或不伴低 HDL-C 水平的混合型高脂血症患者，尤其是糖尿病和代谢综合征时伴有的血脂异常，高危心血管疾病患者他汀类治疗后仍存在 TG 或 HDL-C 水平控制不佳者。由于他汀类和贝特类药物代谢途径相似，均有潜在损伤肝功能的可能，并有发生肌炎和肌病的危险，合用时发生不良反应的机会增多，因此，他汀类和贝特类药物联合用药的安全性应高度重视。吉非贝齐与他汀类药物合用发生肌病的危险性相对较多，开始合用时宜用小剂量，采取晨服贝特类药物、晚服他汀类药物的方式，避免血药浓度的显著升高，并密切监测肌酶和肝酶，如无不良反应，可逐步增加他汀剂量。

3. 他汀与 PCSK9 抑制剂联合应用

尽管 PCSK9 抑制剂尚未在中国上市，他汀与 PCSK9 抑制剂联合应用已成为欧美国家治疗严重血脂异常尤其是 FH 患者的联合方式，可较任何单一的药物治疗带来更大程度的 LDL-C 水平下降，提高达标率。FH 尤其是 HoFH 患者，经生活方式加最大剂量调脂药物（如他汀 + 依折麦布）治疗，LDL-C 水平仍 ＞ 2.6 mmol/L 的 ASCVD 患者，加用 PCSK9 抑制剂，组成不同作用机制调脂药物的三联合用。

4. 他汀与 n-3 脂肪酸联合应用

他汀与鱼油制剂 n-3 脂肪酸联合应用可用于治疗混合型高脂血症，且不增加各自的不良反应。由于服用较大剂量 n-3 多不饱和脂肪酸有增加出血的危险，并增加糖尿病和肥胖患者热卡摄入，不宜长期应用。此种联合是否能够减少心血管事件尚在探索中。

第四节　血脂异常的区域化策略

根据上述的诊疗规范，制订统一的诊治流程，在临床上应用实施。

一、筛查流程

筛查流程详见图 3-1。

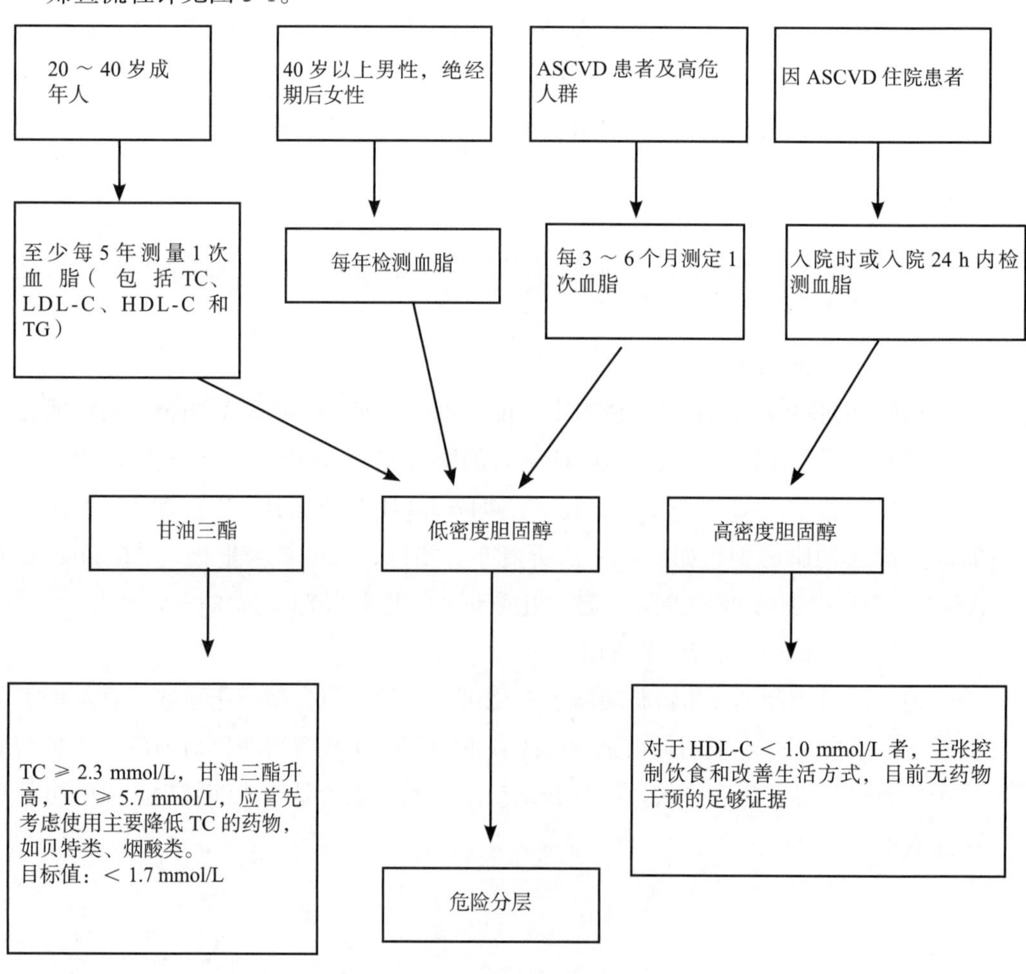

图 3-1　血脂异常筛查流程

二、治疗目标、方法及复查流程

治疗目标、方法及复查流程详见图 3-2。

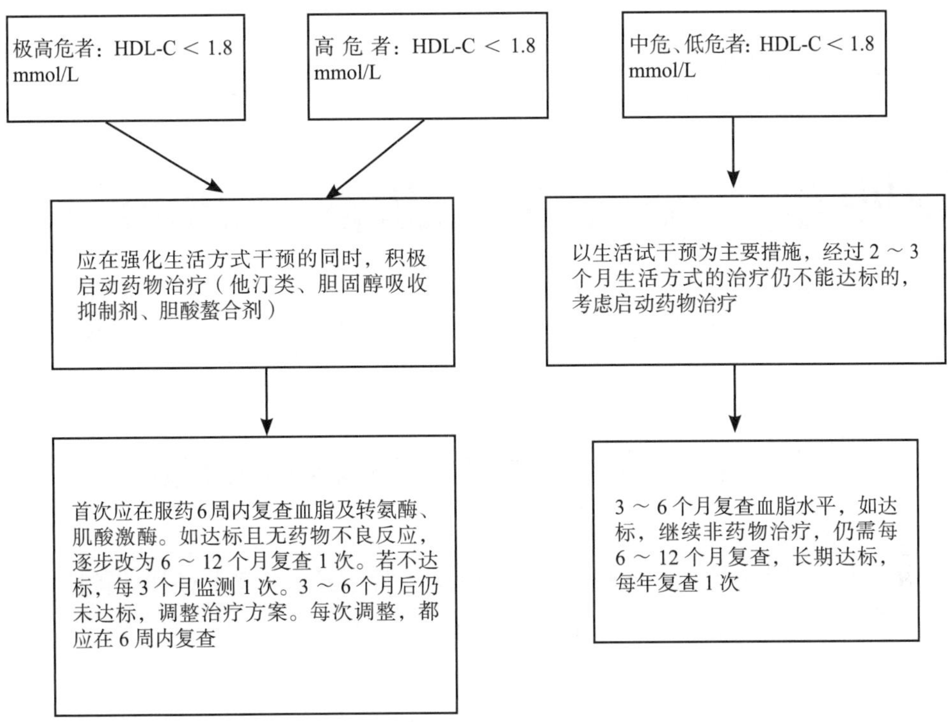

图 3-2 血脂异常治疗目标、方法及复查流程

注：临床一般应用中等强度他汀，如阿托伐他汀 10 ～ 20 mg，瑞舒伐他汀 5 ～ 10 mg，氟伐他汀 80 mg，洛伐他汀 40 mg，匹伐他汀 2 ～ 4 mg，普伐他汀 40 mg，辛伐他汀 20 ～ 40 mg，血脂康 1.2 g。

第五节　高脂血症的生活方式干预及预防

血脂异常与饮食和生活方式有密切关系，饮食治疗和改善生活方式是血脂异常治疗的基础措施。无论是否选择药物调脂治疗，都必须坚持控制饮食和改善生活方式。2018 年美国 AHA 胆固醇管理指南推荐改善生活方式的措施包括调整饮食结构、体重控制、体育锻炼。首先应调整热量摄入，以避免体重增加，或促进超重 / 肥胖患者减肥，建议成年人每周进行 3 ～ 4 次有氧运动，每次平均 40 min，包括中等强度到高强度的运动。完全戒烟和有效避免吸入二手烟，有利于预防 ASCVD，并升高 HDL-C 水平。可以选择戒烟门诊、戒烟热线咨询以及药物来协助戒烟。最后限制饮酒，饮酒对于心血管事件的影响尚无确切证据，提倡限制饮酒。

（赵旋）

第四章　心血管病患者血糖的管理

第一节　心血管病患者血糖管理概述

由于生活方式的改变和人口老龄化，我国糖代谢异常与动脉粥样硬化性心血管病（arteriosclerotic cardiovascular disease，ASCVD）患者人数均明显增加。糖尿病是一种代谢性疾病，但主要损害表现为血管病变。

流行病学研究显示，糖尿病是心血管病（cardiovascular disease，CVD）主要的独立危险因素之一。

无论是已经发生 CVD 的患者还是其高危人群，糖代谢异常均可显著增加心血管事件的风险。同非糖尿病患者相比，糖尿病患者发生有明显临床症状的 CVD 后，其预后更差。

ASCVD 风险早在糖尿病前期已增加，此时进行干预可减少糖尿病和心血管事件，并减少医疗费用。因此，应在糖代谢异常患者中尽早进行 ASCVD 风险的评估、筛查并干预；反之，ASCVD 患者合并糖代谢异常的危险极高，早期发现糖代谢异常也十分重要。

大量流行病学与临床研究显示，在冠心病患者中以及仅存在心血管病危险因素的人群中，糖代谢异常的发生率显著高于一般人群。

中国心脏调查结果显示，冠心病住院患者中糖尿病患病率为 52.9%，糖调节受损患病率为 24.0%，糖代谢异常总患病率为 76.9%。

通过空腹血糖（fasting blood glucose，FPG）和负荷后 2 h 血糖（2 h PG）检测中国门诊高血压患者的糖尿病患病率为 24.3%，其中有 34.7% 为新诊断病例。高血压患者行 OGTT 筛查，发现 53.4% 的患者为糖尿病前期，13.6% 的患者合并糖尿病，且糖代谢异常患者 ASCVD 风险高于血糖正常者。

第二节　心血管病合并糖尿病患者诊疗规范

一、积极筛查

积极筛查是早期干预的前提。因此，在临床工作中，应将血糖检测作为冠心病及其高危人群的常规检查项目之一。由于仅检测 FPG 将漏诊多数高血糖患者，而口服葡萄糖耐量试验（oral glucose tolerance test，OGTT）操作较为复杂，考虑到临床实际工作中的可操作性，建议对心内科住院的心血管病患者检测 FPG 与餐后 2 h 血糖。门诊患者可应用快速血糖检测仪进行筛查。高度怀疑或确诊糖尿病的患者应进一步行正规的 OGTT 并检测糖化血红蛋白（glycosylated hemoglobin，HbA1c），为确定治疗方案以及疗效监测提供依据，并视具体情况转由糖尿病专家诊治。2012 年发表于《中华内科杂志》的心血管内科糖代谢异常早期筛查及管理专家共识为临床医师提供了一个针对心内科患者的简单、有效、操作性强的筛查流程。对于不能明确血糖状况但伴有糖尿病危险因素的心内科患者，共识建议有条件尽量行 OGTT 监测以明确血糖状况。如受条件所限也可先行 FPG、随机血糖或 HbA1c 检查，然后根据血糖指标决定下一步处理（图 4-1）。如所有测试结果均为正常，至少应于 3 年内复查；若患者为冠心病患者，则应每年复查。

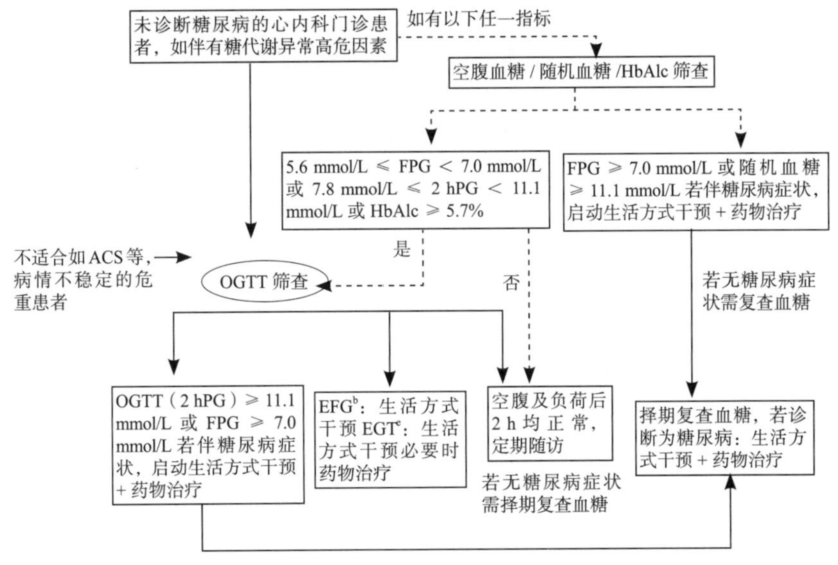

图 4-1　心内科患者血糖异常的筛查流程

二、早期治疗

虽然糖尿病被认为是最重要的心血管危险因素之一，但新近揭晓的一系列强化降糖治疗试验（ACCORD、ADVANCE以及VADT研究）却发现，将HbA1C降低至正常或接近正常的水平（6.0%～7.0%）并不能显著降低患者心血管终点事件发生率。

对于高危冠心病患者（如高龄、并存多种疾病或心血管危险因素、糖尿病病程较长等），过于严格的控制血糖水平甚至可能增加患者病死率。这一发现对我们现行的血糖管理理念形成了巨大挑战，并促使我们重新思考降糖治疗与心血管获益之间的关系。随后，UKPDS，10年延长期随访结果公布，显示对于病程较短的糖尿病患者，将HbA1C控制在7%左右或更低，可能有助于降低患者远期心血管终点事件发生率。综合分析现有循证医学证据给我们以重要启迪，即对于并存糖代谢异常的冠心病患者，应遵循早期干预、平稳降糖的原则，并针对心血管危险水平不同的患者确定不同的降糖治疗目标值。

糖代谢异常对心血管系统的损害是一个缓慢、渐进的过程，这些损害在IGT阶段已经启动，而在糖尿病阶段再控制血糖则失去血糖干预的最佳时机。因此，预防糖代谢异常患者发生心血管并发症的关键在于早期发现及早期干预。

三、制订个体化的血糖控制目标

首先应注意预防低血糖，高血糖固然有害，但对于心血管病及其高危患者而言，低血糖可能具有更大的潜在危害。一次严重的医源性低血糖或由此诱发的心血管事件可能会抵消患者一生维持血糖在正常范围所带来的益处。ACCORD研究中强化降糖治疗组患者低血糖事件的发生率显著高于标准降糖组，被认为与其病死率增加有重要关联。

VADT研究也发现，低血糖是受试者心血管死亡的重要危险因素。因此，对于伴有心血管疾病的2型糖尿病患者应采取积极而又不失稳妥的降糖治疗策略，避免因低血糖增加患者心血管危险。

在确定降糖治疗方案时，应根据血糖水平优先选择不易引起低血糖的药物。其次，对于伴心血管病的糖尿病患者，应更加注重降糖目标的个体化策略，灵活掌握降糖治疗的目标值。

对一般情况较好、糖尿病病史较短、无并发症且年龄较轻者，可采取较严格的血糖控制目标（HbA1c＜7%）；而对于高龄、糖尿病病史较长、心血管风险较高，尤其是有严重低血糖病史的患者则应采取较宽松的血糖控制策略（HbA1c＜7.5%～8%），减少低血糖对患者预后的不利影响。

第三节　心血管病合并糖尿病患者的药物治疗

一、根据心血管是否获益的降糖药物分类

1. 具有心血管获益证据的降糖药物

目前，明确具有心血管获益的降糖药物包括二甲双胍、恩格列净及利拉鲁肽。二甲双胍是T2DM降糖治疗的一线药物，其心血管安全性证据来自UKPDS及其后续的10年随访研究。SGLT-2抑制剂恩格列净是第1个通过CVOT证实具有明确心血管获益的新型降糖药物。随后，GLP-1受体激动剂利拉鲁肽也被CVOT证实是具有心血管获益的降糖药物。EMPA-REG OUTCOME和LEADER均为大型、多中心、随机、双盲、安慰剂对照的CVOT，这两项研究分别为恩格列净和利拉鲁肽的心血管保护作用提供了可靠证据，对于T2DM合并ASCVD患者的降糖治疗策略制订具有里程碑意义。

2. 具有心血管效应为中性证据的降糖药物

在T2DM患者中，CVOT证实心血管效应为中性的降糖药物包括罗格列酮、吡格列酮、甘精胰岛素、西格列汀、沙格列汀、阿格列汀及利司那肽。大量研究数据证实它们既不增加也不降低心血管事件发生风险。

二、降糖药物的用药原则

降糖治疗的目标不仅仅是单纯控制血糖，更重要的是减少糖尿病并发症（特别是心血管事件）、降低死亡风险，从而改善患者的远期预后。生活方式干预是T2DM患者降糖治疗的基础性措施，应贯穿于降糖治疗的始终。如果单纯生活方式干预不能使血糖控制达标，应开始药物治疗。对于合并ASCVD的T2DM患者，尤应注意心血管安全性问题，并且优先考虑选择具有心血管获益证据的降糖药物。

大多数国内外指南均推荐二甲双胍作为T2DM患者单药治疗的一线首选药物和联合治疗的基本用药，如无禁忌证且能够耐受，二甲双胍应一直保留在T2DM患者的降糖治疗方案中。若存在禁忌证或无法耐受，建议视患者的具体情况考虑选择具有心血管保护或中性的降糖药物。若一线降糖药物单药治疗3个月不能使血糖控制达标，需考虑两种降糖药物联合治疗。根据患者的不同情况，选择个体化的联合用药方案。

对于T2DM合并ASCVD患者，可优先考虑联合具有明确心血管获益证据的降糖药物（如利拉鲁肽或恩格列净）治疗，以最大限度降低患者心血管事件和死亡风险。

若两种降糖药物联合治疗 3 个月不能使患者血糖控制达标，可考虑联合第 3 种降糖药物或者联合胰岛素治疗。

三、其他特殊情况

1. 急性冠脉综合征急性期

对于处在 ASCVD 急性期（如 ACS、缺血性卒中急性期、冠状动脉血运重建围手术期等）的 T2DM 患者，其降糖治疗方案需要充分考虑疾病特点、机体应激状况以及严格降糖治疗的获益 / 风险比。对于合并 ACS 的患者，若血糖 >10.0 mmol/L，可采用以胰岛素为基础的降糖治疗方案，使血糖水平控制在 7.8 ～ 10.0 mmol/L，同时注意避免发生低血糖。对于接受经皮冠状动脉介入治疗（percutaneous coronary intervention，PCI）的患者，使用对比剂前可以不停用二甲双胍，但应密切监测肾功能，造影后应连续两日检验血清肌酐，若血清肌酐值比造影前上升 26.5 μ mol/L，则应考虑对比剂肾病发生，应立即停用二甲双胍，直至肾功能恢复至基础水平，方可重新开始二甲双胍治疗。目前尚无充分的证据提示，不同降糖药物对接受 PCI 治疗患者的预后存在不同的影响。对于接受冠状动脉旁路移植术（coronary artery bypass grafting，CABG）的患者，围手术期不推荐口服降糖药，应使用胰岛素治疗。

2. 心力衰竭

T2DM 和 ASCVD 患者常合并心力衰竭。对于合并心力衰竭的 T2DM 患者，制订降糖治疗方案时，应关注某些降糖药物对心力衰竭的潜在不良影响。

二甲双胍：在定期检查心、肾功能的情况下，稳定期的慢性心力衰竭患者可以服用二甲双胍，但因存在乳酸性酸中毒的潜在风险，急性、病情不稳定或住院的心力衰竭患者禁用。

TZDs：可引起水、钠潴留和血容量扩张，诱发或加重心力衰竭，故急性心力衰竭、NYHA 心功能Ⅲ ~ Ⅳ级的慢性心力衰竭患者禁用。

第四节　区域医疗策略及流程

根据本书前述的诊疗规范，制订统一的诊治流程，在临床上应用实施。血糖目标值见图 4-2。

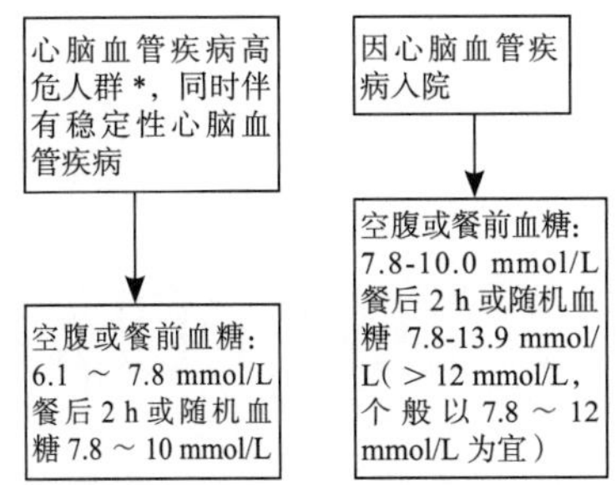

图 4-2　血糖目标值

注：* 心脑血管疾病高危人群：具有高危心脑血管疾病风险（10 年心血管风险 >10%）者，包括大部分 >50 岁的男性或 >60 岁的女性合并一项危险因素者（即心血管疾病家族史、高血压、吸烟、血脂紊乱或蛋白尿）。

第五节　心血管病合并糖尿病并发症的预防

积极改善生活方式可以有效降低伴有糖代谢异常的冠心病患者心血管事件的危险性，其被视为心血管疾病一级与二级预防的基石。其主要内容包括合理的饮食结构与热量摄入、限盐（＜ 6 g/L）、增加体力运动、控制体重、戒烟限酒等。对于轻度的糖代谢异常（特别是 FPG 受损与糖耐量减低），有效改善生活方式可以延缓甚至避免糖尿病的发生。对于已经发生糖尿病者，改善生活方式可以增进药物治疗效果并减少用药剂量。

（赵旋）

第五章　急性冠脉综合征

第一节　急性冠脉综合征概述

急性冠状动脉综合征（acute coronary syndrome， ACS）是以冠状动脉粥样硬化斑块破裂或侵袭，继发完全或不完全闭塞性血栓形成病理基础的1组临床综合征，包括急性ST段抬高性心肌梗死（ST segment elevation myocardial infarction，STEM）、急性非ST段抬高心肌梗死（non-ST segment elevation myocardial infarction，NSTEMI）和不稳定型心绞痛（unstability angina pectoris，UA）。其中NSTEMI与UA合称非ST段抬高型急性冠脉综合征（NSTE-ACS）。

ACS是一种常见的严重的心血管疾病，是冠心病的一种严重类型。常见于老年、男性及绝经后女性、吸烟、高血压、糖尿病、高脂血症、腹型肥胖及有早发冠心病家族史的患者。《中国心血管病报告2014》显示，全国有心肌梗死患者250万；心血管病死亡占城乡居民总死亡原因的首位，2013年农村地区急性心肌梗死（acute myocardial infarction，AMI）病死率为66.62/10 0000，城市地区为51.45/10 0000。ACS患者常常表现为发作性胸痛、胸闷等症状，可导致心律失常、心力衰竭甚至猝死，严重影响患者的生活质量和寿命。如及时采取恰当的治疗方式，则可大大降低病死率，并减少并发症，改善患者的预后。

一、分类

由于不同类型的ACS的治疗策略存在一定差异，根据患者发病时的心电图ST段是否抬高，可将ACS分为急性STEM和NSTE-ACS。其中，根据心肌损伤血清生物标志物[肌酸激酶同工酶(creatine kinase，CK)-MB或心脏肌钙蛋白(Cardiactroponin，cTn）]测定结果，NSTE-ACS又包括NSTEMI和UA。

二、病因

绝大多数 ACS 是冠状动脉粥样硬化斑块不稳定的结果。

极少数 ACS 由非动脉粥样硬化性疾病所致（如动脉炎、外伤、夹层、血栓栓塞、先天异常、滥用可卡因或心脏介入治疗并发症）。当冠状动脉的供血与心肌的需血之间发生矛盾，冠状动脉血流量不能满足心肌代谢的需要，引起心肌急剧的、暂时的缺血缺氧时，即可发生心绞痛。

冠状动脉粥样硬化可造成一支或多支血管管腔狭窄和心肌血供不足，一旦血供急剧减少或中断，使心肌严重而持久地急性缺血达 20 ～ 30 min 以上，即可发生 AMI。

三、危险因素

1. 主要的危险因素

1）年龄、性别

临床上多见于 40 岁以上的中、老年人。近年来，发病年龄有年轻化趋势。与男性相比，女性发病率较低，但在更年期后发病率增加。

2）血脂异常

脂质代谢异常是动脉粥样硬化最重要的危险因素。TC、TG、LDL 或 VLDL 增高，相应的 ApoB 增高；HDL 减低，ApoA 降低都被认为是危险因素。此外 Lp（a）增高也可能是独立的危险因素。在临床实践中，以 TC 及 LDL 增高最受关注。

3）高血压

血压增高与本病关系密切。60% ～ 70% 的冠状动脉粥样硬化患者有高血压，高血压患者患本病较血压正常者高 3 ～ 4 倍。收缩压和舒张压增高都与本病密切相关。

4）吸烟

吸烟者与不吸烟者比较，本病的发病率和病死率增高 2 ～ 6 倍，且与每日吸烟的支数呈正比。被动吸烟也是危险因素。

5）糖尿病和糖耐量异常

糖尿病患者中不仅本病发病率较非糖尿病者高出数倍，且病变进展迅速。本病患者糖耐量减低者也十分常见。

2. 其他危险因素

1）肥胖。

2）从事体力活动少，脑力活动紧张，经常有工作紧迫感者。

3）西方的饮食方式：常进食较高热量、含较多动物性脂肪、胆固醇、糖和盐的食物者。

4）遗传因素：家族中有在年龄＜ 50 岁时患本病者，其近亲得病的概率可 5 倍于无这种情况的家族。

5）性情急躁、好胜心和竞争性强、不善于劳逸结合的 A 型性格者。

四、临床表现

典型表现为发作性胸骨后闷痛，紧缩压榨感或压迫感、烧灼感，可向左上臂、下颌、颈、背、肩部或左前臂尺侧放射，呈间断性或持续性，伴有出汗、恶心、呼吸困难、窒息感、甚至晕厥，持续 >10 ～ 20 min，含硝酸甘油不能完全缓解时常提示 AMI。部分患者在 AMI 发病前数日有乏力，胸部不适，活动时心悸、气急、烦躁、心绞痛等前驱症状。

不典型表现有：牙痛、咽痛、上腹隐痛、消化不良、胸部针刺样痛或仅有呼吸困难。常见于老年、女性、糖尿病、慢性肾功能不全或痴呆症患者。临床缺乏典型胸痛，特别当心电图正常或临界改变时，常易被忽略和延误治疗，应注意连续观察。大多数 ACS 患者无明显的体征。

重症患者可出现皮肤湿冷、面色苍白、烦躁不安、颈静脉怒张等，听诊可闻肺部啰音、心律不齐、心脏杂音、心音分裂、第三心音、心包摩擦音和奔马律。

第二节　急性冠脉综合征的诊疗规范

一、ACS 的诊治规范流程

ACS 患者的诊治需要多学科（院前急救、急诊科、心内科、心外科、检验科和影像学科）的合作。胸痛患者和（或）目击者呼叫院前急救体系，或是胸痛患者首诊于急诊科，皆应在首次医疗接触后尽可能短的时间内实施以下措施，做出初始诊断并给予相应治疗。山东省东营市人民医院自 2010 年开始在东营地区积极开展 AMI 区域化救治，对高危患者实施及时会诊、转诊、介入或溶栓 - 介入治疗。2013 年成立了东营市急性胸痛专业委员会，山东省东营市人民医院李振华主任医师担任主任委员，2017 年山东省东营市人民医院 CCU 主任王晓田担任第二届委员会主任委员，并于日常临床工作中总结了大量的经验，2013 年在《中国介入心脏病学杂志》发表《区域化网络协同救治优化急性 ST 段抬高心肌梗死早期再灌注治疗》。同时本研究的科研项目获得东营市科技进步一等奖。东营市人民医院心内科承担了国家级、省级继续教育项目，并多次承办全省及全市急性胸痛区域化救治培训项目，取得良好的社会效益。提高全市胸痛的救治水平。山东省东营市人民医院于 2019 年 4 月 11 日正式通过国家级胸痛中心的认证。自胸痛中心运行以来，各核心科室均采用 24 h 听值班制度，保证对胸痛患者及时、正确的分流，高危患者得到及时救治，对所有高危胸痛患者实行先救治后付费原则。以 STEMI 患者救治为例：自我院胸痛中心运行以来，STEMI 患者如无特殊情况，均绕行 CCU 直达导管室。STEMI 救治 D2B 时间中位数均小于 90 min，即刻血管再通率达到 100%，极大程度地改善了胸痛患者的预后。

二、ACS 的诊断

cTnI/T 是用于 AMI 诊断的特异度高、敏感度好的生物学标志物，高敏感方法检测的 cTn I/T 称为高敏 cTn（hs-cTn）。推荐首选 hs-cTn 检测，如果结果未见增高（阴性），应间隔 1 ～ 2 h 再次采血检测，并与首次结果比较，若结果增高超过 30%，应考虑急性心肌损伤的诊断。若初始两次检测结果仍不能明确诊断而临床提示 ACS 可能，则在 3 ～ 6 h 后重复检查。在 AMI 早期 hs-cTn 升高阶段，CK-MB 对于判断再梗死有益。STEMI 患者的心电图有特殊诊断价值。①至少两个相邻导联 J 点后新出现 ST 段弓背向上抬高［V_2-V_3 导联≥ 0.25 mV（＜ 40 岁男性）、≥ 0.2 mV（≥ 40 岁男性）或≥ 0.15 mV（女性）］，其他相邻胸导或肢体导联≥ 0.1 mV 伴或不伴病理性 Q 波、R 波减低；②新出现的完全左束支传导阻滞；③超急性期 T 波改变。当原有左束支阻滞患者发生心肌梗死或是心肌梗死出现左束支阻滞时，心电图诊断困难，需结合临床情况仔细判断（表 5-1，表 5-2）。

表 5-1　ACS 的诊断

推荐意见	建议分类	证据级别
建议结合患者病史、症状、生命体征和体检发现、心电图和实验室检查，做出初始诊断并进行最初短期的缺血性和出血性风险分层	I	A
心电图		
●建议患者就诊（或 FMC）后 10 min 内行标准 12 导联甚或 18 导联心电图检查，并动态访视记录，有条件者行心电监护	I	C

续表

推荐意见	建议分类	证据级别
生物标记物		
●建议行 hs-cTn 或 cTn 检测作为诊断 AMI 的生物标记物，在 60 min 内获得结果；有条件者可行床旁快速检测（POCT 方法），在 20 min 内获得结果 ●如不能检测 cTn，CK-MB 质量检测可作为替代	Ⅰ	A
●建议动态检测 hs-cTn，直至明确临床诊断，后视病情减少检测频率 ●同时查验 CK-MB、BNP 或 NT-proBNP 等有助于临床诊断和评价病情	Ⅰ	B
影像学检查		
●建议行超声心动图评估心脏结构、运动与功能，同时具有确诊或鉴别诊断意义	Ⅰ	A
●如果患者无反复胸痛、心电图结果正常、hs-cTn 水平正常，但仍疑似 ACS，建议行无创负荷试验以诱发缺血发作，视结果再进一步考虑是否行有创检查	Ⅰ	C
●如果 hs-cTn 和（或）心电图结果正常，但仍怀疑 ACS，建议行 MDCT 冠脉造影检查	Ⅱ a	A

表 5-2　急性冠脉综合征诊断标准

ACS 分类	诊断标准
STEMI	cTn>99 th 正常参考值上限 （ULN）或 CK-MB>99 th ULN，心电图表现为 ST 段弓背向上抬高，伴有下列情况之一或以上者：持续缺血性胸痛；超声心动图显示节段性室壁活动异常；冠状动脉造影异常
NSTEMI	cTn>99 th ULN 或 CK-MB>99 th ULN，并同时伴有下列情况之一或以上者：持续缺血性胸痛；心电图表现为新发的 ST 段压低或 T 波低平、倒置；超声心动图显示节段性室壁活动异常；冠状动脉造影异常
UA	cTn 阴性，缺血性胸痛，心电图表现为一过性 ST 段压低或 T 波低平、倒置，少见 ST 段抬高（变异性心绞痛）

三、鉴别诊断

1. 稳定型心绞痛

胸痛常由体力劳动或情绪激动（如愤怒、焦急、过度兴奋等）所诱发，饱食、寒冷、吸烟、心动过速、休克等亦可诱发。疼痛多发生于劳力或激动的当时，而不是在 1 天劳累之后。典型的心绞痛常在相似的条件下重复发生，但有时同样的劳力只在早晨而不在下午引起心绞痛。疼痛出现后常逐步加重，然后在 3 ～ 5 min 内渐消失。停止原来诱发症状的活动或舌下含用硝酸甘油能在几分钟内使之缓解。

2. 主动脉夹层

胸痛一开始即达高峰，常放射到背、肋、腹、腰和下肢，两上肢的血压和脉搏可有明显差别，可有主动脉瓣关闭不全的表现，偶有意识模糊和偏瘫等神经系统受损症状。但无血清心肌坏死标记物升高等可资鉴别。二维超声心动图检查、X 线或磁共振体层显像有助于诊断。

3. 急性肺动脉栓塞

可发生胸痛、咯血、呼吸困难和休克。但有右心负荷急剧增加的表现如发绀、肺动脉瓣区第二心音亢进、颈静脉充盈、肝大、下肢水肿等。心电图示 I 导联 S 波加深，Ⅲ导联 Q 波显著 T 波倒置，胸导联过渡区左移，右胸导联 T 波倒置等改变，可资鉴别。

4. 急腹症

急性胰腺炎、消化性溃疡穿孔、急性胆囊炎、胆石症等，均有上腹部疼痛，可能伴休克。仔细询问病史、做体格检查、心电图检查、血清心肌酶和 cTn 测定可协助鉴别。

5. 急性心包炎

心包炎的疼痛与发热同时出现，呼吸和咳嗽时加重，早期即有心包摩擦音，后者和疼痛在心包腔出现渗液时均消失；全身症状一般不如 AMI 严重；心电图除 aVR 外，其余导联均有 ST 段弓背向下的抬高，T 波倒置，无异常 Q 波出现。

四、风险评估

STEMI：风险评估是一个连续的过程，需根据临床情况不断更新。高龄、女性、Killip Ⅱ～Ⅳ级、既往心肌梗死史、心房颤动、前壁心肌梗死、肺部啰音、收缩压＜ 100 mmHg（1 mmHg=0.133 kPa）、心率 >100 次 /min、糖尿病、肌酐增高、cTn 明显升高等，是 STEMI 患者死亡风险增加的独立危险因素。

溶栓治疗失败、伴有右心室梗死和血流动力学异常的下壁 STEMI 患者病死率增高。合并机械性并发症的 STEMI 患者死亡风险增大。冠状动脉造影可为 STEMI 危险分层提供重要信息。

NSTEMI：可使用确定的风险评分体系进行病情和预后评估（Ⅰ，B）。

1）缺血风险：GRACE 评分（表 5-3）对入院和出院患者提供了较为准确的风险评估。

表 5-3 NSTE-ACS 患者的 GRACE 评分评估

年龄（岁）	得分	心率（次 /min）	得分	收缩压（mmHg）	得分	肌酐（ mg/dL）	得分	Killip 分级	得分	危险因素	得分
＜ 30	0	＜ 50	0	＜ 80	58	0 ～ 0.39	1	Ⅰ	0	入院时心脏骤停	39
30 ～ 39	8	50 ～ 69	3	80 ～ 99	53	0.4 ～ 0.79	4	Ⅱ	20	心电图 ST 段改变	28
40 ～ 49	25	70 ～ 89	9	100 ～ 119	43	0.8 ～ 1.19	7	Ⅲ	39	心肌坏死标志物升高	14
50 ～ 59	41	90 ～ 109	15	120 ～ 139	34	1.2 ～ 1.59	10	Ⅳ	59		
60 ～ 69	58	110 ～ 149	24	140 ～ 159	24	1.6 ～ 1.99	13				
70 ～ 79	75	150 ～ 199	38	160 ～ 199	10	2.0 ～ 3.99	21				
80 ～ 89	91	≥ 200	46	≥ 200	0	≥ 4	28				

2）出血风险：对于接受冠状动脉造影的 ACS 患者，CRUSADE 评分（表 5-4）的应用价值较高。

表 5-4 CRUSADE 出血风险评估

危险因素	积分	危险因素	积分
基线血细胞容积（%）	性别		
＜ 31.0	9	男性	0
31.0 ～ 33.9	7	女性	8
34.0 ～ 36.9	3	糖尿病	
37.0 ～ 39.9	2	否	0
≥ 40.0	0	是	6
肌酐清除率（mL/min）	心率（次 /min）		
≤ 15	39	≤ 70	0
16 ～ 30	35	71 ～ 80	1
31 ～ 60	28	81 ～ 90	3
61 ～ 90	17	91 ～ 100	6

续表

危险因素	积分	危险因素	积分
91 ～ 120	7	101 ～ 110	8
>120	0	111 ～ 120	10
收缩压（mmHg）	≥ 121	11	
≤ 90	10	心力衰竭体征	
91 ～ 100	8	否	0
101 ～ 120	5	是	7
121 ～ 180	1	外周血管疾病或卒中	
181 ～ 200	3	否	0
≥ 201	5	是	6

第三节　急性冠脉综合征的药物治疗

一、抗血小板治疗

抗血小板治疗的建议详见表 5-5。

表 5-5　ACS 患者抗血小板治疗建议

推荐意见	建议分类	证据级别
建议所有无阿司匹林禁忌证的患者均立即服用阿司匹林负荷量 300 mg，继以 100 mg/d 长期维持	Ⅰ	A
建议在阿司匹林基础上，联合应用一种 P2Y12 受体抑制剂至少 12 个月，除非有极高出血风险等禁忌证	Ⅰ	A
P2Y12 受体抑制剂建议首选替格瑞洛（180 mg 负荷量，以后 90 mg/ 次，2 次 /d），因其具有快速抑制血小板的作用，且不受代谢酶的影响；不能使用替格瑞洛者，建议应用氯吡格雷（300 ～ 600 mg 负荷量，以后 75 mg/ 次，1 次 /d）	Ⅰ	B
对于有高胃肠出血风险的患者，建议在双联抗血小板治疗的基础上加用质子泵抑制剂	Ⅰ	B
在有效的双联抗血小板及抗凝治疗情况下，不推荐造影前常规应用 GP Ⅱ b/ Ⅲ a 受体拮抗剂	Ⅱ b	B

1. 阿司匹林

阿司匹林是抗血小板治疗的基石，如无禁忌证，无论采用何种治疗策略，所有患者均应口服阿司匹林首剂负荷量 150 ～ 300 mg（未服用过阿司匹林的患者）并以 75 ～ 100 mg/d 的剂量长期服用（I，A）。

2.P2Y12 受体抑制剂

除非有极高出血风险等禁忌证，在阿司匹林基础上应联合应用 1 种 P2Y12 受体抑制剂，并维持至少 12 个月（I，A）。选择包括替格瑞洛（180 mg 负荷剂量，90 mg、2 次 /d 维持）或氯吡格雷（负荷剂量 300 ～ 600 mg，75 mg/d 维持）（I，B）。

目前国内常用的口服 P2Y12 受体抑制剂包括氯吡格雷和替格瑞洛。氯吡格雷是一种前体药物，需通过肝细胞色素酶 P450 氧化生成活性代谢产物才能发挥抗血小板作用，与 P2Y12 受体不可逆结合。替格瑞洛是一种直接作用、可逆结合的新型 P2Y12 受体抑制剂，相比氯吡格雷，具有更快速、强效抑制血小板的特点。PLATO 研究中 NSTE-ACS 亚组主要有效性终点发生率，替格瑞洛显著低于氯吡格雷，出血发生率相似。在中国 ACS 患者中进行的研究显示，替格瑞洛较氯吡格雷血小板聚集抑制显著提高，2 h 的血小板聚集抑制为氯吡格雷 4.9 倍，24 h 的 P2Y12 反应单位＜ 240 的患者比例为 100%，而氯吡格雷组为 75.9%。国内的 1 项多中心研究表明，替格瑞洛用于中国 ACS 人群安全、有效，2 年随访无事件生存率达 96.1%。

3.P2Y12 受体抑制剂的给药时机

无论采取何种治疗策略，一旦诊断 NSTE-ACS，均应尽快给予 P2Y12 受体抑制剂。尚缺乏对计划给予介入治疗的 NSTE-ACS 患者应用替格瑞洛或氯吡格雷的最佳术前给药时间的相关研究。对计划接受保守治疗的 NSTE-ACS 患者，如无禁忌证，确诊后应尽早给予 P2Y12 受体抑制剂。

4.P2Y12 受体抑制剂的监测

有研究表明，根据血小板功能检测进行抗血小板治疗并不能改善 PCI 的预后，不推荐常规进行血小板功能检测。我国 2 项针对 ACS 患者进行氯吡格雷代谢基因多态性的分析显示，ACS 人群 CYP2C19 功能缺失等位基因携带者比例为 56.4%，明显高于以西方人群为主的研究（CURE 研究 26.3%，PLATO 研究 27.0%），但筛选患者并根据基因检测进行个体化治疗是否能够提高疗效和减少费用尚不明确，目前不建议进行常规基因检测。

5. 双联抗血小板治疗的时间

接受药物保守治疗、置入裸金属支架（BMS）或药物涂层支架（DES）的患者，P2Y12 受体抑制剂治疗（替格瑞洛、氯吡格雷）应至少持续 12 个月（I，B）；能耐受双联抗血小板治疗（DAPT）、未发生出血并发症且无出血高风险（如曾因 DAPT

治疗、凝血功能障碍、使用OAC出血）的患者，DAPT可维持12个月以上（1Ib，A）。DES置入后接受DAPT且伴有出血高风险（如接受OAC治疗）、严重出血并发症高风险（如重大颅内手术）或伴有明显出血的患者，P2Y12受体抑制剂治疗6个月后停用是合理的（Ⅱb，C）。关于支架置入术后患者缩短DAPT治疗，5项随机对照试验（RCT）比较了DES置入术后使用DAPT 3～6个月对比12个月对于血栓终点和出血终点事件的影响，与另外几项荟萃分析引的结果相一致，缩短DAPT治疗时间并未增加支架内血栓风险，而且降低了出血风险。目前缩短DAPT治疗时间的研究人群大多为低危稳定性冠心病患者，主要针对新一代DES，因此不能类推到ACS人群。关于延长DAPT疗程的研究，6项RCT研究比较了DES置入术后，使用DAPT 18～48个月对比6～12个月，延长疗程是否能降低迟发性支架内血栓，预防病情进展引起的缺血事件和预防未置入支架的血管处发生斑块破裂。其中DAPT研究比较了DAPT 12个月和继续使用DAPT或单用阿司匹林18个月后的临床结局，结果表明，延长DAPT治疗降低了支架内血栓和主要不良心血管事件发生率，而出血事件发生率升高。PEGASUS-TIMI 54研究将心肌梗死后1～3年的患者（至少合并1项以下高危因素：2次心肌梗死、冠状动脉多支病变、糖尿病、肾功能不全或年龄≥65岁）随机分为替格瑞洛组90 mg、60 mg和安慰剂组，所有患者均联合使用低剂量阿司匹林，随访中位时间为33个月，结果显示替格瑞洛组较安慰剂组显著降低了心血管死亡、心肌梗死或卒中的发生率，主要出血发生率增加，但3组颅内或致死性出血差异无统计学意义。替格瑞洛60 mg组较90 mg组出血和呼吸困难发生更少，停药更少，安全性更佳，提供了更好的效益 - 风险比。总之，建议NSTE-ACS患者接受至少1年的DAPT，根据缺血或出血风险的不同，可以选择性地缩短或延长DAPT的时间。

6. 提前终止口服抗血小板治疗

1）服用P2Y12受体抑制剂且需进行择期非心脏手术的患者，手术前至少停服替格瑞洛或氯吡格雷5 d，除非患者有高危缺血事件风险（Ⅱa，C）。

2）择期非心脏手术应延迟到BMS置入30 d后进行，最好在DES置入6个月后进行（I，B），若必须接受手术治疗而停用P2Y12受体抑制剂，推荐在可能的情况下继续服用阿司匹林并在术后尽早恢复P2Y12受体抑制剂治疗（I，C）。

3）不能推迟的非心脏手术或存在出血并发症的情况下，置入BMS最短1个月后停用P2Y12受体抑制剂，或DES最短3个月后停用（Ⅱb，C）。

4）对围术期需要停止DAPT治疗的患者，BMS置入后30 d内、DES置入后3个月内不应进行择期非心脏手术（Ⅲ，B）。

终止口服抗血小板药物，特别是在建议的治疗时间窗内提前停药，可能会增加心血管事件再发的风险。置入支架后立即中断DAPT增加支架内血栓的风险，特别是停药后的第 1 个月。如果近期必须接受非心脏手术，可考虑在置入 BMS 或新一代 DES 后分别接受至少 1 个月或 3 个月的 DAPT。这类患者应当在有心导管室的医院接受外科手术，如发生围术期心肌梗死可立即进行造影检查。当需要进行紧急的高风险外科手术或者发生未能控制的严重出血时，应终止 DAPT 治疗。此种情况下可以尝试使用低分子量肝素桥接，但是尚缺乏证据。只要情况允许，应当尽可能保留阿司匹林。

对 NSTE-ACS 患者，应权衡手术出血风险和停药的再次缺血风险。近期置入支架的患者，非心脏手术前停用 P2Y12 受体抑制剂后，使用 GPI（如替罗非班）作为桥接治疗可能获益。对于出血风险低中危的手术，建议外科医师不要终止 DAPT。

7.GPI

国内目前使用的 GPI 主要为替罗非班。和阿昔单抗相比，小分子替罗非班具有更好的安全性。多中心注册研究证实替罗非班安全性较好，大出血发生率处于同类研究的低水平，规范化使用替罗非班有助于减少 MACE 事件发生。应考虑在 PCI 过程中使用 GPI，尤其是高危（cTn 升高、合并糖尿病等）或血栓并发症患者（Ⅱa，C）。不建议早期常规使用 GPI（Ⅲ，A）。

二、抗凝治疗

抗凝治疗的建议详见表 5-6。

表 5-6　ACS 患者抗凝治疗建议

推荐意见	建议分类	证据级别
确诊为 ACS 时应用肠道外抗凝药，警惕并观察出血风险	Ⅰ	B
建议对于接受溶栓治疗的患者，至少接受 48 h 抗凝治疗（最多 8 d 或至血运重建）	Ⅰ	A
建议静脉推注普通肝素（70 ~ 100 U/kg），维持活化凝血时间（ACT）250 ~ 300 s；或皮下注射低分子肝素（2 次 /d）	Ⅰ	B
建议对于 NSTE-ACS 患者，使用磺达肝癸钠（2.5 mg，1 次 /d，皮下注射），因其具有良好的药效和安全性	Ⅰ	B
建议拟行 PCI 的患者，静脉推注比伐芦定 0.75 mg/kg，继而 1.75 mg/（kg·h）静脉滴注维持 4 h（合用或不合用替罗非班）	Ⅱa	A

1. 急性期的抗凝治疗

抗凝治疗是为了抑制凝血酶的生成和（或）活化，减少血栓相关的事件发生。研究表明，抗凝联合抗血小板治疗比任何单一治疗更有效。拟行 PCI 且未接受任何抗凝治疗的患者使用普通肝素 70 ～ 100U/kg（如果联合应用 GPI，则给予 50 ～ 70 U/kg 剂量）（I，B）。初始普通肝素治疗后，PCI 术中可在活化凝血时间（ACT）指导下追加普通肝素（ACT → 225 S）（Ⅱ b，B）。术前用依诺肝素的患者，PCI 时应考虑依诺肝素作为抗凝药（Ⅱ a，B）。不建议普通肝素与低分子肝素交叉使用（Ⅲ，B）。PCI 术后停用抗凝药物，除非有其他治疗指征（Ⅱ a，C）。无论采用何种治疗策略，磺达肝癸钠（2.5 mg/d 皮下注射）的药效和安全性最好（I，B）。正在接受磺达肝癸钠治疗的患者行 PCI 时，建议术中一次性静脉推注普通肝素 85 U/kg 或在联合应用 GPI 时推注普通肝素 60 U/kg（I，B）。如果磺达肝癸钠不可用时，建议使用依诺肝素（1 mg/kg、2 次 /d 皮下注射）或普通肝素（I，B）。PCI 时比伐芦定（静脉推注 0.75 mg/kg，然后以 1.75 mg/（kg · h）术后维持 3 ～ 4 h）可作为普通肝素联合 GPI 的替代治疗（I，A）。对 NSTE-ACS（无 ST 段抬高、明确后壁心肌梗死或新发左束支传导阻滞）患者不建议静脉溶栓治疗（Ⅲ，A）。

1）普通肝素

尽管普通肝素与其他抗凝方案相比出血发生率会增加，仍被广泛应用于 NSTE-ACS 患者冠状动脉造影前的短期抗凝。应根据 ACT 调整 PCI 术中静脉推注普通肝素的剂量，或根据体重调整。

2）低分子量肝素

低分子量肝素比普通肝素的剂量效应相关性更好，且肝素诱导血小板减少症的发生率更低。NSTE-ACS 患者中常用的为依诺肝素，对已接受依诺肝素治疗的 NSTE-ACS 患者，如果最后一次皮下注射距离 PCI 的时间追加依诺肝素。反之，则需追加依诺肝素（0.3 mg/kg）静脉注射。不建议 PCI 时换用其他类型抗凝药物。

3）磺达肝癸钠

非口服的选择性 X a 因子抑制剂磺达肝癸钠是一种人工合成的戊多糖，可与抗凝血酶高亲和力并可逆地非共价键结合，进而抑制抗凝血酶的生成。估算的 GFR < 20 mL/（min · 1.73 m^2）时，禁用磺达肝癸钠。研究显示，磺达肝癸钠有效性并不劣于依诺肝素，严重出血发生率低于依诺肝素。对接受 PCI 的患者进行亚组分析显示，磺达肝癸钠组导管血栓发生率高于依诺肝素组（0.9% ： 0.4%），PCI 时静脉推注普通肝素可避免这种并发症。后续的研究显示，使用过磺达肝癸钠的患者接受 PCI 治疗时应给予标准剂量的普通肝素。

4）比伐芦定

比伐芦定能够与凝血酶直接结合，抑制凝血酶介导的纤维蛋白原向纤维蛋白的转化。比伐芦定可灭活和纤维蛋白结合的凝血酶以及游离的凝血酶。由于不与血浆蛋白结合，其抗凝效果的可预测性比普通肝素更好。比伐芦定经肾脏清除，半衰期为

25 min。ISAR-REACT 3 研究是一项比较比伐芦定和普通肝素的对比研究，结果显示两组的病死率、心肌梗死或紧急血运重建发生率相似，但比伐芦定降低了出血发生率。我国的 BRIGHT 研究采用延时注射比伐芦定的方式（PCI 术后持续静脉滴注术中剂量的比伐芦定 3 ～ 4 h），发现 AMI 患者直接 PCI 期间，使用比伐芦定相比肝素或肝素联合 GPI 可减少总不良事件和出血风险，且不增加支架内血栓风险。

2. 急性期后的抗凝治疗

无卒中 /TIA、高缺血风险，有低出血风险的 NSTEMI 患者，可停用肠外抗凝药，接受阿司匹林、氯吡格雷或低剂量利伐沙班（2.5 mg、2 次 /d）治疗，持续约 1 年（Ⅱb，B）。根据 ATLAS ACS 2-TIMI 51 研究。结果，欧洲药品管理局已批准 NSTEMI 和 STEMI 患者急性期后使用口服利伐沙班（2.5 mg、2 次 /d），但该适应证在中国尚未获批。故不建议在已接受替格瑞洛的患者中使用利伐沙班。既往有缺血性卒中或 TIA 的患者，禁用利伐沙班，对年龄 >75 岁或体重＜ 60 kg 的患者，应慎用利伐沙班。

三、其他药物治疗

ACS 患者的其他药物治疗的建议详见表 5-7。

表 5-7　ACS 患者的抗缺血和其他治疗建议

推荐意见	建议分类	证据级别
建议如无 β - 受体阻滞剂禁忌证的患者，在发病后 24 h 内常规口服 β - 受体阻滞剂	Ⅰ	B
建议对于疑似或确诊变异性心绞痛患者，使用钙拮抗剂和硝酸酯类药物，避免使用 β - 受体阻滞剂	Ⅱa	B
建议舌下含服或静脉应用硝酸酯类药物用于缓解缺血性胸痛、控制高血压或减轻肺水肿	Ⅰ	B
建议患者收缩压＜ 90 mmHg 或较基础血压降低 >30%、严重心动过缓（＜ 50 次 /min）或心动过速（>100 次 /min）、拟诊右心室梗死的 STEMI 患者不使用硝酸酯类药物	Ⅲ	C
建议所有无 ACEI 禁忌证的患者均可服用 ACEI 长期治疗	Ⅰ	A
建议不能耐受 ACEI 者用 ARB 替代	Ⅰ	B
建议所有无他汀类药物禁忌证的患者入院后尽早开始他汀类药物治疗	Ⅰ	A
不推荐 STEMI 患者使用短效二氢吡啶类钙拮抗剂。	Ⅲ	C

1. 硝酸酯类

推荐舌下或静脉使用硝酸酯类药物缓解心绞痛。如患者有反复心绞痛发作，以控制的高血压或心力衰竭，推荐静脉使用硝酸酯类药物（I，C）。硝酸酯是非内皮依赖性血管扩张剂，具有扩张外周血管和冠状动脉的效果。静脉应用该类药物，比舌下含服更有助于改善胸痛症状和心电图 ST-T 变化。在密切监测血压的同时，采用滴定法逐渐增加硝酸酯类的剂量直至症状缓解，或者直至高血压患者的血压降至正常水平。症状控制后，则没有必要继续使用硝酸酯类药物。随机对照试验没有证实硝酸酯类可降低主要心血管事件。

2. β - 受体阻滞剂

存在持续缺血症状的 NSTE-ACS 患者，如无禁忌证，推荐早期使用（24 h 内）β - 受体阻滞剂（I，B），并建议继续长期使用，争取达到静息目标心率 55 ～ 60 次 /min，除非患者心功能 Killip 分级Ⅲ级或以上（I，B）。β - 受体阻滞剂可竞争性抑制循环中的儿茶酚胺对心肌的作用，通过减慢心率、降低血压和减弱心肌收缩力，降低心肌耗氧量。COMMIT/CCS-2 研究对早期使用 β - 受体阻滞剂的安全性和有效性进行了验证。研究发现，早期静脉注射美托洛尔并随后使用 200 mg/d 美托洛尔，在排除高风险人群（年龄 >70 岁，收缩压心率 >110 次 /min）后的数据分析显示，治疗组的再梗死率、猝死率和病死率均低于安慰剂组，肯定了高剂量 β - 受体阻滞剂在非高危患者的获益。荟萃分析结果显示，β - 受体阻滞剂可将住院病死率的相对风险降低 8%，并且不增加心源性休克的发生。亦有荟萃分析显示美托洛尔能显著降低心肌梗死后患者 5 年总病死率和猝死率。建议 β - 受体阻滞剂从小剂量开始应用并逐渐增加至患者最大耐受剂量。以下患者应避免早期使用，包括有心力衰竭症状、低心排综合征、进行性心源性休克风险及其他禁忌证患者。另外，怀疑冠状动脉痉挛或可卡因诱发的胸痛患者，也应当避免使用。

3. 钙通道阻滞剂（calcium channel blocker，CCB）

持续或反复缺血发作、并且存在 β - 受体阻滞剂禁忌的 NSTE-ACS 患者，非二氢吡啶类 CCB（如维拉帕米或地尔硫卓）应作为初始治疗，除外临床有严重左心室功能障碍、心源性休克、PR 间期 >0.24 s 或二、三度房室传导阻滞而未置入心脏起搏器的患者（I，B）。在应用 β - 受体阻滞剂和硝酸酯类药物后患者仍然存在心绞痛症状或难以控制的高血压，可加用长效二氢吡啶类 CCB（I，C）。可疑或证实血管痉挛性心绞痛的患者，可考虑使用 CCB 和硝酸酯类药物，避免使用 β - 受体阻滞剂（II a，B）。在无 β - 受体阻滞剂治疗时，短效硝苯地平不能用于 NSTE-ACS 患者（Ⅲ，B）。二氢吡啶类（硝苯地平和氨氯地平）主要引起外周血管明显扩张，对心肌收缩力、房室传导和心率几乎没有直接影响。非二氢吡啶类（地尔硫卓和维拉帕米）有显著的负性变时、负性变力和负性传导作用。所有 CCB 均能引起冠状动脉扩张，可用于变异性心绞痛。短效硝苯地平可导致剂量相关的冠状动脉疾病病死率增加，不建议常规使用。长效制剂对有收缩期高血压的老年患者可能有效。目前没有关于氨氯地平和非洛地平在 NSTE-ACS 患者应用的临床试验数据。

4. 尼可地尔

尼可地尔兼有 ATP 依赖的钾通道开放作用及硝酸酯样作用。推荐尼可地尔用于对硝酸酯类不能耐受的 NSTE-ACS 患者（I，C）。

5.RAAS 抑制剂

所有 LVEF ＜ 40% 的患者，以及高血压病、糖尿病或稳定的慢性肾脏病患者，如无禁忌证，应开始并长期持续使用 ACEI（I，A）。

对 ACEI 不耐受的 LVEF ＜ 40% 的心力衰竭或心肌梗死患者，推荐使用 ARB（I，A）。心肌梗死后正在接受治疗剂量的 ACEI 和 β - 受体阻滞剂且合并 LVEF ≤ 40%、糖尿病或心力衰竭的患者，如无明显肾功能不全（男性血肌酐 >212.5 μmol/L 或女性血肌酐 >170 μmol/L）或高钾血症，推荐使用醛固酮受体拮抗剂（I，A）。

ACEI 不具有直接抗心肌缺血作用，但通过阻断肾素 - 血管紧张素系统发挥心血管保护作用。近期心肌梗死患者应用 ACEI 可降低患者的病死率，尤其是左心室功能不全伴或不伴有肺淤血的患者。由于可导致低血压或肾功能不全，因此 AMI 前 24 h 内应谨慎使用 ACEI。对有可能出现这些不良事件高风险患者，可使用 R 托普利或依那普利这类短效 ACEI。伴有肾功能不全的患者，应明确肾功能状况以及是否有 ACEI 或 ARB 的禁忌证。ARB 可替代 ACEI，生存率获益相似。联合使用 ACEI 和 ARB，可能增加不良事件的发生。

6. 他汀治疗

对 STEMI 患者，无论是否接受 PCI 治疗，无论基线胆固醇水平高低，均应及早服用他汀使 LDL-C 控制在＜ 1.8 mmo/L，且达标后不应停药或盲目减小剂量。高强度他汀有助于患者 LDL-C 达标，因此如无禁忌证应尽可能选择高强度他汀治疗（如瑞舒伐他汀 20 mg 或阿托伐他汀 80 mg）；患者出院后，LDL-C 血脂水平应控制在＜ 1.8 mmol/L 或自基线水平降低 50% 以上，且需长期维持，有利于冠心病二级预防。

7. 溶栓治疗

溶栓治疗快速、简便，在不具备 PCI 条件的医院或因各种原因使 FMC 至 PCI 时间明显延迟时，对有适应证的 STEMI 患者，静脉内溶栓仍是较好的选择。院前溶栓效果优于入院后溶栓。对发病 3 h 内的患者，溶栓治疗的即刻疗效与直接 PCI 基本相似；有条件时可在救护车上开始溶栓治疗（Ⅱ a，A）。

但目前我国大部分地区溶栓治疗多在医院内进行。决定是否溶栓治疗时，应综合分析预期风险 / 效益比、发病至就诊时间、就诊时临床及血流动力学特征、合并症、出血风险、禁忌证和预期 PCI 延误时间。左束支传导阻滞、大面积梗死（前壁心肌梗死、下壁心肌梗死合并右心室梗死）患者溶栓获益较大。STEMI 患者的溶栓治疗，见表 5-8 ～表 5-11。

表 5-8　STEMI 患者静脉溶栓治疗的推荐意见

推荐意见	建议分类	证据级别
对发病 3 h 内的患者，溶栓治疗的即刻疗效与直接 PCI 基本相似，建议有条件时可在救护车上开始溶栓治疗	Ⅱ a	A
发病 12 h 以内，预期 FMC 至 PCI 时间延迟大于 120 min，建议无禁忌证者宜溶栓治疗	Ⅰ	A
发病 12 ～ 24 h 仍有进行性缺血性胸痛和至少 2 个胸前导联或肢体导联 ST 段抬高 >0.1 mV，或血流动力学不稳定的患者，若无直接 PCI 条件，建议溶栓治疗是合理的	Ⅱ a	C
拟行直接 PCI 前不推荐溶栓治疗	Ⅲ	A
ST 段压低的患者（除正后壁心肌梗死或合并 aVR 导联 ST 段抬高）不建议溶栓治疗	Ⅲ	B
STEMI 发病超过 12 h，症状已缓解或消失的患者不建议溶栓治疗	Ⅲ	C

表 5-9　STEMI 患者溶栓治疗的禁忌证

绝对禁忌证	相对禁忌证
既往脑出血史	年龄≥ 75 岁
已知脑血管结构异常（如动静脉畸形）	3 个月前有缺血性卒中
颅内恶性肿瘤	创伤（3 周内）或持续 >10 min 心肺复苏
3 个月内缺血性卒中（不包括 4 ～ 5 h 内急性缺血性卒中）	3 周内接受过大手术
可疑主动脉夹层	4 周内有内脏出血
活动性出血或出血性倾向（不包括月经来潮）	近期（2 周内）不能压迫止血部位的大血管穿刺
3 个月内严重头、面部创伤	妊娠
2 个月内颅内或脊柱手术	不符合绝对禁忌证的已知其他颅内病变
严重未控制的高血压（收缩压 >180 mmHg 和（或）舒张压 >110 mmHg），对紧急治疗无反应	

注：建议优先采用特异性纤溶酶原激活剂。重组组织型纤溶酶原激活剂阿替普酶可选择性激活纤溶酶原，对全身纤溶活性影响较小，无抗原性，是目前最常用的溶栓剂。但其半衰期短，为防止梗死相关动脉再阻塞需联合应用肝素（24 ～ 48 h）。其他特异性纤溶酶原激活剂还有兰替普酶、瑞替普酶和替奈普酶等。非特异性纤溶酶原激活剂包括尿激酶和尿激酶原，可直接将循环血液中的纤溶酶原转变为有活性的纤溶酶，无抗原性和过敏反应。

续表

表 5-10　常用溶栓药物的种类与用法

溶栓剂	用法
替奈普酶	单次给药 30 ～ 50 mg，5 ～ 10 s 弹丸式静脉注射
瑞替普酶	1 000 万 U（18 mg）缓慢静脉注射（2 min 以上），间隔 30 min 同等剂量重复给药 1 次。使用单独的静脉通路，不能与其他药物混合给药溶栓前先给普通肝素 60 U/kg（最大量 4 000 U）静脉注射，溶栓结束后以 12 U/（kg·h）的速度静脉滴注维持至少 48 h，监测 APTT，控制在对照值的 1.5 ～ 2 倍；其后，可改为低分子肝素皮下注射，1 次 /12 h，连用 3 ～ 5 d
阿替普酶	对于症状发生 6 h 以内的患者，采取 90 min 加速给药法：先静脉推注 15 mg，继而 30 min 内静脉滴注 0.75 mg/kg（最大剂量不超过 50 mg），其后 60 min 内再给予 0.5 mg/kg（最大剂量不超过 35 mg）；静脉滴注对于症状发生 6 ～ 12 h 内的患者，采取 3 h 给药法：先静脉推注 10 mg，余量每 30 min 静脉滴注 10 mg，至 3 h 滴完，最大剂量为 100 mg。体质量在 65 kg 以下的患者，给药总剂量不超过 1.5 mg/kg。抗凝治疗参照瑞替普酶方案
尿激酶	150 万 U 溶于 100 mL 生理盐水，30 min 内静脉滴注
重组人尿激酶原	20 mg 溶于 10 mL 生理盐水，3 min 内静脉推注，继以 30 mg 溶于 90 mL 生理盐水，30 min 内静脉滴完

表 5-11　溶栓疗效的评估

血管再通的间接判定指标
● 60 ～ 90 min 内心电图抬高的 ST 段至少回落 50%
● cTn 峰值提前至发病 12 h 内，CK-MB 峰值提前到 14 h 内
● 2 h 内胸痛症状明显缓解
● 2 ～ 3 h 内出现再灌注心律失常，如加速性室性自主心律、房室传导阻滞、束支传导阻滞突然改善或消失，或下壁心肌梗死患者出现一过性窦性心动过缓、窦房传导阻滞，伴或不伴低血压

第四节　急性冠脉综合征的介入治疗及搭桥术

若 STEMI 患者首诊于无直接 PCI 条件的医院，当预计 FMC 至 PCI 的时间延迟＜ 120 min 时，应尽可能地将患者转运至有直接 PCI 条件的医院（Ⅰ，B）；如预计 FMC 至 PCI 的时间延迟＞ 120 min，则应于 30 min 内溶栓治疗。根据我国国情，也可以请有资质的医师到有 PCI 设备的医院行直接 PCI（时间＜ 120 min）（Ⅱ b，B）。未接受早期再灌注治疗 STEMI 患者的 PCI（症状发病＞ 24 h）病变适宜 PCI 且有再发心肌梗死、自发或诱发心肌缺血或心源性休克或血流动力学不稳定的患者建议行 PCI 治疗（Ⅰ，B）。左心室射血分数（LVEF）＜ 0.40、有心力衰竭、严重室性心律失常者应常规行 PCI（Ⅱa，C）；STEMI 急性发作时有临床心力衰竭的证据，但发作后左心室功能尚可（LVEF > 0.40）的患者也应考虑行 PCI（Ⅱa，C）。对无自发或诱发心肌缺血证据，但梗死相关动脉有严重狭窄者可于发病 24 h 后行 PCI（Ⅱb，C）。对梗死相关动脉完全闭塞、无症状的 1 ～ 2 支血管病变，无心肌缺血表现，血流动力学和心电稳定患者，不推荐发病 24 h 后常规行 PCI（Ⅲ，B）。

STEMI 直接 PCI 时无复流的防治须综合分析临床因素和实验室测定结果，有利于检出直接 PCI 时发生无复流的高危患者。应用血栓抽吸导管（Ⅱa，B）、避免支架置入后过度扩张、冠状动脉内注射替罗非班、钙拮抗剂等药物（Ⅱb，B）有助于预防或减轻无复流。在严重无复流患者，IABP 有助于稳定血流动力学。

当 STEMI 患者出现持续或反复缺血、心源性休克、严重心力衰竭，而冠状动脉解剖特点不适合行 PCI 或出现心肌梗死机械并发症需外科手术修复时可选择急诊 CABG。

第五节　急性冠脉综合征并发症及处理

一、心力衰竭

急性 STEMI 并发心力衰竭患者临床上常表现呼吸困难（严重时可端坐呼吸，咯粉红色泡沫痰）、窦性心动过速、肺底部或全肺野啰音及末梢灌注不良。应给予吸氧、连续监测氧饱和度及定时血气测定、心电监护。X 线胸片可估价肺淤血情况。超声心动图除有助于诊断外，还可了解心肌损害的范围和可能存在的机械并发症（如二尖瓣反流或室间隔穿孔）（Ⅰ，C）。

轻度心力衰竭（Killip Ⅱ级）时，利尿剂治疗常有迅速反应（Ⅰ，C）。如呋塞米 20 ～ 40 mg 缓慢静脉注射，必要时 1 ～ 4 h 重复 1 次。合并肾功能衰竭或长期应用利尿剂者可能需加大剂量。无低血压患者可静脉应用硝酸酯类药物（Ⅰ，C）。无低血压、低血容量或明显肾功能衰竭的患者应在 24 h 内开始应用 ACEI（Ⅰ，A），不能耐受时可改用 ARB（Ⅰ，B）。

严重心力衰竭（Killip Ⅲ级）或急性肺水肿患者应尽早使用机械辅助通气（Ⅰ，C）。适量应用利尿剂（Ⅰ，C）。无低血压者应给予静脉滴注硝酸酯类。急性肺水肿合并高血压者适宜硝普钠静脉滴注，常从小剂量（10 μg/min）开始，并根据血压逐渐增加至合适剂量。当血压明显降低时，可静脉滴注多巴胺[5 ～ 15 μg/(kg·min)]（Ⅱb，C）和（或）多巴酚丁胺（Ⅱa，B）。如存在肾灌注不良时，可使用小剂量多巴胺

［＜ 3 μg/（kg·min）］。STEMI 合并严重心力衰竭或急性肺水肿患者应考虑早期血运重建治疗（Ⅰ，C）。

STEMI 发病 24 h 内不主张使用洋地黄制剂，以免增加室性心律失常危险。合并快速房颤时可选用胺碘酮治疗。

二、心源性休克

通常由于大面积心肌梗死或合并严重机械性并发症（例如室间隔穿孔、游离壁破裂、乳头肌断裂）所致。心源性休克临床表现为低灌注状态，包括四肢湿冷、尿量减少和（或）精神状态改变；严重持续低血压（收缩压＜ 90 mmHg 或平均动脉压较基础值下降≥ 30 mmHg）伴左心室充盈压增高（肺毛细血管嵌入压＞ 18 ～ 20 mmHg，右心室舒张末期压＞ 10 mmHg），心脏指数明显降低［无循环支持时＜ 1.8L/（min·m^2），辅助循环支持时＜ 2.0 ～ 2.2 L/（min·m^2）］。须排除其他原因引起的低血压。心源性休克可为 STEMI 的首发表现，也可发生在急性期的任何时段。心源性休克的近期预后与患者血流动力学异常的程度直接相关。需注意除外其他原因导致的低血压，如低血容量、药物导致的低血压、心律失常、心脏压塞、机械并发症或右心室梗死。

除 STEMI 一般处理措施外，静脉滴注正性肌力药物有助于稳定患者的血流动力学。多巴胺＜ 3 μg/（kg·min）可增加肾血流量。严重低血压时静脉滴注多巴胺的剂量为 5 ～ 15 μg/（kg·min），必要时可同时静脉滴注多巴酚丁胺［3 ～ 10μg/（kg·min）］。大剂量多巴胺无效时也可静脉滴注去甲肾上腺素 2 ～ 8μg/min。

急诊血运重建治疗（包括直接 PCI 或急诊 CABG）可改善 STEMI 合并心源性休克患者的远期预后（Ⅰ，B），直接 PCI 时可行多支血管介入干预。STEMI 合并机械性并发症时，CABG 和相应心脏手术可降低病死率。不适宜血运重建治疗的患者可给予静脉溶栓治疗（Ⅰ，B），但静脉溶栓治疗的血管开通率低，住院期病死率高。血运重建治疗术前置入 IABP 有助于稳定血流动力学状态，但对远期病死率的作用尚有争论（Ⅱb，B）。经皮左心室辅助装置可部分或完全替代心脏的泵血功能，有效地减轻左心室负担，保证全身组织、器官的血液供应，但其治疗的有效性、安全性以及是否可以普遍推广等相关研究证据仍较少。

三、机械性并发症

1. 左心室游离壁破裂

左心室游离壁破裂占心肌梗死住院病死率的 15%，患者表现为循环“崩溃”伴电机械分离，且常在数分钟内死亡。亚急性左心室游离壁破裂（即血栓或粘连封闭破裂口）患者常发生突然血流动力学恶化伴一过性或持续性低血压，同时存在典型的心脏压塞体征，超声心动图检查发现心包积液（出血），宜立即手术治疗。

2. 室间隔穿孔

其表现为临床情况突然恶化，并出现胸前区粗糙的收缩期杂音。彩色多普勒超声心动图检查可定位室间隔缺损和评估左向右分流的严重程度。如无心源性休克，血管扩张剂（例如静脉滴注硝酸甘油）联合 IABP 辅助循环有助于改善症状。外科手术为对 STEMI 合并室间隔穿孔伴心源性休克患者提供生存的机会。对某些选择性患者也可行经皮导管室间隔缺损封堵术。

3. 乳头肌功能不全或断裂

常导致急性二尖瓣反流，表现为突然血流动力学恶化，二尖瓣区新出现收缩期杂音或原有杂音加重（左心房压急剧增高也可使杂音较轻）；X 线胸片示肺淤血或肺水肿；彩色多普勒超声心动图可诊断和定量二尖瓣反流。肺动脉导管表现肺毛细血管嵌入压曲线巨大 V 波。宜在血管扩张剂（例如静脉滴注硝酸甘油）联合 IABP 辅助循环下尽早外科手术治疗。

四、心律失常

1. 室性心律失常

STEMI 急性期持续性和（或）伴血流动力学不稳定的室性心律失常需要及时处理。心室颤动（室颤）或持续多形性室速应立即行非同步直流电除颤。单形性室速伴血流动力学不稳定或药物疗效不满意时，也应尽早采用同步直流电复律。室颤增加 STEMI 患者院内病死率，但与远期病死率无关。有效的再灌注治疗、早期应用 β- 受体阻滞剂、纠正电解质紊乱，可降低 STEMI 患者 48 h 内室颤发生率。除非是尖端扭转型室性心动过速，镁剂治疗并不能终止室速，也并不降低病死率，因此不建议在 STEMI 患者中常规补充镁剂。对于室速经电复律后仍反复发作的患者建议静脉应用胺碘酮联合 β- 受体阻滞剂治疗。室性心律失常处理成功后不需长期应用抗心律失常药物，但长期口服 β- 受体阻滞剂将提高 STEMI 患者远期生存率。对无症状的室性期前收缩、非持续性室速（持续时间＜ 30 s）和加速性室性自主心律不需要预防性使用抗心律失常药物。

2. 房颤

STEMI 时房颤发生率为 10% ～ 20%，可诱发或加重心力衰竭，应尽快控制心室率或恢复窦性心律。但禁用Ⅰ C 类抗心律失常药物转复房颤。房颤的转复和心室率控制过程中应充分重视抗凝治疗。

3.AVB

STEMI 患者 AVB 发生率约为 7%，持续束支阻滞发生率为 5.3%。下壁心肌梗死引起的 AVB 通常为一过性，其逸搏位点较高，呈现窄 QRS 波逸搏心律，心室率的频率往往＞ 40 次 /min。前壁心肌梗死引起 AVB 通常与广泛心肌坏死有关，其逸搏位点较低，心电图上呈现较宽的 QRS 波群，逸搏频率低且不稳定。STEMI 急性期发生影响血流动力学的 AVB 时应立即行临时起搏术。STEMI 急性期后，永久性起搏器置入指征为：发生希氏 - 浦肯野纤维系统交替束支传导阻滞的持续二度 AVB，或希氏 - 浦肯野纤维系统内或之下发生的三度 AVB（Ⅰ，B）；一过性房室结下二度或三度 AVB 患者，合并相关的束支阻滞，如果阻滞部位不明确，应行电生理检查（Ⅰ，B）；持续性、症状性二度或三度 AVB 患者（Ⅰ，C）；没有症状的房室结水平的持续二度或三度 AVB 患者（Ⅱb，B）。下列情况不推荐起搏器治疗（Ⅲ，B）：无室内传导异常的一过性 AVB；仅左前分支阻滞的一过性 AVB；无 AVB 的新发束支传导阻滞或分支传导阻滞；合并束支传导阻滞或分支传导阻滞的无症状持续一度 AVB。

第六节　急性冠脉综合征区域救治策略

ACS 特别是 AMI 是威胁人类健康和引起死亡的主要心血管疾病之一。其发病早期病死率极高，据统计 AMI 死亡患者 50% 发生在起病后 1 h 内，其预后决定于实现再灌注的时间，也就是说患者发病后就诊是否及时，首次医疗接触后是否能在最短的时间内实现再灌注治疗至关重要。再灌注实施越早，患者获益就越大，时间就是心肌，时间就是生命。目前急诊冠脉介入治疗由于有较高的冠脉再通率，已成为 AMI 再灌注治疗的重要方法，建议有条件的医院应将直接冠状动脉支架置入术作为 AMI 的首选方案。美国 AHA 和 ACC 治疗指南要求在 AMI 患者到达医院后 90 min 内开始介入治疗的第一次球囊扩张，但是即使在美国，也只有 1/3 的医院能够达到这一要求。总的来说延迟的原因来源于 3 个方面：患者延迟、转运延迟、治疗的延迟。

众所周知，对心肌梗死发作症状的知晓率将在很大程度上影响人们在心脏病发作时的处理方法，只有对心脏病发作症状的充分了解，才能使人们采取积极措施，减少就诊延迟，为溶栓和介入治疗赢得时间。普及和宣传心血管病及急性胸痛知识对缩短 STEMI 再灌注时间至关重要。应建立患者教育机制，对居民进行教育，加强公众健康教育，让患者在出现症状能在第一时间及时求助做到“早发现、早诊治”。

在我国，提高 STEMI 的治疗水平不仅需要医务人员继续提高医疗知识和服务水平，同时还需要加强对社会整体，特别是患者及其家属的健康教育，提高患者对疾病的认识、危害及如何应对是促使患者发病后能尽快就医的基础。患者及家属是缩短从发病到就诊时间的主体，能否做好，取决于患者及家属对冠心病的认识程度、取决于对发病后如何处置的熟悉程度。笔者的课题组成员依托“黄河口心血管病论坛”，组织志愿者包括医学生、院内同事，利用休息时间对社区、学校、农村进行长期、定期知识宣教。对心脏病患者及高危人群实施医学知识培训，使患者发病后能及时就医，使患者了解 AMI 救治的方法，这能够明显缩短发病 -FMC 时间以及再灌注沟通时间，缩短 STEMI 再灌注时间。但这无疑会增加医务工作者的劳动强度以及医院经济投入，所以要争取政府及社会的支持。院前的医疗急救系统不健全，社区基层医师对心肌梗死判断不敏感，对患者进一步的治疗方法不能确定，致使治疗上及转运的延迟。建立医师培训机制，对基层急诊科医师及内科医师进行 ECG 判读等培训，推进落实指南，做到“早诊断、早治疗”。指南是否能够落实具有重要的临床意义。

“区域网络协同救治”这种联动机制，使区域内的所有 STEMI 患者都能够得到及时有效的救治，而不是在医院坐等患者的到来。目前我们很多地方医疗设备匮乏，诊疗水平良莠不齐，心血管疾病的防治面临巨大的挑战。我们服务对象主要面对农村患者，患者发病后多就诊于基层医院，社区医师包括社区工作人员能否尽快识别心肌梗死，减少漏诊、误诊。为了使 AMI 得到更快救治，必须承担起对社区医师教育的责任，长期不间断提供资源和培训，提升社区医师对疾病的识别能力，推进指南落实，将指南扎根本土，结合当地实际情况将指南本土化。基层及社区服务中心是区域网络无缝隙连接的重要环节。加强院前急诊急救队伍建设，创建院前急救、院内急诊、急诊介入全过程绿色通道，建立覆盖农村及社区的急诊救治网络，完善院前急救与院内的无缝隙对接，最短的时间内获得最科学合理的救治。区域化网络中的社区和服务站所辖患者，半年随访患者服药依从性明显优于非区域化管辖组。阿司匹林、氢氯吡格雷及他汀类药物的应用明显明显优于非区域化管辖组。调查原因分析，氢氯吡格雷因价格“昂贵”患者自行停药，有些则为基层医师因患者血脂“正常”而建议患者停用他汀类药物。这样使 PCI 术后患者支架内血栓形成发生率升高，猝死风险增大。社区医师教育为区域化网络之坚实基础。

早期启动导管室，绕行急诊，缩短 STEMI 再灌注时间。AMI 的救治，如果完全按照常规诊断程序：患者先到急诊科，急诊科护士分诊，首诊医师负责转交心内科医师，然后与患者家属沟通，呼叫二线医师及介入医师，介入医师确定手术再启动导管室，需要第 3 批人员到达，这样耗时太多。使再灌注时间明显延迟。我国各医院能够行急诊 PCI 的医院基本集中在市区，而介入组成员基本实行听班制度，各自居住地点与医院有一定距离，如果急症手术不提前启动导管室势必造成时间的延迟。转运组患者在转运途中与患者及家属进行交流，阐明行急诊 PCI 的必要性，如已征的家属及患者同意可签署同意书，提前通知医院值班医师组织导管室及手术介入组成员，将患者越过急诊室直接进入导管室，从而缩短了进门→专科会诊和会诊→签署同意术、签字→组织介入组人员→进入导管室的时间，进而缩短进门→球囊扩张时间。急救车上启动导管室最具优势，急救车上启动导管室，绕行急诊绿色通道，直接进入导管室实施介入手术，D2B 时间明显缩短。

无缝隙对接及优化介入治疗围术期抗栓药物的应用至关重要。在接触患者完成心电图检查后，对 STEMI 患者立即“阿司匹林 300 mg 嚼服、氢氯吡格雷 300 mg 口服”，早期服用抗血小板药物能够提高血栓自溶的概率，也是所有再灌注治疗必要的辅助用药。网络救治的转运不单单是转运，加强围术期抗血小板药物的应用，进行“促进 PCI”，以减少 PCI 术中无复流及慢血流发生，以达到心肌早期、充分再灌注治疗。

区域网络无缝隙协同救治增加患者转运安全性。安全转运同样是提高再灌注成功率的一个重要因素，故此“区域网络无缝隙协同救治”显得更为重要。加强网络救治组医师业务的水平，提高对心肌梗死早期心律失常的预测与救治水平，转运途中及时、有效的处理可以挽救生命。可从当地实际情况出发，制订最优化的再灌注策略。

ACS 目前的治疗方案仍限于转院 PCI 治疗或溶栓治疗。介入治疗对设备及技术要求高，限制其应用。溶栓治疗“快速、简便、经济、易操作”等优势。不受时间、地点限制。基层医院溶栓治疗更应引起重视，既往多选用非选择性溶栓药物，并发症多，效果差。第三代溶栓药物（rPA），具有很强的纤维蛋白选择性，可以静脉推注给药，应用方法方便。可以急救车上溶栓治疗。规范的临床溶栓，对于提高我国急性 STEMI 再灌注治疗的比例和成功率具有重要的意义。我们实施区域化协同救治后，根据指南，对适合溶栓患者积极实施溶栓治疗，溶栓后转至我院 120 例患者，经冠状动脉造影证实 116 例溶栓成功，TIMI 血流 3 级。溶栓时间距发病时间最短 30 min，最长 6 h。溶栓失败 4 例患者，2 例为弥漫性三支病变并发 AMI。所有患者中 1 例出现鼻出血，1 例出现少量咯血，均未行特殊处理治愈。

沈洪等研究显示：重组组织型纤溶酶原激活物与尿激酶溶栓治疗 AMI 比较，重组组织型纤溶酶原激活物有良好的溶栓效果，冠脉再通率高，尤其在发病后 3 h 内进行治疗效果更佳。对于基层医院尽早实施溶栓实行早期转运 PCI 是优化早期再灌注的最佳方案。近年 CARESS、TRANSFER-AMI、NORDISTEMI 研究显示对于高危患者溶栓后即刻转运接受 PCI 处理的结果优于补救性 PCI。

“区域化网络救治”模式，提高了基层医院 STEMI 早期就诊率，能够让大医院的优势资源持久的、随时的为基层医院所利用，从而有效地提高基层医院的医疗水平及救治水平。缩短 STEMI 患者从发病到再灌注的全程时间，优化介入治疗围术期抗栓药物的应用，科学合理的实施溶栓与转运 PCI 的序贯再灌注治疗对 STEMI 的救治具有非常重要的意义。本救治模式解决了当前在 STEMI 救治方面困扰医学界的再灌注时间延迟的问题。真正起到“救急、救贫”。利用区域网络加强健康教育，加强术后随访督导术后药物应用，减少术后不良事件，改善患者长期预后。

（马凯）

第六章　稳定型心绞痛

第一节　稳定型心绞痛概述

心绞痛是由于暂时性心肌缺血引起的以胸痛为主要特征的临床综合征，是冠状动脉粥样硬化性心脏病的最常见表现。通常见于冠状动脉至少一支主要分支管腔直径狭窄在 50% 以上的患者，当体力或精神应激时，冠状动脉血流不能满足心肌代谢的需要，导致心肌缺血，从而引起心绞痛发作，休息或含服硝酸甘油可缓解。慢性稳定型心绞痛是指心绞痛发作的程度、频度、性质及诱发因素在数周或数月内无显著变化的患者。

第二节　稳定型心绞痛的诊疗规范

一、临床表现

1. 部位

典型的心绞痛部位是在胸骨后或左前胸，范围常不局限，可以放射到颈部、咽部、颌部、上腹部、肩背部、左臂及左手指侧，也可以放射至其他部位，心绞痛还可以发生在胸部以外如上腹部、咽部、颈部等。每次心绞痛发作部位往往是相似的。

2. 性质

常呈紧缩感、绞榨感、压迫感、烧灼感、胸憋、胸闷或有窒息感、沉重感，有的患者只述为胸部不适，主观感觉个体差异较大，但一般不会是针刺样疼痛，有的表现为乏力、气短。

3. 持续时间

呈阵发性发作，持续数分钟，一般不会超过 10 min，也不会转瞬即逝或持续数小时。

4. 诱发因素及缓解方式

慢性稳定型心绞痛的发作与劳力或情绪激动有关，如走快路、爬坡时诱发，停下休息即可缓解，多发生在劳力当时而不是之后。舌下含服硝酸甘油可在 2 ～ 5 min 内迅速缓解症状（表 6-1）。

表 6-1　加拿大心血管学会（CCS）心绞痛严重度分级

Ⅰ级	一般体力活动不引起心绞痛，例如行走和上楼，但紧张、快速或持续用力可引起心绞痛的发作
Ⅱ级	日常体力活动稍受限制，快步行走或上楼、登高、饭后行走或上楼、寒冷或风中行走、情绪激动可发作心绞痛或仅在睡醒后数 h 内发作。在正常情况下以一般速度平地步行 200 m 以上或登一层以上的楼梯受限
Ⅲ级	日常体力活动明显受限，在正常情况下以一般速度平地步行 100 ～ 200 m 或登一层楼梯时可发作心绞痛
Ⅳ级	轻微活动或休息时即可以出现心绞痛症状

二、临床评价

（一）心电图检查

1）静息时心电图

约半数患者在正常范围，也可能有陈旧性心肌梗死的改变或非特异性 ST 段或 T 波异常。有时出现房室或束支传导阻滞或室性、房性期前收缩等心律失常。

2. 心电图运动试验

心电图运动试验的适应证为：①有心绞痛症状怀疑冠心病，可进行运动，静息心电图无明显异常的患者，为诊断目的。②确定稳定性冠心病的患者心绞痛症状明显改变者。③确诊的稳定性冠心病患者用于危险分层。

1）运动试验禁忌证

AMI 早期、未经治疗稳定的 ACS、未控制的严重心律失常或高度房室传导阻滞、未控制的心力衰竭、急性肺动脉栓塞或肺梗死、主动脉夹层、已知左冠状动脉主干狭窄、重度主动脉瓣狭窄、肥厚型梗阻性心肌病、严重高血压、活动性心肌炎、心包炎、电解质异常等。

2）方案

采用 Burce 方案，运动试验的阳性标准为运动中出现典型心绞痛，运动中或运动后出现 ST 段水平或下斜型下降≥ 1 mm（J 点后 60 ～ 80 ms），或运动中出现血压下降者。

3）需终止运动试验的情况

有下列情况1项者需终止运动试验：①出现明显症状（如胸痛、乏力、气短、跛行），症状伴有意义的ST段变化。②ST段明显压低（压低）> 2 mm为终止运动相对指征；≥ 4 mm为终止运动绝对指征）。③ ST段抬高≥ 1 mm。④出现有意义的心律失常；收缩压持续降低）10 mmHg（1 mmHg = 0.133kPa）或血压明显升高（收缩压> 250 mmHg或舒张压> 115 mmHg）。⑤已达目标心率者。

4）危险分层

运动试验不仅可检出心肌缺血，提供诊断信息，而且可以检测缺血阈值，估测缺血范围及严重程度。

3.Duke活动平板评分

其是一经过验证的根据运动时间、ST段压低和运动中心绞痛程度来进行危险分层的指标。

Duke评分=运动时间（min）-5 × ST段下降（mm）-（4 × 心绞痛指数）。

1）心绞痛指数

0：运动中无心绞痛；1：运动中有心绞痛；2：因心绞痛需终止运动试验。

2）Duke评分

≥ 5分低危，1年病死率0.25%；-10 ~ +4分中危，1年病死率1.25%；≤ -11分高危，1年病死率5.25%。75岁以上老年人，Duke计分可能会受影响。

4. 下列情况不宜行心电图运动试验或运动试验难以评定

静息心电图ST段下降> 1 mm、完全性左束支传导阻滞（left bundle-branch block，LBBB）、预激综合征、室性起搏心律及正在服用地高辛的患者。

5. 心电图连续动态监测

Hoter检查可连续记录并自动分析24 h（或更长时间）的心电图（双极胸导联或同步12导联），其可发现心电图ST-T改变和各种心律失常。将出现异常心电图表现的时间与患者的活动和症状相对照。胸痛发作时相应时间的缺血性ST-T改变有助于确定心绞痛的诊断，也可检出无症状性心肌缺血。

（三）超声心动图

多数稳定型心绞痛患者静息时超声心动图检查无异常。有陈旧性心肌梗死者或严重心肌缺血者，二维超声心动图可探测到坏死区或缺血区心室壁的运动异常。运动或药物负荷超声心动图检查可以评价负荷状态下的心肌灌注情况。超声心动图还有助于发现其他需要与冠状动脉狭窄导致的心绞痛相鉴别的疾病，如梗阻性肥厚型心肌病、主动脉瓣狭窄等。

（四）多层螺旋 CT 冠状动脉成像

进行冠状动脉二维或三维重建，用于判断冠状动脉狭窄程度和管壁钙化情况，对判断管壁内斑块分布范围和性质也有一定意义。冠状动脉 CTA 有较高的阴性预测价值，若未见狭窄病变，一般可不进行有创检查，但其对狭窄程度的判断仍有一定限度，特别当钙化存在时会显著影响判断。

（五）有创性检查

冠状动脉造影术：对心绞痛或可疑心绞痛患者，冠状动脉造影可以明确诊断及血管病变情况并决定治疗策略及预后。

为诊断及危险分层进行冠状动脉造影的适应证如下：

（1）严重稳定型心绞痛（CCS 分级 3 级或以上者），特别是药物治疗不能很好缓解症状者（I，B）。

（2）无创方法评价为高危的患者，不论心绞痛严重程度如何（I，B）。

（3）心脏停搏存活者（I，B）。

（4）患者有严重的室性心律失常（I，C）。

（5）血管重建（PCI，CABG）的患者有早期中等或严重的心绞痛复发（I，C）。

（6）伴有慢性心力衰竭或左室射血分数（LVEF）明显减低的心绞痛患者（I，C）。

（7）无创评价属中 - 高危的心绞痛患者需考虑大的非心脏手术时，尤其是血管手术时（如主动脉瘤修复，颈动脉内膜剥脱术，股动脉搭桥等）。

不推荐行冠状动脉造影的情况：严重肾功能不全、造影剂过敏、精神异常不能合作者或合并其他严重疾病，血管造影的得益低于风险者。

第三节　稳定型心绞痛治疗

慢性稳定型心绞痛药物治疗的主要目的是：预防心肌梗死和猝死，改善生存；减轻症状和缺血发作，改善生活质量。在选择治疗药物时，应首先考虑预防心肌梗死和死亡。此外，应积极处理危险因素。

一、改善预后的药物

1. 阿司匹林

通过抑制环氧化酶和血栓烷的合成达到抗血小板聚集的作用，所有患者只要没有用药禁忌证都应该服用。随机对照研究证实了慢性稳定型心绞痛患者服用阿司匹林可降低心肌梗死、脑卒中或心血管性死亡的风险。阿司匹林的最佳剂量范围为

75 ～ 150 mg/d。其主要不良反应为胃肠道出血或对阿司匹林过敏。不能耐受阿司匹林的患者，可改用氯批格雷作为替代治疗。

2. 氯吡格雷

通过选择性的不可逆的抑制血小板 ADP 受体而阻断 ADP 依赖激活的 GPIIb/IIIa 复合物，有效地减少 ADP 介导的血小板激活和聚集。其主要用于支架植入以后及阿司匹林有禁忌证的患者。该药起效快，顿服 300 mg 后 2 h 即能达到有效血药浓度。常用维持剂量为 75 mg/d，1 次口服。

3. β - 受体阻滞剂

多个 β - 受体阻滞剂对病死率影响的荟萃分析显示，心肌梗死后患者长期接受 β - 受体阻滞剂二级预防治疗，可降低相对病死率 24%。具有内在拟交感活性的 β - 受体阻滞剂心脏保护作用较差。需要指出的是，目前被广泛使用的 β - 受体阻滞剂阿替洛尔，尚无明确证据表明能影响患者的病死率。推荐使用无内在拟交感活性的 β - 受体阻滞剂。β - 受体阻滞剂的使用剂量应个体化，从较小剂量开始，逐级增加剂量，以能缓解症状，心率不低于 50 次 /min 为宜。常用 β - 受体阻滞剂剂量见表 6-2。

表 6-2　常用 β－受体阻滞剂

药品名称	常用剂量	服药方法	选择性
普萘洛尔	10 ～ 20mg	每日 2 ～ 3 次口服	非选择性
美托洛尔	25 ～ 100 mg	每日 2 次口服	β1 选择性
美托洛尔缓释片	50 ～ 200mg	每日 1 次口服	β1 选择性
阿替洛尔	25 ～ 50mg	每日 2 次口服	β1 选择性
比索洛尔	5 ～ 10mg	每日 1 次口服	β1 选择性

4. 调脂治疗

他汀类药物治疗还有延缓斑块进展，使斑块稳定和抗炎等有益作用（表 6-3）。

表 6-3　临床常用他汀类药物

药品名称	常用剂量	服用方法
洛伐他汀	25 ～ 40 mg	晚上 1 次口服
辛伐他汀	20 ～ 40 mg	晚上 1 次口服
阿托伐他汀	10 ～ 20 mg	每日 1 次口服
普伐他汀	20 ～ 40 mg	晚上 1 次口服
氟伐他汀	40 ～ 80 mg	晚上 1 次口服
舒瑞伐他汀	5 ～ 10 mg	晚上 1 次口服
血脂康	600 mg	每日 2 次口服

5.ACEI

可以使冠心病患者的心血管死亡、非致死性心肌梗死等主要终点事件的相对危险性显著降低。在稳定型心绞痛患者中，合并糖尿病、心力衰竭或左心室收缩功能不全的高危患者建议使用 ACEI。所有冠心病患者均能从 ACEI 治疗中获益，但低危患者获益可能较小。不能耐受 ACEI 药物者可使用 ARB 类药物（表 6-4）。

表 6-4　临床常用的 ACEI 剂量

药品名称	常用剂量	服用方法	分类
卡托普利	12.5 ～ 50mg	每日 3 次口服	巯基
依那普利	5 ～ 10mg	每日 2 次口服	羧基
培哚普利	4 ～ 8 mg	每日 1 次口服	羧基
雷米普利	5 ～ 10mg	每日 1 次口服	羧基
贝那普利	10 ～ 20 mg	每日 1 次口服	羧基
赖诺普利	1 ～ 20mg	每日 1 次口服	羧基
福辛普利	10 ～ 40mg	每日 1 次口服	磷酸基

二、减轻症状、改善缺血的药物

减轻症状及改善缺血的药物应与预防心肌梗死和死亡的药物联合使用，其中有一些药物，如 β - 受体阻滞剂，同时兼有两方面的作用。目前减轻症状及改善缺血的主要药物包括 3 类：β - 受体阻滞剂、硝酸酯类药物和钙拮抗剂（表 6-5）。

表 6-5　常用硝酸酯类药物剂量

药物名称	使用方法 / 剂型	剂量	用法
硝酸甘油	舌下含服	0.5 ～ 0.6 mg	连用不超过 3 次，每次相隔 5 min
	喷雾剂	0.4 mg	15 min 内不超过 1.2 mg
	皮肤贴片	5 mg	每日 1 次，注意要及时揭去
	普通片	10 ～ 30 m	每日 3 ～ 4 次口服
二硝酸异山梨酯	缓释片或胶囊	20 ～ 40 mg	每日 1 ～ 2 次口服
	普通片	20mg	每日 2 次口服
单硝酸异山梨酯	缓释片或胶囊	40 ～ 60mg	每日 1 次口服

钙拮抗剂：早期小规模临床研究，如 IMAGE、APSIS、TIBBS 和 TIBET 等比较了 β - 受体阻滞剂与钙拮抗剂在缓解心绞痛或增加运动耐量方面的疗效，但结果缺乏一致性。比较两者疗效的荟萃分析显示，在缓解心绞痛症状方面 β - 受体阻滞剂比钙拮抗剂更有效；而在改善运动耐量和改善心肌缺血方面 β - 受体阻滞剂和钙拮抗剂相当。二氢吡啶类和非二氢吡啶类钙拮抗剂同样有效，非二氢吡啶类钙拮抗剂的负性肌力效应较强。

三、其他治疗药物

1. 代谢性药物

曲美他嗪通过调节心肌能源底物，抑制脂肪酸氧化，优化心肌能量代谢，能改善心肌缺血及左心功能，缓解心绞痛。可与 β - 受体阻滞剂等抗心肌缺血药物联用。常用剂量为 60 mg/d，分 3 次口服。

2. 尼可地尔

尼可地尔是一种钾通道开放剂，与硝酸酯类制剂具有相似药理特性，对稳定型心绞痛治疗可能有效。常用剂量为 6 mg/d，分 3 次口服。

四、非药物治疗

1. 血管重建治疗

慢性稳定型心绞痛的血管重建治疗，主要包括 PCI 和 CABG 等。对于慢性稳定型心绞痛的患者，PCI 和 CABG 是常用的治疗方法。

CABG：某些特定的冠状动脉病变解剖类型手术预后优于药物治疗，这些情况包括：①左主干的明显狭窄。②三支主要冠状动脉近段的明显狭窄。③两支主要冠状动脉的明显狭窄，其中包括左前降支近段的高度狭窄。

PCI 血管重建指征及禁忌证：

1）在药物治疗基础上进行血管重建应考虑以下情况：①药物治疗不能成功控制症状使患者满意。②无创检查提示较大面积心肌存在风险。③手术成功率高，而相关的并发症和病死率在可接受范围内。④与药物治疗相比患者倾向于选择血管重建，并且已向患者充分告知治疗可能出现的相关风险。

2）在选择不同的血管重建方法时应考虑以下情况：①围手术期并发症和死亡风险；②手术成功的概率，包括 PCI 或 CABG 哪种技术更适合这类病变；③再狭窄或桥血管阻塞的风险；④完全血管重建。如选择对多支血管病变行 PCI，要考虑 PCI 达到完全血管重建的可能性是否很高或者至少可达到与 CABG 等同的灌注范围；⑤糖尿病情况；⑥当地医院心脏外科和 PCI 的经验；⑦患者的选择倾向。

3）心肌血管重建的禁忌证包括以下情况：①一支或二支血管病变不包括 LAD 近段狭窄的患者，仅有轻微症状或无症状，未接受充分的药物治疗或者无创检查未显示缺血或仅有小范围的缺血 / 存活心肌；②非左主干冠状动脉边缘狭窄（50% ～ 70%），无创检查未显示缺血。③不严重的冠状动脉狭窄。④操作相关的并发症或病死率风险高（病死率＞ 10% ～ 15%），除非操作的风险可被预期生存率的显著获益所平衡或者如不进行操作患者的生活质量极差。

第四节 稳定型心绞痛的区域医疗策略

对诊断为 SCAD 的患者，应进行危险分层以指导治疗决策。

各种危险分层方法的适用人群不同，主要方法如下：①依据临床情况进行危险分层适用于所有的患者；②依据左心室功能进行危险分层适用于绝大多数患者；③依据对负荷试验的反应进行危险分层适用于大多数患者；④依据 CAG 进行危险分层适用于选择性的患者。

2018 年慢性稳定性冠心病新版指南为危险分层提供了统一的标准：低风险是指年病死率＜ 1%，中等风险指年病死率 1% ～ 3%，高风险指年病死率 >3%。

第五节 稳定型心绞痛患者的预防（危险因素的控制）

对于稳定型心绞痛除应用药物防止心绞痛再次发作外，应从阻止或逆转粥样硬化病情进展，预防心肌梗死等方面综合考虑，以改善预后。

1. 患者的教育

当前，医务人员倾向于将重点放在诊断及治疗方面，而忽视了对患者的教育。

有效的教育可以使患者全身心参与治疗和预防，并减轻对病情的担心与焦虑，教育能协调患者理解其治疗方案，更好地依从治疗方案和控制危险因素，从而改善和提高患者的生活质量，降低病死率。

2. 吸烟

临床研究显示，吸烟能增加患者心血管疾病病死率 50%，心血管死亡的风险与吸烟量直接相关。吸烟还与血栓形成、斑块不稳定及心律失常相关。对于所有冠心病患者，均需详细询问吸烟史。

资料显示，戒烟能降低心血管事件的风险。医务工作者应向患者讲明吸烟的危害，动员并协助患者完全戒烟并且避免被动吸烟。目前，已有一些行为及药物治疗措施，如尼古丁替代治疗等，可以协助患者戒烟。

3. 运动

运动应尽可能与多种危险因素的干预结合起来，成为冠心病患者综合治疗的一部分。

目前有资料显示，运动锻炼能减轻患者症状、改善运动耐量，减轻同位素显像的缺血程度及动态心电图上的 ST 段压低。建议冠心病稳定型心绞痛患者每日运动 30 min，每周运动不少于 5 d。

4. 控制血压

通过生活方式改变及使用降压药物，将血压控制于 140/90 mmHg 以下，对于糖尿病及 CKD 患者，应控制在 130/80 mmHg 以下。选择降压药物时，应优先考虑 β-受体阻滞剂和（或）ACEI。

5. 调脂治疗

脂代谢紊乱是冠心病的重要危险因素。冠心病患者应积极纠正脂代谢紊乱。流行病学资料提示，LDL-C 每增加 1%，冠状动脉事件的危险性增加 2% ～ 3%。因此，冠心病患者应接受积极的降低 LDL-C 的治疗，治疗药物已于前述。

观察性研究和临床试验已证明，HDL-C 与冠心病危险性之间存在着明确的负相关，但目前很难证实升高 HDL-C 能降低冠心病的发病率。美国国家胆固醇教育计划 ATP Ⅲ将低 HDL-C 定义为 HDL-C ＜ 1.04 mmol/L（40 mg/dL）。冠心病患者合并低 HDL-C，复发冠状动脉事件的危险度较高，应当积极进行非药物治疗。但 HDL-C 的升高并没有明确的靶目标值。TG 水平在临界范围［1.7 ～ 2.3 mmol/L（150 ～ 200 mg/dL）］或升高［＞ 2.3 mmol/L（200 mg/dL）］是冠心病的一个独立的预测因素。TG 与冠心病危险的相关性多与其他因素（包括糖尿病，肥胖，高血压，高 LDL 血症和低 HDL 血症）有关。

目前，尚不清楚针对高 TG 的治疗是否能够降低初发或复发冠心病事件的风险。药物治疗包括烟酸和贝特类药物，他汀类药物在某种程度上也有作用。对高 TG 血症的治疗应强调治疗性生活方式的改变和非 HDL-C 水平的联合目标。

6. 糖尿病

糖尿病合并冠心病慢性稳定型心绞痛患者应立即开始纠正生活习惯及使用降糖药物治疗，使 HbA1c 在正常范围（≤ 6.5%），同时应对合并存在的其他危险因素进行积极干预。

7. 代谢综合征

越来越多的证据表明除降低 LDL-C 以外，把纠正代谢综合征作为一个特定的二级治疗目标，可以减少未来冠心病事件的危险。诊断为代谢综合征的患者，治疗的目标是减少基础诱因（如肥胖、缺乏锻炼）和治疗相关的脂类和非脂类（如高血压、高血糖）危险因素。

8. 肥胖

按照中国肥胖防治指南定义，肥胖指 BMI ≥ 28 kg/m^2；腹形肥胖指男性腰围≥ 90 cm，女性≥ 80 cm。肥胖多伴随其他促发冠心病的危险因素（高血压、IR、HDL-C 降低和 TG 升高等）。与肥胖相关的冠心病危险的增加多由上述危险因素导致。减轻体重（控制饮食、活动和锻炼、减少饮酒量）有利于控制其他多种危险因素，是冠心病二级预防的一个重要部分。

9. 雌激素替代治疗

曾被提倡此疗法用于绝经期后妇女，但随机研究并未能显示冠心病妇女用药后 4 年随访的心血管事件的减少。女性健康启动计划显示，雌激素替代治疗对整个健康的危害超过其受益。

10. 抗氧化维生素治疗（维生素 C、维生素 E 等）

从理论上讲，抗氧化治疗对冠心病、动脉粥样硬化有益。但 HATS 及新近公布的 HOPE、HPS 等试验未能显示目前所用剂量的抗氧化维生素能改善终点指标。

11. 高同型半胱氨酸血症

高同型半胱氨酸血症与冠心病、外周血管病、颈动脉疾病的风险相关，通常是因为缺乏维生素 B_6、B_{12} 和叶酸所致。补充这些维生素可以降低已升高的同型半胱氨酸水平，但其治疗价值并未在临床研究中得到证实。

第六节　稳定型冠心病临床路径

一、标准住院流程

1. 适用对象：冠心病稳定型心绞痛的患者。

2. 诊断依据：符合冠心病、稳定型心绞痛的诊断。

3. 进入路径标准：符合诊断依据，需行冠脉造影检查。

4. 标准住院日：5 天。

5. 住院期间的检查项目

（1）必需的检查项目

1）血常规、尿常规、便常规 + 大便隐血、凝血功能；

2）肝功能、肾功能、电解质、血脂、血糖（空腹和餐后 2 h）、CRP、proBNP、AA+ADP 诱导的血小板聚集率、术前 3 项；

3）胸部 X 线片、心电图、超声心动图、平板试验（负荷心电图）；

（2）根据患者病情进行的检查项目：甲状腺功能、HbA1c、上消化道钡餐、胃镜、24 h 动态心电图、IMR、SPECT。

6. 治疗方案的选择：常规药物治疗效果欠佳酌情考虑行冠脉造影检查。

7. 预防性抗菌药物选择与使用时机：无。

8. 手术日：入院 2 ～ 3 天。

9. 术后恢复：2 天。

10. 出院标准：无胸闷胸痛发作。

11. 变异及原因分析：①术后出现严重并发症导致住院时间延长；2 患者死亡，退出临床路径。

二、临床路径执行表单

临床路径执行表单适用对象：稳定型冠心病（表 6-6）。

表 6-6 临床路径执行表

患者姓名： 性别： 年龄： 门诊号： 住院号：

住院日期 年 月 日 出院日期 年 月 日 标准住院日 天

时间	住院第 1 天	住院第 2 天
诊疗工作	□ 询问病史，体查 □ 评价病史及基础病 □ 书写首次病程记录 □ 吸氧 □ 超声心电图 动态心电图等检	□ 上级医师查房确定患者是否需要□ 行冠脉造影检查 □ 完成术前准备 □ 告知患者及家属手术风险及相关的注意事项，签署手术知情同意书
重点医嘱	长期医嘱： □ 按心内科常规护理 □ 卧床休息 □ 吸氧 □ 病重 □ 陪护 1 人 □ 阿司匹林 100 mg □ 阿托伐他汀钙片 20 mg qn 临时医嘱： □ 心电图检查 □ 血常规 □ 生化 □ 凝血机制 □ 术前三项 □ 动态心电图 □ 胸片 □ 心脏超声	长期医嘱： □ 按心内科常规护理 □ 卧床休息 □ 吸氧 □ 病重 □ 陪护 1 人 □ 阿司匹林 100 mg □ 阿托伐他汀钙片 20 mg，qn 临时医嘱： □ 胸片 □ 心脏超声
护理工作	□ 二级护理 □ 完成日常护理工作 □ 入院宣教	□ 二级护理 □ 完成日常护理工作
变异	□无 □有，原因：	□无 □有，原因：

续表

护士签名			
医师签名			
时间	住院第 3 ～ 4 天（手术日） 术前	术后	住院第 5 天 （手术后第 1 天）
诊疗工作	□ 住院医师查房 □ 检查术前检查是否完善	□ 住院医师接诊术后患者，检查心率、血压、并书写病程记录 □ 穿刺部位加压包扎并制动 □ 严密观察穿刺部位、渗出情况 □ 观察患者不适情况，及时发现处理术后并发症 □ 必要时复查心肌坏死标记物和血常规等 □ 心电监护	□ 上级医师查房 □ 完成上级医师查房记录 □ 穿刺部位换药 □ 严密观察病情，及时发现和处理术后并发症
重点医嘱	长期医嘱： □ 按心内科常规护理 □ 卧床休息 □ 病重 □ 陪护 1 人 □ 阿司匹林 100 mg □ 他汀类药物 □ 硝酸酯类 □ β - 受体阻滞剂 临时医嘱： □ 阿司匹林肠溶片（必要时） □ 硫酸氢氯吡格雷片（必要时）	长期医嘱： □ 按心内科常规护理 □ 卧床休息 □ 吸氧 □ 病重 □ 陪护 1 人 □ 注意伤口渗血情况 □ 按冠脉造影检查术后常规护理 □ 阿司匹林 100 mg □ 阿托伐他汀钙片 20 mg，qn 临时医嘱： □ 盐袋压迫 6 h □ 桡动脉穿刺处加压压迫 □ 心电图 1 次	长期医嘱： □ 按心内科常规护理 □ 卧床休息 □ 吸氧 □ 病重 □ 陪护 1 人 □ 注意伤口渗血情况 □ 按冠脉造影检查术后常规护理 □ 阿司匹林 100 mg □ 阿托伐他汀钙片 20 mg，qn 临时医嘱： □ 心脏超声
护理工作	□ 一级护理 □ 完成日常护理工作	□ 一级护理 □ 完成日常护理工作 □ 观察穿刺部位情况	□ 一级护理 □ 完成日常护理工作 □ 观察穿刺部位情况
变异	□无 □有，原因：	□无 □有，原因：	□无 □有，原因：
护士签名			
医师签名			
时间	住院第 6 天 （术后第 2 天）	住院第 7 天 （术后第 3 天）	住院第 8 天 （术后第 4 天）

续表

诊疗工作	□ 住院医师查房 □ 完成查房记录 □ PCI 术后常规治疗 □ 严密观察病情变化，及时发 □ 现和处理 PCI 术后并发症 □ 观察穿刺部位情况	□ 上级医师查房，确定患者出院指征及出院后治疗方案 □ 治疗效果、预后评估 □ 完成上级医师查房记录 □ 严密观察病情变化，及时发现和处理 PCI 术后并发症 □ 观察穿刺部位情况 □ 康复及宣教	□ 住院医师查房，监测心率、血压、心电图，完成出院前病程记录 □ 书写出院记录、诊断证明，填写住院病历首页 □ 向患者及家属交代出院后注意事项，预约复诊时间 □ 如果患者不能出院，在病程中说明原因和继续治疗方案 □ 二级预防方案
重点医嘱	长期医嘱： □ PCI 术后护理常规 □ 一级或二级护理 □ 低盐低脂饮食 □ 药物治疗同前 临时医嘱：	长期医嘱： □ PCI 术后护理常规 □ 二级护理 □ 低盐低脂饮食 □ 药物治疗同前 □ PCI 术后护理常规 临时医嘱：	长期医嘱： □ 低盐低脂饮食、适量运动、改善生活方式（戒烟） □ 控制高血压、高血脂、糖尿病等危险因素 □ 出院带药（根据情况）：抗血小板药物、他汀类药物、ACEI 或 ARB □ 定期复查 临时医嘱：
护理工作	□ 完成患者心理与生活护理完 □ 成日常护理工作 □ 观察穿刺部位情况 □ 冠心病预防知识教育	□ 完成患者心理与生活护理 □ 完成日常护理工作 □ 出院准备指导 □ 冠心病预防知识教育	□ 帮助办理出院手续 □ 出院指导 □ 出院后冠心病二级预防宣教
变异	□无 □有，原因：	□无 □有，原因：	□无 □有，原因：
护士签名			
医师签名			

第七节　2019 ESC 慢性冠脉综合征指南

《2019 ESC 慢性冠脉综合征指南》在 2019 年欧洲心脏病学会年会（ESC2019）和 2019 年世界心脏病学大会（WCC2019）上重磅发布。新指南从疾病的认知理念、风险评估、检查手段、药物治疗等方面进行了更新，对临床工作有重大指导意义。

一、认知理念更新

《2019 ESC 慢性冠脉综合征指南》（以下简称指南）认为冠心病通常是进展性的，

即使没有明显临床症状，病变也可能很严重，并没有真正意义上的“稳定”。因此，指南摒弃了既往“稳定性冠心病”这一说法，提出了“慢性冠脉综合征”这一新概念。而这一新术语能够与急性冠脉综合征两者一起更完美地涵盖了冠心病的全部范畴，而且无论是从疾病分类的组织架构还是从病情的动态变化，两者彼此相互补充，有利于社会公众和医务人员对冠心病更加深入的认识。

所谓的慢性冠脉综合征，简单而言是除急性冠脉综合征以外的其他缺血性冠心病患者，整体内涵与既往稳定性冠心病的定义较为相似，但是这一新术语更能反映出冠心病动态变化的病理生理特征，表明冠心病稳定只是暂时的、相对的，随时都有发展至急性冠脉综合征的风险。虽然慢性冠脉综合征也是一个冠脉综合征，但它是一个缓慢发展的过程，包含了很多现有的但是原来没有包括进来的情况，既覆盖了原来的慢性冠心病，也包括急性冠脉综合征 1 年内相对稳定的状态，其实这种情况应该是药物控制下的稳定，而不是真正的稳定，所以称它为慢性冠脉综合征；除此之外，还包括 PCI 术后 1 年以上的情况，以及既往可能没有症状但有确切证据证实是冠心病，甚至可能发展为急性的情况；还有 HF 作为首发表现，但推测很有可能是冠心病的患者，特别是近几年来提到的非常明确的因微血管病变引起的冠心病，这类冠心病以前常被我们忽略，认为是良性的或者是功能性的，现在也纳入了慢性冠脉综合征范畴，因为这类情况也可以引起一些急性反应。指南特别强调了疾病全程管理的理念，即把冠心病的病程分为三个时期，即临床前期、近期诊疗期和长程（long-standing）诊疗期，并将 PCI 术后一年之内定义为近期诊疗期，ACS 发病一年之后定义为长程诊疗期。在长程诊疗期特别强调了危险因素的控制、生活方式的调整、药物治疗，以及存在大面积心肌缺血所带来的高风险。

指南对慢性冠脉综合征进行了新的分型，认为疑似或已确定的 CCS 患者包括以下 6 种：

（1）患者可疑冠状动脉疾病伴有稳定的心绞痛症状和（或）憋气症状；

（2）患者具有新发的 HF 或左心室功能不全，且可疑为冠状动脉疾病；

（3）患者于 ACS 或冠脉血运重建后 1 年内，无症状或症状稳定；

（4）患者初次诊断或血运重建后超过 1 年，有或无症状；

（5）患者可疑因血管痉挛或微血管病变而有心绞痛症状；

（6）因体检或筛查发现的无症状患者。

二、风险评估更新

对于单纯应用临床评估不能除外 CAD 的有症状的患者，建议进行非侵入性影像学功能学评价或冠脉 CT 作为初始检查手段。

对于此类患者可选择冠脉造影作为替代检查手段：药物治疗症状控制不佳的患者、低运动量既有典型心绞痛症状的患者以及临床评估事件风险高的患者。除非狭窄程度超过 90%，否则在血运重建治疗前应进行侵入性功能评价。

非侵入性检查无法确诊时,可应用侵入性冠脉造影+功能评价的方法确诊冠心病。

应用其他无创检查不能明确诊断时，可应用冠脉 CT 替代侵入性冠脉造影明确诊断。

对于因冠脉严重钙化、心律不齐、过度肥胖或不能屏气配合等原因影响影像质量的患者不建议应用冠脉 CT。

三、药物更新

1. 关于抗栓治疗：结合新证据，新型口服抗凝药物地位提升，合并房颤患者的抗栓治疗推荐更加明确。

（1）长期加用抗栓药物

对于无出血高危因素但是有缺血高危因素的患者，在阿司匹林的基础上加用其他抗栓药物作为长期二级预防的药物；对于无出血高危因素但是有至少一个缺血中危因素的患者，在阿司匹林的基础上加用其他抗栓药物作为长期二级预防的药物。

（2）合并房颤的 CCS 患者的抗栓治疗

适合应用新型口服抗凝药物的患者，优先选择新型口服抗凝药物而非维生素 K 拮抗剂。

建议血栓栓塞事件高危的房颤患者（CHA2DS2-VASc 评分男性 ≥ 2 分，女性 ≥ 3 分）长期应用口服抗凝药物。

建议血栓栓塞事件中危的房颤患者（CHA2DS2-VASc 评分男性 1 分，女性 2 分）长期应用口服抗凝药物。

（3）合并房颤或其他抗凝指征的 PCI 术后患者的抗栓治疗

适合应用新型口服抗凝药物的患者，优先选择新型口服抗凝药物（利伐沙班 20 mg qd，达比加群 150 mg bid，阿哌沙班 5 mg bid，艾多沙班 60 mg qd）而非维生素 K 拮抗剂与抗血小板药物联合应用。

对于出血高危，而支架血栓或缺血性卒中相对低危的患者在与单联或双联抗血小板药物联合应用时，减少利伐沙班（20 mg qd，减少到 15 mg qd）或达比加群（150 mg bid 减少到 110 mg bid）。

对于无并发症的 PCI，且支架血栓的风险低，或者认为出血的风险超过支架血栓事件风险的情况，早期（1 周内）停用阿司匹林，仅应用口服抗凝药加氯吡格雷是可以选择的方案，不需考虑植入支架的种类。

对于支架血栓风险超过出血风险的患者，可考虑应用阿司匹林、氯吡格雷加 OAC 三联治疗 1 个月以上，整体疗程（不超过 6 个月）在出院时根据出血和血栓的相对风险决定。

应用维生素 K 拮抗剂加阿司匹林和（或）氯吡格雷治疗的患者，应将 INR 调整至 2 ～ 2.5（至少 70% 的时间在此范围内）。

对于中高危支架血栓风险的患者可考虑应用替格瑞洛或普拉格雷加 OAC 的双联抗栓方案代替阿司匹林、氯吡格雷加 OAC 的三联抗栓方案，不需考虑植入支架的种类。

2. 关于药物治疗：反映临床试验的结果，多种药物的地位得到肯定。

（1）质子泵抑制剂

胃肠道出血高危的患者在应用阿司匹林单联治疗、双联抗血小板治疗或 OAC 单联治疗时，合并应用质子泵抑制剂。

（2）降脂治疗

应用最大可耐受剂量他汀仍未达标的患者可联合应用依折麦布；对于应用最大耐受剂量他汀和依折麦布仍未达标的极高危患者，可联合应用 PCSK9 抑制剂。

（3）ACEI

心血管事件极高危的 CCS 患者可应用 ACEI。

（4）降糖药物

糖尿病合并心血管疾病患者可应用 SGLT-2 抑制剂（恩格列净等）；糖尿病合并心血管疾病患者可应用 GLP-1 类似物（利拉鲁肽等）。

（5）二线药物

长效硝酸盐类药物适用于倍他受体阻滞剂、非二氢吡啶类 CCB 禁忌、不能耐受、不能有效控制心绞痛症状的情况下；曲美他嗪、雷诺嗪、尼可地尔、伊伐布雷定适用于倍他受体阻滞剂、非二氢吡啶类 CCB、长效硝酸盐类禁忌、不能耐受、不能有效控制心绞痛症状的情况下。

四、心脏康复

指南特别强调了疾病全程管理的理念，即把冠心病的病程分为 3 个时期，即临床前期、近期诊疗期和长程诊疗期，并将 PCI 术后 1 年之内定义为近期诊疗期，ACS 发病 1 年之后定义为长程诊疗期。在长程诊疗期特别强调了危险因素的控制、生活方式的调整、药物治疗，以及存在大面积心肌缺血所带来的高风险。

心脏康复分为 3 期，即院内康复期、院外早期康复或门诊康复期以及院外长期康复期：①第Ⅰ期（院内康复期）：本期康复目标主要是缩短住院时间，促进日常生活及运动能力的恢复，避免卧床带来的不利影响。②第Ⅱ期（院外早期康复或门诊康复期）：一般在出院后 1 ～ 6 个月进行。除了患者评估、患者教育、日常活动指导、心理支持外，这期康复计划的主要内容为在心电和血压监护下的中等强度运动，以期在循序渐进的过程中改善患者的心肺功能，提高患者的运动耐量。③第Ⅲ期（院外长期康复）也称社区或家庭康复期：为心血管事件 1 年后的院外患者提供预防和康复服务，是第Ⅱ期康复的延续。此期的关键是维持已形成的健康生活方式和运动习惯。

对于慢性冠脉综合征的患者建议行第 II 期心脏康复，患者首先需要进行康复评估，包括临床评估及功能评估。

1. 临床评估主要根据患者的主诉、临床表现将心功能进行分级

纽约心脏病协会分级适用于慢性单纯左 HF、收缩性心力衰竭。①心脏功能Ⅰ级：患有心脏病，但体力活动不受限制，一般体力活动不引起过度疲乏、心悸、呼吸困难或心绞痛。②心功能Ⅱ级（轻度）：患有心脏病，体力活动稍受限制，休息时无症状；感觉舒适，但一般体力活动会引起疲乏、心悸、呼吸困难或心绞痛。③心功能Ⅲ级（中度）：患有心脏病，体力活动受限，休息时无症状，仍感觉舒适，但一般轻度体力活动可引起疲劳、心悸、呼吸困难或心绞痛。④心功能Ⅳ级（重度）：患有心脏病，体力能力完全丧失，休息时仍可存在心力衰竭症状或心绞痛，即呼吸困难和疲乏，进行任何体力活动都会使症状加重。即轻微活动能使呼吸困难和疲乏加重。

2. 对 AMI 并发心力衰竭的严重程度采用 Killip 分级

主要根据临床症状和体征来判定：I 级是指 AMI 患者无心力衰竭；II 级指有轻度至中度的心力衰竭，肺部啰音听取范围小于两肺野的 50%，出现第三心音，静脉压升高；III 级指有重度心力衰竭、肺水肿，肺部啰音听取范围大于两肺野的 50%；IV 级为心源性休克的患者。

3. 根据化验指标判断心功能

急性 HF 的排除截点：BNP ＜ 100 pg/mL，NT-proBNP ＜ 300 pg/mL 。

急性 HF 的诊断截点：BNP ≥ 300 pg/mL，NT-proBNP ≥ 450 pg/mL（＜ 50 岁），≥ 900 pg/mL（50 ～ 75 岁），≥ 1800 pg/mL（＞ 75 岁）；肾功能不全时＞ 1200 pg/mL 作为确认急性 HF 的截断值。急性 HF 诊断中 BNP /NT-proBNP 诊断截点应结合临床表现和其他实验室检查综合征判定。慢性 HF 的排除截点：BNP ＜ 35 pg/mL，NT-proBNP ＜ 125 pg/mL。

4. 根据心脏超声判断心功能

分为射血分数减低的 HF（EF ＜ 40%），射血分数中间值的 HF（EF 40-49%），射血分数保留的 HF（EF ≥ 50%），需结合患者症状 ± 体征，后两者需同时存在钠尿肽水平升高，并符合以下至少 1 条附加标准：①相关的结构性心脏病（左

心室肥厚和或左心房扩大），②舒张功能不全。

5. 常用的功能评估

常用的功能评估有 6 分钟步行试验，静息和（或）无创心排量测定，运动心肺功能负荷试验等。

采用运动试验对心功能进行评估：心电运动试验，心肺运动试验，运动能力较差的患者可行 6 分钟步行试验。其中 6 分钟步行试验根据步行的距离划为 4 个等级，级别越低心肺功能越差，1 级：＜ 300 m；2 级：300 ～ 374.9 m；3 级：375 ～ 449.5 m；4 级：＞ 450 m。

无创心排同步 6 分钟步行试验：实时、连续、精准、动态监测步行中血流动力学变化，如每搏输出量、心输出量、前后负荷、心肌收缩力等趋势变化和静息心功能，从而更加精准的反映 6 分钟步行实验中心功能的变化，制订更加“安全有效”的运动处方。

运动心肺功能测试评估心肺功能，根据无氧阈和最大摄氧量结果指导精准运动处方的制订和评估手术麻醉的风险。

常规的运动康复程序：①准备活动，多采用低水平有氧运动，持续 5 ～ 10 min。目的是放松和伸展肌肉、提高关节活动度和心血管适应性，预防运动诱发的心脏不良事件及预防运动性损伤；②训练阶段，包含有氧运动、阻抗运动、柔韧性训练等，总时间 30-90 min。③放松运动，有利于运动系统的血液缓慢回到心脏，避免心脏负荷突然增加而诱发心脏事件的发生。放松方式可以是慢节奏有氧运动的延续或是柔韧行训练，根据患者的病情轻重可持续 5 ～ 10 min，病情越重放松运动的持续时间宜越长。除此之外，还需要进行日常生活指导及恢复工作的指导。

（王爱停 顾磊）

第七章　心力衰竭

第一节　心力衰竭概述

心力衰竭（heart failure，HF）是由于心脏结构性或功能性疾病所导致的一种临床综合征；是由各种原因的初始心肌损害（如心肌梗死、心肌病、炎症、血流动力负荷过重等）引起心室充盈和射血能力受损，最后导致心室泵血功能低下；其主要表现为呼吸困难、疲乏和液体潴留。HF 是一种症状性疾病，是多种心血管疾病的严重和终末阶段，其病死率高，预后不良。

由于现代药物和医学科技水平不断提高，HF 的病死率有所下降，但随着 HF 患者生存时间的延长，发病率正逐年升高，目前已成为 65 岁以上老年人住院的首位原因。

当今，无论是在我国还是在西方国家，HF 过高的病死率和再住院率令人担忧。我国心血管疾病的患病率处于持续上升阶段，特别是我国人口老龄化的趋势也使未来发展为 HF 的人群更为庞大。

HF 早期识别、预防、干预和康复对 HF 患者有着非常重大的意义。

1. 流行病学

由于所在地区、人群特征、研究方法和诊断标准等的不同，来自不同研究的 HF 患病率有显著差异。发达国家的 HF 患病率为 1.5% ～ 2.0%，≥ 70 岁人群患病率≥ 10%。在大多数高收入与中等收入的国家和地区，HF 的患病率正在逐渐升高。

随着我国人口老龄化加剧，冠心病、高血压、糖尿病、肥胖等慢性病的发病呈上升趋势，医疗水平的提高使心脏病患者生存期延长，导致我国 HF 患病率呈持续升高趋势。对国内住院 HF 患者的调查显示：1980 年、1990 年、2000 年 HF 患者住院期间病死率分别为 15.4%、12.3% 和 6.2%，主要死亡原因依次为左心衰竭（59%）、心律失常（13%）和心脏性猝死（13%）。

HF 是各种心脏病的严重表现或晚期阶段，病死率和再住院率居高不下。HF 患者预后差，生活质量低，病程越长，年龄越大，死亡风险越高，病死率与肿瘤相仿，约 50% 的患者在 5 年内死亡。近几十年来，随着 HF 治疗水平提高，HF 患者生存率有所改善，然而短期与长期的病死率都依然非常高。

2. 病因

（1）基本病因

主要由原发性心肌损害和心脏长期容量和（或）压力负荷过重导致心肌功能由代偿最终发展为失代偿两大类。

1）原发性心肌损害

缺血性心肌损害：冠心病、心肌缺血、心肌梗死是引起 HF 最常见的原因之一。

心肌炎和心肌病：各种类型的心肌炎及心肌病均可导致 HF，以病毒性心肌炎及原发性扩张型心肌病最为常见。

心肌代谢障碍性疾病：以糖尿病心肌病最为常见，其他如继发于甲状腺功能亢进或减低的心肌病、心肌淀粉样变性等。

2）心脏负荷过重

压力负荷过重：见于高血压、主动脉瓣狭窄、肺动脉高压、肺动脉瓣狭窄等左、右心室收缩期射血阻力增加的疾病。

容量负荷过重：见于心脏瓣膜关闭不全，血液反流及左、右心先天性心血管病或动、静脉分流性先天性心血管病。此外，伴有全身循环血量增多的疾病如慢性贫血、甲状腺功能亢进症、围生期心肌病等，心脏的容量负荷增加。

（2）诱因

有基础心脏病的患者，其 HF 症状往往由一些增加心脏负荷的因素所诱发。

感染：呼吸道感染是最常见、最重要的诱因。

心律失常：房颤是器质性心脏病最常见的心律失常之一，也是诱发 HF 最重要的因素。其他各种类型的快速性心律失常以及严重缓慢性心律失常均可诱发 HF。

血容量增加，如钠盐摄入过多，静脉液体输入过多、过快等。过度体力消耗或情绪激动如妊娠后期及分娩过程、暴怒等。治疗不当如不恰当停用利尿药物或降血压药等。

原有心脏病变加重或并发其他疾病如冠心病发生心肌梗死，风湿性心瓣膜病出现风湿活动，合并甲状腺功能亢进或贫血等。

3. 发病机制

HF 是心脏不能或仅在提高充盈压后方能泵出组织代谢所需相应血量的一种病理生理状态。HF 时最重要的病理生理变化可归纳如下：

（1）代偿机制

当心肌收缩力受损和（或）心室超负荷血流动力学因素存在时，机体通过以下代偿机制使心功能在短期内维持相对正常的水平。

1）Frank-Starling 机制

增加心脏前负荷，回心血量增多，心室舒张末期容积增加，从而增加心排血量及心脏做功量，但同时也导致心室舒张末压力增高，心房压、静脉压随之升高，达到一定程度时可出现肺循环和（或）体循环静脉淤血。

2）神经体液机制

当心脏排血量不足，心腔压力升高时，机体全面启动神经体液机制进行代偿，包括：①交感神经兴奋性增强：HF 患者血中去甲肾上腺素水平升高，作用于心肌 β 肾上腺素能受体，增强心肌收缩力并提高心率，从而提高心排血量，但同时均使心肌耗氧量增加。②去甲肾上腺素还对心肌细胞有直接毒性作用，促使心肌细胞凋亡，参与心室重塑的病理过程。另外交感神经兴奋还可使心肌应激性增强有促心律失常作用。

RAAS 激活：心排血量降低致肾血流量减低，RAAS 激活，心肌收缩力增强，周围血管收缩维持血压，调节血液再分配，以保证心、脑等重要脏器的血供，促进醛固酮分泌，水、钠潴留，增加体液量及心脏前负荷，起到代偿作用。但 RAAS 激活会促进心脏和血管重塑，加重心肌损伤和心功能恶化。

3）心肌肥厚

当心脏后负荷增高时常以心肌肥厚作为主要的代偿机制，可伴或不伴心室扩张。心肌肥厚以心肌细胞肥大、心肌纤维化为主，但心肌细胞数量并不增多。细胞核及线粒体的增大、增多均落后于心肌的纤维化，致心肌供能不足，继续发展终至心肌细胞死亡。心肌肥厚心肌收缩力增强，克服后负荷阻力，使心排血量在相当长时间内维持正常，但心肌顺应性差，舒张功能降低，心室舒张末压升高。

前两种代偿机制启动迅速，在严重心功能不全发生的数个心脏周期内即可发生并相互作用，使心功能维持相对正常的水平。心肌肥厚进展缓慢，在心脏后负荷增高的长期代偿中起到重要作用。但任何一种代偿机制均作用有限，最终导致失代偿。

（2）心室重塑

在心脏功能受损，心腔扩大、心肌肥厚的代偿过程中，发生心室重塑，这是 HF 发生发展的基本病理机制。此外心肌细胞的能量供应不足及利用障碍导致心肌细胞坏死、纤维化也是失代偿发生的一个重要因素。心肌细胞减少使心肌整体收缩力下降；纤维化的增加又使心室顺应性下降，重塑更趋明显，心肌收缩力不能发挥其应有的射血效应，形成恶性循环，最终导致不可逆转的终末阶段。

（3）舒张功能不全

心脏舒张功能不全的机制，大体上可分为两大类：①能量供应不足时钙离子会摄入肌浆网及泵出胞外的耗能过程受损，导致主动舒张功能障碍。②心室肌顺应性减退及充盈障碍，心室充盈压明显增高，当左心室舒张末压过高时，肺循环出现高压和淤血，即舒张性心功能不全，此时心肌的收缩功能尚可保持，心脏射血分数正常，故又称为左心室射血分数正常的 HF。但当有容量负荷增加，心室扩大时，心室顺应性增加，即使有心室肥厚也不致出现单纯的舒张性心功能不全。

（4）体液因子的改变

HF 时可引起一系列复杂的神经体液变化，有众多体液调节因子参与心血管系统调节，并在心肌和血管重塑中起重要作用。

精氨酸加压素（arginine，AVP）由垂体分泌，具有抗利尿和促周围血管收缩作用。HF 时心房牵张感受器敏感性下降，不能抑制 AVP 释放而使血浆 AVP 水平升高，引起全身血管收缩，减少游离水清除，致水潴留增加，同时增加心脏前、后负荷。HF 早期，AVP 的效应有一定的代偿作用，而长期 AVP 增加将使 HF 进一步恶化。

利钠肽类有 3 种：心房肽（atrial natriuretic peptide，ANP）、脑钠肽（brain natriuretic peptide，BNP）和 C 型利尿钠肽（C-type natriuretic peptide，CNP）。ANP 主要由心房分泌，心房压力增高时释放，其生理作用为扩张血管和利尿排钠，对抗水、钠潴留效应。BNP 主要由心室肌细胞分泌，随心室壁张力而变化并对心室充盈压具有负反馈调节作用。CNP 主要位于血管系统内，生理作用尚不明确，可能参与或协同 RAAS 的调节作用。HF 时，心室壁张力增加，BNP 及 ANP 分泌明显增加，其增高的程度与 HF 的严重程度呈正相关，可作为评定 HF 进程和判断预后的指标。

ET 是由循环系统内皮细胞释放的强效血管收缩肽。HF 时，血管活性物质及细胞因子促进 ET 分泌，血浆 ET 水平与肺动脉压相关。另外还可导致细胞肥大增生，参与心脏重塑过程。

细胞因子由心肌细胞和成纤维细胞等表达，在 HF 时诱导心肌细胞、血管平滑肌细胞、内皮细胞、成纤维细胞的生长并调节基因的表达，在调节 HF 的心肌结构和功能改变中可能起着重要作用。

4. 分类

（1）左心衰竭、右心衰竭和全心衰竭

左心衰竭由左心室代偿功能不全所致，以肺循环淤血为特征，临床上较为常见。单纯的右心衰竭主要见于肺源性心脏病及某些先天性心脏病，以体循环淤血为主要表现。左心衰竭后肺动脉压力增高，使右心负荷加重，右心衰竭继之出现，即为全心衰竭。心肌炎、心肌病患者可同时出现而表现为全心衰竭。

（2）急性 HF 和慢性 HF

急性 HF 系因急性的严重心肌损害、心律失常或突然加重的心脏负荷，在短时间内发生衰竭或慢性 HF 急剧恶化。临床上以急性左 HF 常见，表现为急性肺水肿或心源性休克。慢性 HF 有一个缓慢的发展过程，一般均有代偿性心脏扩大或肥厚及其他代偿机制的参与。

（3）收缩性 HF 和舒张性 HF

心脏收缩功能障碍，心排血量下降并有循环淤血的表现即为收缩性 HF，临床常见。心脏的收缩功能不全常同时存在舒张功能障碍。舒张性 HF 是由心室主动舒张功能障碍或心室肌顺应性减退及充盈障碍所导致，单纯的舒张性 HF 可见于冠心病和高血压心脏病心功能不全早期，严重的舒张性 HF 见于限制型心肌病、肥厚型心肌病等。

（4）射血分数降低、射血分数保留和射血分数中间值的 HF

射血分数降低的 HF：HF 症状（有 / 无体征）；EF ＜ 40%。

射血分数中间值的 HF：HF 症状（有 / 无体征）；EF40% ～ 49%；BNP 和（或）NTproBNP 升高；且符合以下至少 1 条①左室肥厚和（或）左房扩大，②心脏舒张功能异常。

射血分数保留的 HF：HF 症状（有 / 无体征）；EF ≥ 50%；BNP 和（或）NTproBNP 升高；且符合以下至少 1 条①左室肥厚和（或）左房扩大；②心脏舒张功能异常。

（5）低输出量型 HF 和高输出量型 HF

大多数 HF 为低输出量型 HF，组织、器官灌注不足时其特点，常可分为 3 种情况：①泵衰竭，常见于收缩性 HF 和严重的心动过缓；②容量负荷（前负荷）过重，常见于二尖瓣反流和主动脉瓣反流；③压力负荷（后负荷）过重，常见于高血压、主动脉瓣狭窄。高输出量型 HF 是由于外周阻力降低、血容量扩大或循环速度加快，静脉回心血增加，心排血量明显高于正常，发展成为 HF 时，患者的心排血量仍高于或不低于正常人群的平均水平。主要见于严重贫血，妊娠状态，甲亢、动静脉瘘和脚气病。

5.HF 的分期与分级

（1）HF 分期

HF 分期全面评价了病情进展阶段，提出对不同阶段进行相应的治疗。通过治疗只能延缓而不可能逆转病情进展。

前 HF 阶段：此时患者尚无心脏结构或功能异常，也无 HF 的症状和（或）体征，但存在 HF 高危因素（高血压病、冠心病、糖尿病和代谢综合征等最终可累及心脏的疾病以及应用心脏毒性药物史、酗酒史、风湿热史或心肌病家族史等）。

前临床 HF 阶段：患者无 HF 的症状和（或）体征，但已发展为器质性心脏病，如左心室肥厚、无症状瓣膜性心脏病、既往心梗史等。

临床 HF 阶段：患者有器质性心脏病，既往或目前有 HF 的症状和（或）体征。

难治性终末期 HF 阶段：患者器质性心脏病不断进展，经严格优化内科治疗，休息时仍有症状，需要特殊干预。

（2）HF 分级

通常采用美国纽约心脏病学会的心功能分级方法对 HF 严重程度分级。分级方案简便易行，但仅凭患者的主观感受和（或）医师的主观评价，短时间内变化的可能性较大，患者个体间的差异也较大。

Ⅰ级：活动量不受限，日常体力活动不引起气促、乏力或心悸等。

Ⅱ级：活动轻度受限，休息时无症状，日常活动可出现气促、乏力或心悸等。

Ⅲ级：活动明显受限，轻于日常活动活动即引起气促、乏力或心悸。

Ⅳ级：休息时也有症状，任何体力活动均会引起不适。如无须静脉给药，可在室内或床边活动者为Ⅳ a 级，不能下床并需静脉给药支持者为Ⅳ b 级。

6. 临床表现

（1）左心衰竭，以肺循环淤血及心排血量降低为主要表现。

1）症状

不同程度的呼吸困难：①劳力性呼吸困难，是左心衰最早出现的症状。运动可使回心血量增加，左心房压力升高，加重肺淤血。②端坐呼吸：肺淤血达到一定程度时，患者不能平卧。这是因平卧时回心血量增多且横膈上抬，呼吸更为困难。③夜间阵发性呼吸困难：患者入睡后因憋气而惊醒，被迫取坐位，重者可有哮鸣音。多于端坐休息后缓解。夜间迷走神经张力增加、小支气管收缩、横膈抬高、肺活量减少等也是促发因素。④急性肺水肿：是左心衰呼吸困难最严重的形式。

咳嗽、咳痰是肺泡和支气管黏膜淤血所致，开始常于夜间发生，坐位或立位时咳嗽可减轻，白色浆液性泡沫状痰为其特点，偶可见痰中带血丝。急性左心衰发作时可出现粉红色泡沫样痰。长期慢性肺淤血肺静脉压力升高可引起大咯血。

乏力、疲倦、运动耐量减低、头晕、心慌等为器官、组织灌注不足及代偿性心率加快所致的症状。

严重的左心衰血液进行再分配时，肾血流量首先减少，可出现少尿。长期慢性的肾血流量减少可出现肾功能不全的相应症状。

2）体征

肺部湿性啰音：由于肺毛细血管压增高，液体渗出到肺泡而出现湿性啰音。随着病情加重，啰音可从局限于肺底部直至全肺。

心脏除基础心脏病的固有体征外，可有心脏扩大，相对性二尖瓣关闭不全的反流性杂音、肺动脉瓣区第二心音亢进及舒张期奔马律。

（2）右心衰竭，以体循环淤血为主要表现。

1）症状

消化道症状：消化道淤血引起腹胀、食欲不振、恶心、呕吐等是右心衰最常见的症状。

劳力性呼吸困难：见于继发于左心衰的右心衰。当单纯性右心衰为分流性先天性心脏病或肺部疾患所致，也有明显的呼吸困难。

2）体征

水肿：因体静脉压力升高使软组织出现水肿。表现为始于身体低垂部位的对称性凹陷性水肿。也可表现为胸腔积液，以双侧多见，单侧者以右侧多见，可能与右膈下肝淤血有关。

颈静脉征：颈静脉搏动增强、充盈、怒张是右心衰时的主要体征，肝颈静脉反流征阳性更具特征性。

肝脏肿大：肝淤血肿大常伴压痛，持续慢性右心衰可致心源性肝硬化。

心脏体征：除基础心脏病的相应体征外，可出现因右心室显著扩大而出现三尖瓣关闭不全的反流性杂音。

（3）全心衰竭

当右心衰继发于左心衰而形成全心衰竭时，由于右心衰致右心排血量减少，因此阵发性呼吸困难等肺淤血症状反而有所减轻。扩张型心肌病等表现为全心衰竭，肺淤血症状往往不严重，主要为心排血量减少的相关症状和体征。

7. 检查项目

（1）实验室检查

利钠肽：临床上常用 BNP 及 NT-proBNP，用于 HF 筛查、诊断和鉴别诊断、病情严重程度及预后评估。BNP < 100 ng/L、NT-proBNP < 300 ng/L 时通常可排除急性 HF，BNP < 35 ng/L、NT-proBNP < 125 ng/L 时通常可排除慢性 HF，但其敏感度和特异度较急性 HF 低。诊断急性 HF 时 NT-proBNP 水平据年龄和肾功能进行分层：50 岁以下的患者 NT-proBNP 水平 >450 ng/L，50 岁以上 >900 ng/L，75 岁以上应 >1800 ng/L，肾功能不全（GFR < 60 mL/min）时应 >1200 ng/L。经住院治疗后利钠肽水平无下降的 HF 患者预后差。但左室肥厚、心动过速、心肌缺血、肺动脉栓塞、慢性阻塞性肺疾病等缺氧状态、肾功能不全、肝硬化、感染、败血症、高龄等均可引起利钠肽升高，临床中应注意结合患者的病史进行分析。

cTn：常用于明确是否存在 ACS，在严重 HF 或 HF 失代偿期、败血症患者的 cTn 可有轻微升高，cTn 升高，特别是同时伴有利钠肽升高，也是 HF 预后的强预测因子。

其他反映心肌纤维化、炎症、氧化应激的标志物：如可溶性 ST2、半乳糖凝集素 3 及生长分化因子 15 也有助于 HF 患者的危险分层和预后评估，联合使用多项生物标志物可能是未来的发展方向。

常规检查：包括血常规、尿常规、肝肾功能、血糖、血脂、电解质等，对于老年及长期服用利尿剂、RASS 抑制剂类药物的患者尤为重要，在接受药物治疗的 HF 患者的随访中也需要适当监测。

（2）心电图

所有 HF 以及怀疑 HF 患者均应行心电图检查，以明确心律、心率、QRS 形态、QRS 宽度等。HF 患者一般有心电图异常，心电图完全正常的可能性极低，怀疑存在心律失常或无症状性心肌缺血时应行 24 h 动态心电图。

（3）影像学检查

X 线检查：对疑似、急性、新发的 HF 患者应行胸片检查，以识别 / 排除肺部疾病或其他引起呼吸困难的疾病，提供肺淤血 / 水肿和心脏增大的信息。早期肺静脉压增高时，主要表现为肺门血管影增强。肺动脉压力增高致间质性肺水肿可使肺野模糊，在肺野外侧清晰可见的水平线状影（Kerley B 线），是慢性肺淤血的特征性表现。急性肺泡性肺水肿时肺门呈蝴蝶状，肺野可见大片融合的阴影。左心衰竭还可见胸腔积液和胸膜增厚。但 X 线胸片正常并不能除外 HF。

超声心动图：可准确地评价各心腔大小变化及心瓣膜结构和功能，和肺动脉高压的信息。收缩功能以收缩末及舒张末的容量差计算 LVEF 作为收缩性 HF 的诊断指标，推荐改良双平面 Simpson 法。正常 LVEF>50%。舒张功能在心动周期中舒张早期心室充盈速度最大值为 E 峰，舒张晚期（心房收缩）最大值为 A 峰，E/A 比值正常人不应小于 1.2，中青年更大。舒张功能不全时，E 峰下降，A 峰增高，E/A 比值降低。对于房颤患者，难以准确评价 A 峰，可测得 E/E’比值，若 >15，则提示存在舒张功能不全。

放射性核素检查：放射性核素心血池显影能相对准确地评价心脏大小和 LVEF，还可计算左心室最大充盈速率以反映心脏舒张功能。常同时行心肌灌注显像评价存活 / 缺血心肌。

心脏磁共振（CMR）：能评价左右心室容积、心功能、节段性室壁运动、心肌厚度、心脏肿瘤、瓣膜、先天性畸形及心包疾病等，是测量左右心室容量、质量和射血分数的“金标准”，当超声心动图未能做出诊断时，CMR 是最好的替代影像检查。增强磁共振能为心梗、心肌炎、心包炎、心肌病、浸润性疾病提供诊断依据，但部分心律失常或起搏器植入的患者等不能接受 CMR，有一定的局限性。

核素心室造影及核素心肌灌注和（或）代谢显像，当超声心动图未能做出诊断时，可使用核素心室造影评估左心室容量和 LVEF。核素心肌灌注显像包括单光子发射计算机断层成像（SPECT）和正电子发射计算机断层成像（PET），可用于诊断心肌缺血。代谢显像可判断心肌存活情况。对 HF 合并冠心病的患者，在决定行血运重建前，可考虑用心脏影像学检查（CMR、负荷超声心动图、SPECT、PET）评估心肌缺血和心肌存活情况。

冠状动脉造影或心脏 CT：对于拟诊冠心病或有心肌缺血表现者，合并有症状的室性心律失常或有心脏停搏史，有冠心病危险因素、无创检查提示不存在心肌缺血的 HF 患者可行冠状动脉造影明确病因诊断。对低中度可疑的冠心病或负荷试验未能明确诊断心肌缺血的 HF 患者，可考虑行心脏 CT 以排除冠状动脉狭窄。

（4）运动试验

心肺运动试验：可用于评估心功能并判断心脏移植的可行性，机械循环支持的临床评估，指导运动处方的优化，原因不明呼吸困难的鉴别诊断。心肺运动试验适用于临床症状稳定 2 周以上的慢性 HF 患者。

6 分钟步行试验：用于评估慢性 HF 患者的运动耐力，评价 HF 严重程度和疗效。6 分钟步行距离＜ 150 m 为重度 HF；150 ～ 450 m 和 >450 m 分别为中度 HF 和轻度 HF。

（5）有创性血流动力学检查

急性重症 HF 患者必要时可采用床边右心漂浮导管检查，测定各部位的压力及血液含氧量，计算心脏指数及肺小动脉楔压，直接反映左心功能，正常时 CI>2.5 L/（min·m^2），PCWP ＜ 12 mmHg。慢性 HF 患者中右心导管和肺动脉导管适用于：考虑心脏移植或机械循环支持的重症 HF 患者术前评估；超声心动图提示肺动脉高压的患者，在瓣膜性或结构性心脏病干预治疗前评估肺动脉高压及其可逆性；对经规范疗后仍存在严重症状或血流动力学状态不清楚的患者，为调整治疗方案可考虑行此检查。

（6）心肌活检

心肌活检不推荐用于 HF 患者的常规评价，仅推荐用于经规范治疗病情仍快速进展，临床怀疑 HF 是由可治疗的特殊病因所致且只能通过心肌活检明确诊断的患者。

（7）基因检测

对肥厚型心肌病、特发性扩张型心肌病、致心律失常性右心室心肌病患者，推荐基因检测和遗传咨询。限制型心肌病和孤立的致密化不全心肌病可能具有遗传起源，也可考虑基因检测。

（8）生活质量评估

生活质量评估运用心理学量表，对心理健康、躯体健康和社会功能等进行多维度量化评估。

8. 预后

据统计 HF 患者经治疗好转出院后 1、3、6、12 个月因 HF 再住院率分别为 1.9%、10.1%、14.3%，17.4%；HF 病死率分别为 2.3%、6.6%，8.9%、11.6%。HF 的总体预后较差，长期的心源性病死率和总病死率、心血管事件发生率、再入院率均很高。HF 患者易发生室性心律失常、心动过缓和电 - 机械分离现象而致猝死。

以下因素与 HF 患者的不良预后相关：年龄、性别、病因、LVEF、利钠肽水平、NYHA 心功能分级、低钠血症、运动峰值耗氧量减少、红细胞压积降低、QRS 增宽、慢性低血压、静息心动过速、肾功能不全、糖尿病、不能耐受常规治疗、难治性容量超负荷等。

第二节　HF 诊疗规范

1. 治疗原则

HF 的治疗目标为：防治和延缓心肌重构，延缓 HF 的发生发展；缓解临床症状，提高生活质量；改善长期预后，降低病死率与住院率。

治疗原则：采取综合治疗措施，包括对各种可致心功能受损的疾病如冠心病、高血压、糖尿病的早期管理，调节 HF 的代偿机制，减少其负面效应，如拮抗神经体液因子的过度激活，阻止或延缓心室重塑的进展。

2. 急性 HF 的诊疗

急性 HF 是由多种病因引起 HF 症状和体征迅速发生或急性加重，常危及生命，须立即进行医疗干预。急性 HF 是年龄 >65 岁患者住院的主要原因，小部分为新发 HF，大部分为原有慢性 HF 的急性加重者，即急性失代偿性 HF。对于急性 HF 患者，应积极查找病因和诱因。新发 HF 的常见病因为急性心肌坏死和（或）损伤和急性血流动力学障碍，慢性 HF 急性失代偿常有一个或多个诱因。急性 HF 预后很差。急性 HF 分为急性左心衰竭和急性右心衰竭，前者最常见。

（1）急性 HF 的诊断和评估

根据基础心血管疾病、诱因、临床表现以及各种检查做出急性 HF 的诊断，并评估严重程度、分型和预后。

急性 HF 的大多数患者既往有心血管疾病及心血管病危险因素，临床表现是以肺淤血、体循环淤血以及组织器官低灌注为特征的各种症状及体征。初始评估尽早进行无创监测，及时启动查体、检查和治疗，应尽快明确循环呼吸是否稳定，必要时进行循环和（或）呼吸支持。迅速识别需要紧急处理的临床情况，如 ACS、高血压急症、严重心律失常、心脏急性机械并发症、急性肺栓塞，尽早给予相应处理。

所有患者均须急查心电图、胸片、利钠肽水平、cTn、尿素氮、肌酐、电解质、血糖、全血细胞计数、肝功能、促甲状腺激素、D- 二聚体、血气分析等。利钠肽有助于急性 HF 诊断和鉴别诊断；血清中 cTn 水平可持续升高，为急性 HF 的危险分层提供信息，有助于评估其严重程度和预后；怀疑并存感染患者，可检测降钙素原水平指导抗生素治疗。不能通过指脉氧仪监测氧合情况、需明确酸碱状态，尤其是伴有急性肺水肿或有 COPD 者，心源性休克患者应行动脉血气分析。对血流动力学不稳定的急性 HF 患者，推荐立即行超声心动图；对心脏结构和功能不明或临床怀疑自既往检查以来可能有变化的患者，推荐在 48 h 内进行超声心动图检查。严密监测无创监测指标，出入量及每日体重，每日评估 HF 症状和体征变化。血流动力学监测分为无创性和有创性两类。有创性血流动力学监测主要适用于血流动力学状态不稳定，病情严重且治疗效果不理想的患者。

根据是否存在淤血和外周组织低灌注情况，将急性 HF 患者分为 4 型："干暖""干冷""湿暖"和"湿冷"，其中"湿暖"型最常见。大多数急性 HF 患者表现为收缩压正常或升高，少数表现为收缩压低，低血压性急性 HF 患者预后差，尤其是同时存在低灌注时。AMI 患者并发急性 HF 时推荐应用 Killip 分级。

（2）急性 HF 的治疗

治疗目标：稳定血流动力学状态，纠正低氧，维护脏器灌注和功能；纠正急性 HF 的病因和诱因，预防血栓栓塞；改善急性 HF 症状；避免急性 HF 复发；改善生活质量，改善远期预后。治疗原则为减轻心脏前后负荷、改善心脏收缩和舒张功能、积极治疗诱因和病因（图 7-1）。

尽量缩短确诊及开始治疗的时间，在完善检查的同时即应开始药物和非药物治疗。尽早提供循环支持和（或）通气支持，迅速识别威胁生命的临床情况并给予相关指南推荐的针对性治疗。

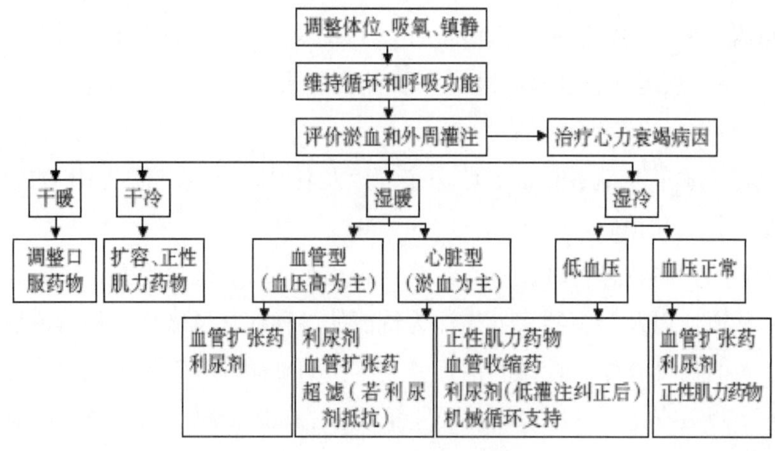

图 7-1　急性左心衰治疗流程图

1）一般处理：①体位：静息时呼吸困难明显者，取半卧位或端坐位，双腿下垂以减少回心血量。②吸氧：无低氧血症的患者不应常规吸氧。当 SpO_2：＜ 90% 或动脉血氧分压＜ 60 mmHg 时应给予氧疗，方式有：a 鼻导管吸氧：低氧流量（1 ～ 2 L/min）开始，若无 CO_2 潴留可采用高流量给氧（6 ～ 8 L/min）；b 面罩吸氧：适用于伴呼吸性碱中毒的患者，严重者采用无创呼吸机给氧。③镇静：阿片类药物（吗啡）可缓解焦虑和呼吸困难，但急性肺水肿患者可谨慎使用。应密切观察疗效和呼吸抑制、消化系统等不良反应。伴明显和持续低血压、休克、意识障碍、COPD 等者禁忌使用。

2）据临床分型确定治疗方案，治疗 HF 病因：①“干暖”：机体容量状态和外周组织灌注尚可，调整口服药物。②“干冷”：机体处于低血容量状态、外周组织低灌注，首先适当扩容，如低灌注无法纠正可予正性肌力药物。③“湿暖”：分为血管型和心脏型，前者由液体血管内再分布引起，高血压为主要表现，首选血管扩张药，其次为利尿剂；后者由液体潴留引起，淤血为主要表现，首选利尿剂，其次为血管扩张药，如利尿剂抵抗可行超滤治疗。④“湿冷”：此为最危重的状态，出现此状态提示机体容量负荷重且外周组织灌注差；若收缩压≥ 90 mmHg，则给予血管扩张药、利尿剂，若治疗效果欠佳可考虑使用正性肌力药物；若收缩压＜ 90 mmHg，则首选正性肌力药物，无效考虑使用血管收缩药，低灌注纠正后再使用利尿剂。对药物治疗无反应的患者，可行机械循环支持治疗。

3）容量管理

肺淤血、体循环淤血及水肿明显者应严格限制饮水量和静脉输液速度。无明显低血容量因素者，每天摄入液体量一般宜在 1500 mL 以内，不要超过 2000 mL。保持每天出入量负平衡约 500 mL，严重肺水肿者负平衡为 1000 ～ 2000 mL/d，甚至可达 3000 ～ 5000 mL/d，以减少水、钠潴留。3 ～ 5 d 后，如肺淤血、肺水肿明显改善，应减少水负平衡量，逐渐过渡到出入量大体平衡。在负平衡下应注意防止发生低血容量、低钾血症和低钠血症等。

4）药物治疗

利尿剂：有液体潴留证据的急性 HF 患者均应使用利尿剂。首选静脉袢利尿剂，需监测患者症状、尿量、肾功能和电解质，可选择推注或持续静脉输注的方式，根据患者症状和临床状态调整剂量和疗程。有低灌注表现的患者应在纠正后再使用利尿剂。

血管扩张药：收缩压 >90 mmHg 的患者可使用，尤其适用于伴有高血压的急性 HF 患者；收缩压＜ 90 mmHg 或症状性低血压患者，禁忌使用。有明显二尖瓣或主动脉瓣狭窄的患者慎用。密切监测血压，据血压情况调整合适的维持剂量。

硝酸酯类药物：适用于急性 HF 合并高血压、冠心病心肌缺血、二尖瓣反流的患者。硝酸酯类药物持续应用可能发生耐药。

硝普钠：适用于严重 HF、后负荷增加以及伴肺淤血或肺水肿的患者，特别是高血压危象、急性主动脉瓣反流、急性二尖瓣反流和急性室间隔穿孔合并急性 HF 等需快速减轻后负荷的疾病。使用不应超过 72 h，停药应逐渐减量，并加用口服血管扩张药，以避免反跳现象。

重组人脑利钠肽：重组人脑利钠肽通过扩张静脉和动脉，降低前、后负荷；同时具有一定的促进钠排泄、利尿及抑制 RAAS 和交感神经系统的作用。对于急性 HF 患者可改善患者血流动力学和呼吸困难的相关症状。

乌拉地尔：为 α 受体阻滞剂，可有效降低血管阻力，增加心输出量，可用于高血压合并急性 HF，主动脉夹层合并急性 HF 的患者。

正性肌力药物：多巴酚丁胺和多巴胺通过兴奋心脏 β1 受体产生正性肌力作用，根据尿量和血流动力学监测结果调整，应注意其致心律失常的不良反应。正在应用 β-受体阻滞剂的患者不推荐应用。磷酸二酯酶抑制剂通过抑制环磷酸腺苷（cyclic adenylic acid，cAMP）降解，升高细胞内 cAMP 浓度，增强心肌收缩力同时有直接扩张血管的作用。钙增敏剂与心肌 cTnC 结合产生正性肌力作用，不影响心室舒张，还具有扩张血管的作用。

急性 HF 患者应用正性肌力药物要注意用药期间给予持续心电、血压监测：①血压降低伴低心输出量或低灌注时应尽早使用，而当器官灌注恢复和（或）淤血减轻时尽快停用；②血压正常、无器官和组织灌注不足的急性 HF 患者不宜使用；因低血容量或其他可纠正因素导致的低血压患者，先纠正这些因素再权衡使用。药物的剂量和静脉滴注速度应根据患者的临床反应作调整。

血管收缩药：适用于应用正性肌力药物后仍出现心源性休克或合并明显低血压状态的患者，对外周动脉有显著缩血管作用，升高血压，维持重要脏器的灌注。心源性休克时首选去甲肾上腺素维持收缩压。可能导致心律失常、心肌缺血和其他器官损害，须密切监测血压、心律、心率、血流动力学和临床状态变化，当器官灌注恢复和（或）循环淤血减轻时应尽快停用。

洋地黄类药物：可轻度增加心输出量、降低左心室充盈压和改善症状。主要适应证是房颤伴快速心室率（>110 次/min）的急性 HF 患者。AMI 后 24 h 内尽量避免使用。

抗凝治疗：建议用于深静脉血栓和肺栓塞发生风险较高且无抗凝治疗禁忌的患者。

改善预后的药物：慢性 HFrEF 患者出现失代偿和 HF 恶化如无血流动力学不稳定或禁忌证，可继续原有的优化药物治疗方案，包括 β-受体阻滞剂、ACEI、ARB、ARNI、醛固酮受体拮抗剂，据病情适当调整用量。新发 HF 患者在血流动力学稳定后应给予改善 HF 预后的药物。但血流动力学不稳定，血钾 >5.5 mmol/L 或严重肾功能不全时应停用。β-受体阻滞剂在并发心源性休克时应停用。

5）非药物治疗

主动脉内球囊反搏：①AMI或严重心肌缺血并发心源性休克，且不能由药物纠正；②伴血流动力学障碍的严重冠心病（如急性心梗伴机械并发症）；③心肌缺血或急性重症心肌炎伴顽固性肺水肿；④作为左心室辅助装置或心脏移植前的过渡治疗。

机械通气：①无创呼吸机辅助通气：有呼吸窘迫者（呼吸频率>25次/min，$SpO_2 < 90\%$）应尽快予无创通气。可采用持续气道正压通气和双水平气道正压通气两种模式。无创正压通气可使血压下降，使用时应监测血压，低血压患者需谨慎使用。②气道插管和人工机械通气：适用于呼吸衰竭导致低氧血症和酸中毒，经无创通气治疗不能改善者。

肾脏替代治疗：高容量负荷如肺水肿或严重外周水肿，且存在利尿剂抵抗的患者可考虑超滤治疗。难治性容量负荷过重合并以下情况时可考虑肾脏替代治疗：液体复苏后仍然少尿；血钾>6.5 mmol/L；pH < 7.2；血尿素氮>25 mmol/L，血肌酐>300 mmol/L。肾脏替代治疗可能造成与体外循环相关的不良反应，如生物不相容、出血、凝血、血管通路相关并发症、感染、机械相关并发症等。

机械循环辅助装置：对于药物治疗无效的急性HF或心源性休克患者，可短期（数天至数周）应用机械循环辅助治疗，包括经皮心室辅助装置、体外生命支持装置和体外膜肺氧合装置。

6）心源性休克的监测与治疗

治疗目标是：增加心输出量和血压，改善重要脏器的灌注。对心源性休克患者迅速进行评估和治疗，将患者转移至有条件的医疗机构；积极寻找病因，给予持续的心电和血压监测。治疗主要包括容量复苏与管理、正性肌力药物和血管收缩药，持续监测脏器灌注和血流动力学，及时调整治疗。补液应严格掌握补液量及速度，在血流动力学监测指导下更好；如果患者无明显容量负荷过重的表现，应快速补液。对于难治性心源性休克患者，应据年龄、合并症及神经系统功能综合考虑是否进行短期机械循环辅助治疗。

7）急性HF稳定后的后续处理

患者病情稳定后仍需要监测，每天评估HF相关症状、容量负荷、治疗的不良反应。据HF的病因、诱因、合并症，调整治疗方案。避免再次诱发急性HF，对各种可能的诱因要及早控制，针对原发疾病进行积极有效的预防、治疗和康复，制订随访计划。

3. 慢性HF的治疗

（1）慢性HFrEF治疗

慢性HFrEF治疗目标是：改善临床症状和生活质量，预防或逆转心脏重构，减少再住院，降低病死率。

1）一般性治疗包括去除 HF 诱发因素，调整生活方式

病因及诱因治疗：对所有可能导致心脏功能受损的常见疾病，在尚未造成心脏器质性改变前应早期进行有效治疗。对于少数病因未明的疾病亦应早期积极干预，延缓疾病进展。常见的诱因为感染，特别是呼吸道感染，应积极选用适当的抗感染治疗。心律失常特别是心房颤动也是诱发 HF 的常见原因，应尽快控制心室率，如有可能及时复律。

生活方式管理：①患者教育：帮助患者及家属获得较准确的有关疾病知识和管理的指导，包括健康的生活方式、适当的诱因规避、规范的药物服用、平稳的情绪、合理的随访等。②体重管理：日常体重监测能简便直观地反映患者体液潴留情况及利尿剂疗效，帮助指导调整治疗方案。③饮食管理：减少钠盐摄入改善水、钠潴留，但在应用强效排钠利尿剂时过分严格限盐可导致低钠血症。④休息与活动：失代偿期需卧床休息，以降低心脏负荷。但长期卧床易发生深静脉血栓形成甚至肺栓塞，适宜的活动能改善活动耐量。鼓励病情稳定的 HF 患者据病情轻重不同，在不诱发症状的前提下从床边小坐开始逐步增加有氧运动。

2）药物治疗

对所有新诊断的 HFrEF 患者应尽早使用 ACEI/ARB 和 β - 受体阻滞剂（除非有禁忌证或不能耐受），有淤血症状和（或）体征的 HF 患者应先使用利尿剂减轻液体潴留。部分 HFrEF 患者可同时给予小剂量 β - 受体阻滞剂和 ACEI/ARB。两药合用后可交替和逐步增加剂量，达到各自的目标剂量或最大耐受剂量。

患者接受上述治疗后进行临床评估，根据相应的临床情况选择治疗：①若仍有症状，eGFR ≥ 30 mL/（min·1.73 m^2）、血钾＜ 5.0 mmol/L，推荐加用醛固酮受体拮抗剂；②若仍有症状，血压能耐受，建议用 ARNI 代替 ACEI/ARB；③若 β - 受体阻滞剂已达到目标剂量或最大耐受剂量，窦性心率≥ 70 次 /min，LVEF ≤ 35%，可考虑加用伊伐布雷定；④若符合心脏再同步化治疗 / 植入式心脏复律除颤器的适应证，应予推荐。

若患者仍持续有症状，可考虑加用地高辛。经以上治疗后病情进展至终末期 HF 的患者，根据病情选择心脏移植、姑息治疗、左心室辅助装置的治疗。优化药物过程中应根据用药指征合理选择药物及起始剂量，逐渐滴定至各自的目标剂量或最大耐受剂量，以使患者最大获益，治疗中应注意监测患者症状、体征、肾功能和电解质等。

（2）慢性 HFpEF 的治疗

HFpEF 患者的治疗主要针对症状、心血管基础疾病和合并症、心血管疾病危险因素，采取综合性治疗。HFpEF 和 HFmrEF 在诊断不明确时可进行负荷超声心动图或有创检查明确左心室充盈压是否升高。临床研究未能证实 ACEI/ARB、β - 受体阻

滞剂能改善 HFpEF 患者的预后和降低病死率。非心血管疾病也是 HFpEF 患者死亡和住院的原因。故建议对 HFpEF 和 HFmrEF 患者进行心血管疾病和非心血管疾病合并症的筛查及评估，并给予相应的治疗，以改善症状及预后。

1）利尿剂

有液体潴留的 HFpEF 和 HFmrEF 患者应使用利尿剂。

2）基础疾病及合并症的治疗

高血压：其是最重要和最常见的 HFpEF 病因，有效控制血压可降低因 HF 住院、心血管事件及病死率。按照我国高血压指南，可将血压控制在 130/80 mmHg 以下。降压药物推荐优选 ACEI/ARB、β - 受体阻滞剂，存在容量负荷过重的患者首选利尿剂。

冠心病：合并冠心病的 HFpEF 患者应按冠心病相关指南进行治疗，经规范的药物治疗后仍有心绞痛症状或存在心肌缺血，应考虑行冠状动脉血运重建。

房颤：合并房颤的 HFpEF 患者根据相关指南进行治疗可改善 HF 症状。治疗见 HF 常见合并症处理部分。

其他：积极治疗糖尿病和控制血糖。治疗见 HF 常见合并症的处理部分。

3）醛固酮受体拮抗剂

TOPCAT 研究提示螺内酯可降低 HFpEF 患者因 HF 住院风险。对 LVEF ≥ 45%，BNP 升高或 1 年内因 HF 住院的 HFpEF 患者，可考虑使用醛固酮受体拮抗剂以降低住院风险。

（3）慢性 HFmrEF 的治疗

HFmrEF 占 HF 患者的 10% ～ 20%，目前关于其临床特点、病理生理、治疗与预后的临床证据有限。初步研究显示，HFmrEF 在病因学、临床特点、影像学表现、合并症、治疗及预后等方面介于 HFrEF 与 HFpEF 之间。HFmrEF 中缺血性心脏病的患者比例与 HFrEF 相似，明显高于 HFpEF 患者。部分 HFmrEF 可转变为 HFpEF 或 HFrEF，从 HFmrEF 进展到 HFrEF 的患者预后比那些保持在 HFmrEF 或转变为 HFpEF 的患者更差。对一些随机对照试验的回顾性分析以及荟萃分析表明，ACEI/ARB、β - 受体阻滞剂、醛固酮受体拮抗剂可能改善 HFmrEF 患者的预后。

4. 舒张性 HF 的治疗

舒张性 HF 常同时存在收缩功能不全，若左心室舒张末压增高，而左心室不大，LVEF 正常则表明以舒张功能不全为主。最常见于肥厚型心肌病。治疗的原则与收缩功能不全有所差别。

降低肺静脉压：可应用利尿剂；若肺淤血症状明显，可小剂量应用静脉扩张剂减少静脉回流，应避免过量致左心室充盈量和心排血量明显下降。

ACEI/ARB：从长远来看改善心肌及小血管重构，利于改善舒张功能，最适于高血压性心脏病及冠心病。

CCB：可改善心肌主动舒张功能；降低血压，改善左心室早期充盈，减轻心肌肥厚，主用于肥厚型心肌病。维拉帕米和地尔硫卓尽管有一定的负性肌力作用，但能通过减慢心率而改善舒张功能。

β 受体拮抗剂：主要通过减慢心率使舒张期相对延长而改善舒张功能，同时降低高血压，减轻心肌肥厚，改善心肌顺应性。一般治疗目标为维持基础心率 50 ～ 60 次 /min。尽量维持窦性心律，保持房室顺序传导，保证心室舒张期充分的容量。在无收缩功能障碍的情况下，禁用正性肌力药物。

5. 难治性终末期 HF

经内科治疗后，严重的HF症状仍持续存在或进展，且需反复长期住院，病死率高，为难治性 HF 的终末阶段。诊断难治性终末期 HF 须谨慎，应排查有无其他参与因素，以及是否已经恰当使用了各种治疗措施。治疗应注意以下方面：

1）控制液体潴留。难治性终末期HF患者通常有明显的水、钠潴留和电解质紊乱，易合并利尿剂抵抗。治疗上注意：合理控制出入量，保持出量多于入量 500 ～ 1500 mL；纠正低钠、低钾血症，可选择利尿剂或联合使用托伐普坦治疗；可考虑床旁超滤治疗，以减轻液体潴留。

2）神经内分泌抑制剂的应用。患者对 ACEI/ARB 和 β - 受体阻滞剂耐受性差，一旦液体潴留缓解，ACEI/ARB 和 β - 受体阻滞剂从极小剂量开始应用。

3）静脉应用正性肌力药物或血管扩张药。此类患者可考虑短期静脉滴注正性肌力药物和血管扩张药。

4）心脏机械辅助治疗和外科治疗。心脏移植是终末期 HF 的有效治疗方法，主要适用于严重心功能损害而无其他治疗方法的重度 HF 患者。LVAD 主要用于心脏移植前的过渡治疗和部分严重 HF 患者的替代治疗。对合并右心衰竭的患者，应考虑双心室辅助装置，此类患者预后较差。

6. 右心衰竭的诊疗

右心衰竭是指任何原因导致的以右心室收缩和（或）舒张功能障碍为主，不足以提供机体所需心输出量时出现的临床综合征。病因包括伴有右心室受累的原发性心肌病、右室心肌缺血和梗死、各种引起右心室容量负荷增加的疾病以及压力负荷增加的疾病。慢性右心衰竭是肺动脉高压患者的主要死因。急性右心衰竭常伴有血流动力学不稳定，并且是大面积肺栓塞、右心室心肌梗死和心脏手术后休克患者的主要死因。HF 患者中，右心室功能障碍是病死率升高的独立预测因素。

右心衰竭诊断标准：①存在可能导致右心衰竭的病因。②存在右心衰竭的症状和体征。③心脏影像学检查显示存在右心结构和（或）功能异常以及心腔内压力增高。

其应首选经胸超声心动图检查，CMR 是评价右心功能最重要的方法，右心导管检查是确诊肺动脉高压的金标准。慢性右心衰竭需与缩窄性心包炎相鉴别。

目前缺乏促进右心室功能稳定和恢复的特异性治疗，治疗原则是积极治疗导致右心衰竭的原发疾病，减轻右心前、后负荷和增强心肌收缩力，维持心脏收缩同步性。同时纠正诱发因素。

急性右心衰竭的治疗中最关键的是容量管理，如患者容量状态不明或存在血流动力学不稳定或肾功能恶化，可采用有创血流动力学监测以帮助确定和维持合适的前负荷。血管活性药物在急性右心衰竭的治疗中具有重要作用，目的在于降低右心室后负荷，增加前向血流以及增加右心室灌注。主要根据血流动力学评估结果选择药物。动脉性肺动脉高压伴发右心衰竭对于利尿剂效果不佳的患者，可考虑短期应用正性肌力药物。避免应用非选择性血管扩张药。特发性肺动脉高压、遗传性和药物毒物相关性肺动脉高压患者需要进行急性血管反应试验。阳性者可给予大剂量 CCB 治疗，通常 3 ～ 4 个月后应再次评估。对 CCB 反应不佳者，应予以选择性的肺血管扩张药，如 ET 受体拮抗剂、磷酸二酯酶 - 抑制剂及磷酸鸟苷环化酶激动剂、PGI2 类似物及 PGI2 受体激动剂。经充分的内科治疗后临床效果不佳、等待肺移植或内科治疗无效的患者可考虑行房间隔造口术。

7. 老年人 HF

HF 的发病率和患病率均随年龄增加，老年 HF 患者发生 HF 恶化和再入院的风险高，高龄是 HF 患者预后差的危险因素。

老年 HF 患者诊断和评估的特殊性：①常合并冠心病，临床上易误诊和漏诊。胸片、超声心动图、血 BNP 水平在老年 HF 诊断中特异性降低；不典型症状更多见，易发生肺水肿、低氧血症及重要器官灌注不足。②多病因共存，合并症多，研究发现 >65 岁的老年人中超过 40% 具有 5 个以上合并症，且随年龄增长，非心血管合并症增多。

老年 HF 患者治疗的特殊性：①合并用药多，易发生药物相互作用和不良反应。老年 HF 患者的最佳剂量多低于年轻人的最大耐受剂量。相关的 HF 指南推荐的药物对于衰弱老年人获益尚不确定。②易发生水电解质及酸碱平衡紊乱。③≥ 80 岁的 HF 患者中约 1/3 合并痴呆，不能及时识别 HF 症状，治疗依从性差。抑郁导致老年患者自我管理和获取社会帮助的能力下降，也与预后不良相关。④循证医学证据尤其是非药物治疗较为缺乏。高龄老年人面临预期寿命缩短、手术风险增加等问题，选择非药物治疗需严格掌握适应证，仔细评估风险收益比。⑤老年患者面临更多的经济、社会问题，医师需适当运用电话随访和远程监护，鼓励患者家庭监测和社区随访。

8. 妊娠 HF

对妊娠的 HF 患者进行治疗须注意部分药物妊娠期禁用。过快地减停 HF 治疗会导致围生期心肌病复发，治疗需持续至左心室功能完全恢复后至少6个月并逐渐减停。可在标准HF治疗基础上加用溴隐亭可改善围生期心肌病患者的左心室功能和预后，但溴隐亭应与预防性或治疗性抗凝药联用使用。有体循环栓塞或心内血栓的患者推荐抗凝治疗，LVEF明显降低的围生期心肌病患者需考虑预防性抗凝治疗，抗凝药物需依据妊娠阶段和患者情况选择。合并房颤的患者亦推荐根据妊娠分期选择低分子肝素或华法林进行抗凝治疗。

告知HFrEF患者生产和围生期存在HF恶化的风险。围生期心肌病和扩张型心肌病患者不推荐在LVEF恢复正常前妊娠，即使左心室功能已经恢复，妊娠（或再次妊娠）前仍推荐进行HF复发风险评估。无论孕周，经积极治疗仍失代偿或血流动力学不稳定时应终止妊娠。尽早将心源性休克或依赖正性肌力药物的患者转运至能提供循环机械支持的机构，开展循环机械支持的同时需考虑急诊剖宫产终止妊娠。

9.HF常见合并症的处理

HF患者常合并多种疾病，需尽早识别并进行评估，判断其与HF预后的相关性，遵循相关指南进行治疗。

（1）心律失常

HF患者可并发不同类型的心律失常。首先要治疗基础疾病，注意纠正诱发因素，如感染、电解质紊乱、心肌缺血、低氧、甲状腺功能异常等。

1）房颤

房颤是HF患者最常合并的心律失常。①心室率控制：心衰患者心室率控制与节律控制预后相似，目前建议心室率可以控制在60～100次/min，不超110次/min。根据患者的症状、心脏瓣膜病、心功能、是否合并预激综合征等情况决定心室率控制目标。用药注意事项：房颤合并预激综合征的患者避免应用地高辛、非二氢吡啶类CCB或胺碘酮；急性失代偿性HF的患者，避免使用非二氢吡啶类CCB；避免β-受体阻滞剂、地高辛及胺碘酮三者联用，因其具有致严重心动过缓、三度房室传导阻滞和心脏骤停的风险。②节律控制：在适当抗凝和心室率控制的基础上进行心脏电复律、抗心律失常药物和射频消融治疗等，尝试恢复并且维持窦性心律。适应证：有可逆继发原因或明显诱因的房颤患者；经心室率控制和HF治疗后仍有症状的慢性HF患者；房颤伴快速心室率，导致或怀疑导致心动过速性心肌病的患者；药物治疗不理想或不耐受，拟行房室结消融和起搏器或CRT治疗的患者。若房颤导致血流动力学异常，需要紧急电复律；如无须紧急恢复窦性心律，且房颤首次发作、持续时间＜48 h或经食管超声心动图未见心房血栓证据，应电复律或药物复律。对于存在HF和（或）LVEF下降的房颤患者，当症状和（或）HF与房颤相关时，可选择导管消融。③预防血栓栓塞：HF合并房颤时血栓栓塞风险显著增加，抗凝治疗需要权衡获益与出血风险，建议使用 CHA2DS2-VASc 和 HAS-BLED 评分评估患者血栓栓塞和出血风险。对于肥厚型心肌病合并房颤的患者，无须进行 CHA2DS2-VASc 评分，应予口服抗凝药物治疗。

2）室性心律失常

首先要寻找并纠正导致室性心律失常的诱因及治疗 HF 本身。有症状的或持续性室速、室颤患者，推荐植入 ICD 以提高生存率。已植入 ICD 的患者，经优化药物治疗后仍有症状性心律失常发生或反复放电，可考虑胺碘酮和（或）行导管射频消融术。对于非持续性、无症状的室性心律失常患者，除 β- 受体阻滞剂外，不建议应用其他抗心律失常药物。

急性 HF 患者出现血流动力学不稳定的持续性室速或室颤，首选电复律或电除颤，复律或除颤后可静脉使用胺碘酮预防复发，还可加用 β- 受体阻滞剂，尤其适用于伴“交感风暴”的患者。以上药物无效时，也可应用利多卡因；发生尖端扭转型室速时，静脉应用硫酸镁是有效的终止方法，建议血钾水平维持在 4.5 ～ 5.0 mmol/L，血镁水平补充至≥ 2.0 mmol/L。室速变为室颤时应立即进行电复律，停用可能导致 QT 间期延长的药物。

3）症状性心动过缓及房室传导阻滞

HF 患者起搏治疗的适应证与其他患者相同，但在常规植入起搏器之前，应考虑是否有植入 ICD 或 CRT/CRT-D 的适应证。

（2）冠心病

冠心病是 HF 最常见的病因，血运重建治疗改善心梗患者的存活率，心肌梗死后心室重构导致慢性 HF 的发病率升高。

合并冠心病的慢性 HF 患者应进行冠心病二级预防。HFrEF 伴心绞痛的患者，若 β- 受体阻滞剂不耐受或达到最大剂量，窦性心律且心率仍≥ 70 次 /min 可加用伊伐布雷定；有心绞痛症状可考虑加用短效或长效硝酸酯类药物。经优化药物治疗仍有心绞痛的患者应行冠状动脉血运重建。ACS 导致的急性 HF 应遵循国内外相关指南进行救治。

（3）高血压

高血压是 HF 的主要危险因素，高血压伴慢性 HF 通常早期表现为 HFpEF，晚期或合并其他病因时表现为 HFrEF。控制血压有助于改善 HF 患者预后，预防与高血压有关的并发症。

应遵循高血压指南，优化合并高血压的 HF 患者的血压控制。高血压合并 HFrEF 建议将血压降到＜ 130/80 mmHg：降压药物优选 ACEI/ARB 和 β- 受体阻滞剂，血压仍不达标可联合利尿剂和（或）醛固酮受体拮抗剂；若血压还不达标，可联合使用氨氯地平或非洛地平。

（4）心脏瓣膜病

心脏瓣膜病是引起和促使 HF 恶化的常见病因。对有症状的瓣膜病伴慢性 HF 以及瓣膜病伴急性 HF 的患者，有充分的证据表明其可从手术治疗中获益。

（5）糖尿病

HF 与糖尿病常同时存在，糖尿病患者 HF 患病率是普通人群的 4 倍，糖尿病显著增加缺血性心脏病患者 HF 的风险；糖尿病本身也可能引起糖尿病心肌病，后期也可能出现收缩功能障碍。合并糖尿病的 HF 患者的 HF 住院、全因死亡和心血管病死率更高。

对 HF 合并糖尿病的患者应逐渐、适度控制血糖，尽量避免低血糖事件。不同降糖药物对 HF 的影响不同，应用要个体化。二甲双胍可降低 HF 患者全因病死率和 HF 住院率，因其存在乳酸性酸中毒的风险，禁用于有严重肝肾功能损害的患者。噻唑烷二酮类可引起水、钠潴留、增加 HF 恶化或住院风险，应避免用于慢性 HF 患者。

（6）贫血与铁缺乏症

贫血与 HF 的严重程度独立相关，与预后差和活动耐力下降有关，应积极寻找贫血病因。对于 NYHA 心功能 II ～Ⅲ级的 HFrEF 且铁缺乏的患者，静脉补充铁剂有助于改善活动耐力和生活质量；对于 HF 伴贫血的患者，使用促红细胞生成素刺激因子不能降低 HF 病死率，反而增加血栓栓塞的风险。

（7）肾功能不全

HF 与 CKD 常合并存在，合并肾功能不全的 HF 患者预后更差。治疗时应同时兼顾心脏和肾脏。HF 患者住院期间出现的肾功能恶化，可与应用利尿剂或其他损害肾功能的药物相关。HF 患者在启动 ACEI、ARB、ARNI 或增加剂量时，需要对患者进行评估，包括潜在的肾动脉狭窄、血容量过高或过低、伴随药物等因素。肾脏排泄的药物在肾功能恶化时需要调整剂量。

（8）肺部疾病

HF 与 COPD、哮喘的症状有重叠，鉴别诊断存在一定困难。故建议肺功能检查在 HF 患者病情和容量状态稳定 3 个月后进行，以避免肺淤血引起肺泡和支气管外部阻塞对检测指标的影响。HF 合并 COPD 的患者或怀疑有气道高反应的患者，可考虑在专科医师的密切监护下，使用心脏选择性 β - 受体阻滞剂，从小剂量开始应用，同时密切观察气道阻塞症状。

（9）睡眠呼吸暂停

睡眠呼吸暂停在 HF 患者中常见，并与其严重程度和预后相关。怀疑存在睡眠呼吸障碍或白天嗜睡的 HF 患者，需进行睡眠呼吸监测，并鉴别阻塞性与中枢性睡眠呼吸暂停。对伴有心血管疾病的阻塞性睡眠呼吸暂停患者，持续气道正压通气治疗有助于改善睡眠质量和嗜睡情况。NYHA 心功能Ⅱ～Ⅳ级的 HFrEF 患者伴有中枢性睡眠呼吸暂停时，给予伺服通气会增加患者的病死率，故不推荐用于 HFrEF 伴中枢性睡眠呼吸暂停的患者。

第三节　HF 药物治疗

一、利尿剂

利尿剂可消除水、钠潴留，恰当使用利尿剂是 HF 药物取得成功的关键和基础，但不能作为单一治疗。若利尿剂用量不足，将减低 RASS 抑制剂的疗效，增加使用 β-受体阻滞剂的负性肌力作用；不恰当的大剂量会致血容量不足，增加发生低血压、肾功能恶化和电解质紊乱的风险。

1. 适应证

有液体潴留证据的 HF 患者。

2. 禁忌证

无液体潴留的症状及体征；已知对某种利尿剂过敏或者存在不良反应。痛风是噻嗪类利尿剂的禁忌证。托伐普坦禁忌证：低容量性低钠血症；对口渴不敏感或对口渴不能正常反应；与细胞色素 P4503A4 强效抑制剂合用；无尿。

3. 用法

根据患者淤血症状和体征、血压及肾功能选择起始剂量，据患者对利尿剂的反应调整剂量，体重每天减轻 0.5 ～ 1.0 kg 为宜。一旦症状缓解、病情控制，以最小有效剂量长期维持，根据液体潴留的情况调整剂量。监测体重，复查电解质、肾功能。有明显液体潴留的患者，首选袢利尿剂，最常用呋塞米，呋塞米的剂量与效应呈线性关系。托拉塞米、布美他尼口服生物利用度更高。噻嗪类利尿剂仅适用于有轻度液体潴留、伴有高血压且肾功能正常的 HF 患者。托伐普坦对推荐用于常规利尿剂治疗效果不佳、有低钠血症或有肾功能损害倾向患者。

4. 不良反应

（1）电解质丢失

利尿剂导致的低钾、低镁血症是 HF 患者发生严重心律失常的常见原因。出现低钾血症时应据血钾水平予合适的补钾治疗。出现低钠血症时应注意区别缺钠性低钠血症和稀释性低钠血症，若低钠血症合并容量不足时，可考虑停用利尿剂；后者按利尿剂抵抗处理，低钠血症合并容量过多时应限制入量，考虑托伐普坦及超滤治疗。慢性低钠血症的纠正不宜过快，避免血浆渗透压迅速升高造成脑组织脱水而继发渗透性脱髓鞘综合征。

（2）低血压

应区分容量不足和 HF 恶化，纠正低血容量水平，若无淤血的症状及体征，应先利尿剂减量；若仍伴有低血压症状，还应调整其他扩血管药物的剂量。

（3）肾功能恶化

利尿剂治疗中可出现肾功能损伤，分析可能的原因并进行处理：①利尿剂不良反应，如果联合使用袢利尿剂和噻嗪类利尿剂者停用噻嗪类利尿剂；② HF 恶化，肾脏低灌注和肾静脉淤血都会导致肾功能损害；③容量不足；④某些肾毒性的药物，如非甾体类抗炎药，会影响利尿剂的药效并且导致肾功能损害和肾灌注下降，增加 ACEI/ARB 或醛固酮受体拮抗剂引起肾功能恶化的风险。

（4）高尿酸血症

对高尿酸血症患者考虑生活方式干预和加用降尿酸药。

（5）托伐普坦的不良反应

主要是口渴和高钠血症。

（6）偶有肝损伤

应监测肝功能。

二、血管紧张素转换酶抑制剂

血管紧张素转换酶抑制剂通过抑制 ACE 减少血管紧张素Ⅱ生成而抑制 RAAS；通过抑制缓激肽降解而增强缓激肽活性及缓激肽介导的前列腺素生成，发挥扩血管作用，改善血流动力学；改善心室重塑。临床研究证实 ACEI 早期足量应用除可缓解症状，还能延缓 HF 进展，降低病死率。

1. 适应证

所有 HFrEF 患者均应使用 ACEI，除非有禁忌证或不能耐受。

2. 禁忌证

使用 ACEI 曾发生血管神经性水肿（致喉头水肿）者；妊娠妇女；双侧肾动脉狭窄者；ACEI 过敏者。以下症状者慎用：血肌酐 >221 mol/L（2.5 mg/dL）或 eGFR ＜ 30 mL/（min·1.73 m^2）；血钾 >5.0 mmol/L；症状性低血压（收缩压＜ 90 mmHg）；左心室流出道梗阻。

3. 用法

应尽早使用，从小剂量开始，逐渐递增，直至达到最大耐受剂量或目标剂量。开始服药和调整剂量后应监测血压、血钾及肾功能。调整到最佳剂量后长期维持，避免突然停药。

4. 不良反应

（1）肾功能恶化

肌酐升高 >30%，减量；升高 >50%，停用。

（2）高钾血症

血钾 >5.5 mmol/L，停用 ACEI；血钾 >6.0 mmol/L 时，采取降血钾的措施。

（3）低血压

对于症状性低血压，可调整或停用其他有降压作用的药物；若无液体潴留，利尿剂可减量；必要时暂时减少 ACEI 剂量；若血钠＜ 130 mmol/L，可增加食盐摄人。

（4）干咳。

（5）血管神经性水肿

发生血管神经性水肿患者终生禁用 ACEI。

（6）咳嗽

ACEI 引起的咳嗽特点为干咳，见于治疗开始的几个月内，停药后咳嗽消失，再次使用后干咳重现，需注意排除其他原因所致的咳嗽。咳嗽可耐受者，鼓励继续使用 ACEI，如持续咳嗽，影响正常生活，可改用 ARB。

三、血管紧张素受体拮抗剂

血管紧张素受体拮抗剂可阻断 RAS 的效应，但无抑制缓激肽降解作用，因此干咳和血管性水肿的不良反应较少见。

1. 适应证

HF 患者治疗首选 ACEI，当 ACEI 引起干咳、血管性水肿时，不能耐受者可改用 ARB，但已使用 ARB 且症状控制良好者不须换为 ACEI。目前不主张 HF 患者 ACEI 与 ARB 联合应用。

2. 禁忌证

除血管神经性水肿外，其余同 ACEI。

3. 用法与不良反应监测

应从小剂量开始，逐渐增至推荐的目标剂量或可耐受的最大剂量。监测血压、肾功能和血钾。不良反应包括低血压、肾功能恶化和高钾血症等，极少数患者也会发生血管神经性水肿。

四、血管紧张素受体脑啡肽酶抑制剂

血管紧张素受体脑啡肽酶抑制剂有ARB和脑啡肽酶抑制剂的作用，后者可升高利钠肽、缓激肽和肾上腺髓质素及其他内源性血管活性肽的水平。ARNI的代表药物是沙库巴曲缬沙坦钠。

1. 适应证

对于NYHA心功能Ⅱ～Ⅲ级、有症状的HFrEF患者，若能够耐受ACEI/ARB，推荐以ARNI替代ACEI/ARB，以进一步减少HF的发病率及病死率。

2. 禁忌证

有血管神经性水肿病史；双侧肾动脉严重狭窄；妊娠妇女、哺乳期妇女；重度肝损害（Child-Pugh分级C级），胆汁性肝硬化和胆汁淤积；已知对ARB或ARNI过敏。以下症状者慎用：血肌酐>221 mol/L（2.5 mg/dL）或eGFR＜30 mL/（min · 1.73 m^2）；血钾>5.4 mmol/L；症状性低血压（收缩压＜95 mmHg）。

3. 用法

患者由服用ACEI/ARB转为ARNI前血压需稳定，并停用ACEI 36 h。小剂量开始，每2～4周剂量加倍，逐渐滴定至目标剂量。中度肝损伤（Child-Pugh分级B级）、≥75岁患者起始剂量要小。监测血压、肾功能和血钾。

4. 不良反应

主要是低血压、肾功能恶化、高钾血症和血管神经性水肿。相关处理同ACEI。

血浆肾素活性是动脉粥样硬化、糖尿病和HF等患者发生心血管事件和预测病死率的独立危险因素。阿利吉仑是新一代口服非肽类肾素抑制剂，通过直接抑制肾素降低血浆肾素活性，阻断噻嗪类利尿剂、ACEI/ARB应用所致的肾素堆积，有效降压且对心率无明显影响。但有待进一步研究以获得更广泛的循证依据，目前不推荐用于ACEI/ARB的替代治疗。

五、醛固酮受体拮抗剂

螺内酯等抗醛固酮制剂作为保钾利尿剂，抑制心血管重塑，改善HF的远期预后。依普利酮是一种新型选择性醛固酮受体拮抗剂，适用于老龄、糖尿病和肾功能不全患者。

1. 适应证

LVEF≤35%、使用ACEI/ARB/ARNI和β-受体阻滞剂治疗后仍有症状的HFrEF患者；AMI后且LVEF≤40%，有HF症状或合并糖尿病者。

2. 禁忌证

肌酐 >221 mol/L（2.5 mg/dL）或 eGFR < 30 mL/（min·1.73 m^2）；血钾 >5.0 mmol/L；妊娠妇女。

3. 用法

初始小剂量，逐渐加量，通常与襻利尿剂合用，避免同时补钾及食用高钾食物，除非有低钾血症。监测血钾和肾功能。

4. 不良反应

主要是肾功能恶化和高钾血症。螺内酯可引起男性乳房疼痛或乳房增生症，多为可逆性。

五、β 受体拮抗剂

β 受体拮抗剂可抑制交感神经激活对 HF 代偿的不利作用。所有病情稳定患者一经诊断均应立即应用，其主要目的在于延缓疾病进展，减少猝死。对于在体液潴留的患者应与利尿剂同时使用。

1. 适应证

病情相对稳定无禁忌证或不能耐受的心功能不全患者均应使用 β - 受体阻滞剂。

2. 禁忌证

心源性休克、病态窦房结综合征、二度及以上房室传导阻滞（无心脏起搏器）、心率< 50 次 /min、低血压（收缩压< 90 mmHg）、支气管哮喘急性发作期、严重周围血管疾病（如雷诺病）和重度急性 HF。

3. 用法

以小剂量起始应用 β 受体拮抗剂，逐渐增加达目标剂量或最大耐受剂量并长期维持。NYHA 心功能Ⅳ级患者在血流动力学稳定后使用。密切观察心率、血压、体重、呼吸困难、淤血的症状及体征。突然停用 β 受体拮抗剂可致临床症状恶化，应予避免。在慢性 HF 急性失代偿期或急性 HF 时，可继续维持使用；心动过缓（50 ～ 60 次 /min）和血压偏低（收缩压 85 ～ 90 mmHg）的患者可减少剂量；严重心动过缓（< 50 次 /min）、严重低血压（收缩压< 85 mmHg）和休克患者应停用。

4. 不良反应

液体潴留加重，可先增加利尿剂剂量，如无效或病情严重，β - 受体阻滞剂应减量；出现明显乏力，需排除睡眠呼吸暂停、过度利尿或抑郁等，若考虑与 β - 受体阻滞剂应用或加量相关，则应减量；心动过缓（心率< 50 次 /min），或出现二度及以上房室传导阻滞时，应减量甚至停药；出现低血压若伴低灌注的症状，β - 受体阻滞剂应减量或停用，并重新评估患者的临床情况。

六、洋地黄类药物

洋地黄类药物通过抑制 Na^+/K^+-ATP 酶，产生正性肌力作用，迷走神经兴奋作用，减慢房室传导，作用于肾小管细胞减少钠的重吸收并抑制肾素分泌。

1. 适应证

伴有快速心房颤动 / 心房扑动的收缩性 HF 是应用洋地黄的最佳指征，包括扩张型心肌病、二尖瓣或主动脉瓣病变、陈旧性心肌梗死及高血压心脏病所致慢性 HF。在利尿剂、ACEI/ARB 和 β 受体拮抗剂治疗过程中仍持续有 HF 症状的患者可考虑加用地高辛。

2. 禁忌证

病态窦房结综合征、二度及以上房室传导阻滞患者；预激综合征伴房颤或心房扑动；心肌梗死急性期（＜ 24 h），尤其是有进行性心肌缺血者；梗阻性肥厚型心肌病；风湿性心脏病单纯二尖瓣狭窄伴窦性心律的肺水肿患者。以下症状者慎用：肺源性心脏病常伴低氧血症，与心肌梗死、缺血性心肌病均易发生洋地黄中毒；应用其他可能抑制窦房结或房室结功能或可能影响地高辛血药浓度的药物时须慎用或减量。对代谢异常引起的高排血量 HF 如贫血性心脏病、甲状腺功能亢进以及心肌炎、心肌病等病因所致 HF，洋地黄治疗效果欠佳。

3. 用法

地高辛 0.125 ～ 0.25 mg/d，70 岁以上、肾功能损害或干重低的患者应予更小剂量，可 0.125 mg，1 次 / 天或隔天 1 次，服用的同时应监测地高辛血药浓度。毛花苷 C（西地兰）、毒毛花苷 K 为快速起效的静脉注射用制剂，适于急性 HF 或慢性 HF 加重时。

4. 不良反应

常出现于地高辛血药浓度 >2.0 μg/L 时，也见于地高辛血药浓度较低时，如合并低钾血症、低镁血症、心肌缺血、甲状腺功能减退。肾功能不全、低体重以及与其他药物的相互作用也是引起中毒的因素，心血管病常用药物如胺碘酮、维拉帕米等均可降低地高辛的经肾排泄率而增加中毒的可能性。

洋地黄中毒最重要的表现为各类心律失常，常见为室性期前收缩，多表现为二联律，非阵发性交界区心动过速，房性期前收缩，心房颤动及房室传导阻滞等。快速房性心律失常伴传导阻滞是洋地黄中毒的特征性表现。洋地黄可引起心电图 ST-T 改变（“鱼钩”样改变），但不能据此诊断洋地黄中毒；洋地黄类药物中毒的胃肠道表现如恶心、呕吐；神经系统症状如视力模糊、黄视、绿视、定向力障碍、意识障碍等。

5. 处理

发生洋地黄中毒后应立即停药。单发性室性期前收缩、一度房室传导阻滞等停药后常自行消失；对快速性心律失常者，如血钾浓度低则可用静脉补钾，如血钾不低可用利多卡因或苯妥英钠。电复律一般禁用，易致心室颤动。有传导阻滞及缓慢性心律失常者可予阿托品静脉注射，异丙肾上腺素易诱发室性心律失常，不宜应用。

七、非洋地黄类正性肌力药

1. β 受体兴奋剂

多巴胺是去甲肾上腺素前体，较小剂量激动多巴胺受体，可降低外周阻力，扩张肾血管、冠脉和脑血管；中等剂量激动 β1、β2 受体，心肌收缩力增强，血管扩张，特别是肾小动脉扩张，心率加快不明显，改善 HF 的血流动力学异常；大剂量则可兴奋 α 受体，出现缩血管作用，增加左心室后负荷。多巴酚丁胺是多巴胺的衍生物，扩血管作用不如多巴胺明显，加快心率的效应也比多巴胺小。两者均只能短期静脉应用，在慢性 HF 加重时起到帮助患者渡过难关的作用，连续用药超过 72 h 可能出现耐药，长期使用将增加病死率。

2. 磷酸二酯酶抑制剂

包括米力农、氨力农等，通过抑制磷酸二酯酶活性促进 Ca^{2+} 通道膜蛋白磷酸化，Ca^{2+} 内流增加，从而增强心肌收缩力。磷酸二酯酶抑制剂短期应用可改善 HF 症状，但已有大规模前瞻性研究证明，长期应用米力农治疗重症慢性 HF，患者的病死率增加。仅对心脏术后急性收缩性 HF、难治性 HF 及心脏移植前的终末期 HF 的患者短期应用。

八、扩血管药物

慢性 HF 的治疗并不推荐血管扩张药物的应用，在伴有心绞痛或高血压的患者可考虑联合治疗，对存在心脏流出道或瓣膜狭窄的患者应禁用。

1. 中医中药治疗

一项多中心、随机、安慰剂对照试验：由 23 个中心参加，随机选取 512 例患者，研究共 12 周，以 NT-proBNP 水平下降为主要评价指标；结果表明，在标准治疗基础上联合应用中药芪苈强心胶囊，比较对照组可显著降低慢性 HF 患者的 NT-proBNP 水平，改善次要评价指标，即 NYHA 心功能分级、心血管复合终点事件（死亡、心脏骤停行心肺复苏、因 HF 入院、HF 恶化需要静脉用药、HF 恶化患者放弃治疗）、6 分钟步行距离以及明尼苏达生活质量。期待开展以病死率为主要终点的研究，以提供令人信服的临床证据。中西医结合治疗需注意潜在的中西药间相互作用导致的不良反应。

九、抗 HF 药物治疗进展

1. 伊伐布雷定

选择性特异性窦房结起搏电流抑制剂，减慢心率。适于 NYHA 心功能Ⅱ～Ⅳ级、LVEF ≤ 35% 的窦性心律患者，合并以下情况之一可加用伊伐布雷定：已使用 ACE Ⅰ /ARB/ARNI、β - 受体阻滞剂、醛固酮受体拮抗剂，β - 受体阻滞剂已达到目标剂量或最大耐受剂量，心率≥ 70 次 /min；心率≥ 70 次 /min，对 β - 受体阻滞剂禁忌或不能耐受者。老年、伴有室内传导障碍的患者起始剂量要小。对合用 β - 受体阻滞剂、地高辛、胺碘酮的患者监测心率和 QT 间期。避免与强效细胞色素 P4503A4 抑制剂合用。病态窦房结综合征、窦房传导阻滞、二度及以上房室传导阻滞、治疗前静息心率＜ 60 次 /min；血压＜ 90/50 mmHg；急性失代偿性 HF；重度肝功能不全；房颤 / 心房扑动；依赖心房起搏等患者禁用。最常见不良反应为光幻症和心动过缓。

2. 人重组脑钠肽

具有排钠利尿、抑制交感神经系统、扩张血管等作用，适于急性失代偿性 HF。

3. 左西孟旦

增加肌丝对钙的敏感性从而增强心肌收缩，并通过介导三磷腺苷敏感的钾通道，扩张冠状动脉和外周血管，改善顿抑心肌的功能，减轻缺血并纠正血流动力学紊乱，适于无显著低血压或低血压倾向的急性左心衰患者。

4.AVP 受体拮抗剂（托伐普坦）

通过结合 V2 受体减少水的重吸收，不增加排钠，可用于治疗伴有低钠血症的 HF。

十、其他药物

心肌细胞能量代谢障碍在 HF 的发生和发展中发挥一定作用，有研究显示使用改善心肌能量代谢的药物，如曲美他嗪、辅酶 Q10、磷酸肌酸等可改善患者症状和心脏功能，改善生活质量，但对远期预后的影响尚需进一步研究。

第四节　HF 器械治疗

尽管药物治疗 HF 取得了很大的进展，但 HF 病死率仍然居高不下，HF 末期临床药物治疗仍不能很好地提高患者的生存率和生活质量。近年来相关非药物治疗发展迅速，已成为治疗慢性 HF 不可缺少的方法。

目前的器械治疗 HF，主要集中在以下方面。

1. 心脏再同步化治疗

部分 HF 患者存在房室、室间和（或）室内收缩不同步，进一步导致心肌收缩力降低，心脏再同步化治疗（cadiac resyn-chronization，CRT）通过改善房室、室间和（或）室内收缩同步性增加心排量，可改善 HF 症状、运动耐量，提高生活质量，减少住院率并明显降低病死率。慢性 HF 患者的 CRT 的适应证包括：HF 患者在药物优化治疗至少 3 个月后仍存在以下情况应该进行 CRT 治疗。

（1）窦性心律，QRS 时限 ≥ 150 ms，LBBB，LVEF ≤ 35% 的症状性 HF 患者；

（2）窦性心律，QRS 时限 ≥ 150 ms，非 LBBB，LVEF ≤ 35% 的症状性 HF 患者；

（3）窦性心律，QRS 时限 130 ～ 149 ms，LBBB，LVEF ≤ 35% 的症状性 HF 患者；

（4）窦性心律，130 ms ≤ QRS 时限＜ 150 ms，非 LBBB，LVEF ≤ 35% 的症状性 HF 患者；

（5）需要高比例（>40%）心室起搏的 HFrEF 患者；

（6）对于 QRS 时限 ≥ 130 ms，LVEF ≤ 35% 的房颤患者，如果心室率难控制，为确保双心室起搏可行房室结消融；

（7）已植入起搏器或 ICD 的 HFrEF 患者，心功能恶化伴高比例右心室起搏，可考虑升级到 CRT。

双心室起搏：是纠正室间及室内不同步的经典方法。此外，有研究显示左心室多部位起搏较左心室单部位起搏临床效果更好，尤其适用于常规双心室起搏治疗无效或效果不佳者。

希氏束起搏（HBP）：如果通过 HBP 能成功纠正希氏浦肯野系统传导病变（尤其是 LBBB），理论上比双心室起搏更符合生理性。主要适合以下患者：①左心室导线植入失败患者；② CRT 术后无应答患者；③药物控制心室率不理想的房颤伴 HF，且经导管消融失败或不适合房颤消融，需要房室结消融控制心室率的患者；④慢性房颤伴 HF，需要高比例心室起搏（>40%）的患者。HBP 尚处于起步阶段，需开展大规模临床试验证实其近期及远期疗效，尤其是对生存率的影响。

左心室四极导线技术：四极心室导联可提高 CRT 的疗效和安全性，实现左室多部位起搏，纠正心脏传导延迟、改善心功能。

左心室内膜起搏技术：左心室内膜起搏是从心内膜向心外膜的心室激动传导模式。植入成功率高，起搏阈值低，主动固定电极稳定性好，降低膈神经刺激，更多的起搏点选择，更符合生理情况。但存在问题：有血栓形成及栓塞并发症，需长期抗凝治疗；电极对二尖瓣功能有影响；有二尖瓣相关感染性心内膜炎的风险；手术难度较高。

无导线起搏技术：无导线起搏技术同样具有左心室内膜起搏技术的优势。其局限性：有缺血性心肌病左心室瘢痕起搏不成功的可能；手术技术及相关设备不够成熟；

无导线连接，难以直接评估左心室电极各项参数；有血栓风险。

2. 植入式心脏复律除颤器

HF 猝死的最常见原因是严重的室性心律失常，如心室颤动及室性心动过速等。植入式心律复律除颤器（ICD）就是用来随时终止这些严重心律失常的一种仪器。ICD 可随时检测出并判断患者所发生的严重室性心律失常的类型给予不同的处理，从而达到终止心律失常、挽救患者生命的目的。

HF 患者植入 ICD 适应证：

（1）二级预防：慢性 HF 伴低 LVEF，曾有心脏停搏、室颤或伴血流动力学不稳定的室速；

（2）一级预防：①缺血性心脏病患者，优化药物治疗至少 3 个月，心梗后至少 40 d 及血运重建至少 90 d，预期生存期 >1 年（LVEF ≤ 35%，NYHA 心功能Ⅱ或Ⅲ级）；LVEF ≤ 30%，NYHA 心功能Ⅰ级。②非缺血性 HF 患者，优化药物治疗至少 3 个月，预期生存期 >1 年（LVEF ≤ 35%，NYHA 心功能Ⅱ或Ⅲ级），推荐植入 ICD，减少心脏性猝死和总病死率。LVEF ≤ 35%，NYHA 心功能Ⅰ级，可考虑植入 ICD。

全皮下 ICD 包括一个脉冲发生器，皮下感应电极和约 8 cm 的电极线圈，无程序刺激和起搏功能全部植于皮下。

3. 瓣膜性心脏病器械治疗

心脏瓣膜病 HF 是由瓣膜机械性损害造成血流动力学异常，使心脏压力负荷或容量负荷发生改变，最终发展为失代偿性 HF。瓣膜性心脏病器械治疗主要集中在经导管主动脉瓣置换术和经导管二尖瓣修复术两个方面。

（1）经导管主动脉瓣置换术

常见的瓣膜系统有球囊扩张型和自展型。手术适应证：重度主动脉瓣狭窄，主动脉瓣口径＜ 0.8 cm^2，主动脉跨瓣压差≥ 40 mmHg 或瓣口血流速度≥ 4 m/s；有心血管疾病症状，NYHA 分级Ⅱ级以上；有两名外科专家认为不能耐受外科手术或存在手术禁忌证：EuroScore ＞ 20/STS ＞ 10；解剖学指标特定范围内（18 ～ 29 mm）。

（2）经导管二尖瓣修复术

经导管二尖瓣修复术是使用特制的二尖瓣夹合器，经股静脉进入，穿刺房间隔，进入左心房及左心室，在三维超声及 DSA 引导下，使用二尖瓣夹合器夹住二尖瓣前、后叶中部，使二尖瓣在收缩期由大的单孔变成小的双孔，从而减少二尖瓣反流。

经导管二尖瓣修复术手术适应证有：功能性或器质性中、重度二尖瓣反流；患者具有症状或者有心脏扩大、房颤或肺动脉高压等并发症；左室收缩末期内径≤ 55 mm，左室射血分数＞ 25%，心功能稳定，可以平卧时耐受心导管手术；二尖瓣开放面积＞ 4cm^2（避免术后出现二尖瓣狭窄）；二尖瓣初级腱索不能断裂（次级腱索断裂不受影响）。

4. 心肌收缩力调节器

心肌收缩力调节器，不应期刺激术，通过心室绝对不应期发放脉冲，增加钙离子通道释放，从而改善 HF。适用于症状性 HF、左室功能不全和窄 QRS 患者。EHRA 科学档案中提出目前对于 HF 患者，CRT 主要是适用于宽 QRS 波，对于窄 QRS 波尚无比较有效的治疗，而心肌收缩力调节器主要应用于窄 QRS 波有效。

5. 迷走神经刺激术

自主神经系统失衡是 HF 的特征之一，表现为迷走神经活性降低和交感神经活性增强。研究显示心脏迷走神经活性降低和心率的增加是 HF 患者高病死率的预测因素。实验数据显示迷走神经刺激可以逆转 HF 过程中心肌重构，减少 HF 时破坏性的炎症过程。相关研究指出刺激迷走神经治疗 HF 的长期有效性和安全性尚不明确，需要更多的研究来进一步探索安全性和有效性。

6. 经皮左心室辅助装置

左室辅助装置适用于严重心脏事件后或准备行心脏移植术患者的短期过渡治疗和急性 HF 的辅助性治疗。ROANDMAP 究显示：NYHA Ⅲ / Ⅳ级 HF 患者接受左室辅助装置治疗后 1 年存活率与 6 分钟步行距离优于最佳药物治疗者。经皮左心室辅助装置具有植入创伤小、无须体外循环、操作简单的特点，是未来发展的方向。

7. 主动脉内球囊反搏

主动脉内球囊反搏是将一个球囊通过股动脉穿刺的方法置入到降主动脉和肾动脉之间，由主动脉球囊反搏泵驱动和控制，心脏舒张期充气，心脏舒张期末放气，增加冠状动脉灌注，降低心脏负荷。目前在临床是抢救心血管危急重症患者的重要治疗手段。

8. 肺动脉压力检测技术

直接肺动脉压力监测有利于帮助判断 HF 的风险，及时发现 HF 恶化，并指导调整 CRT 参数和临床药物使用。CHAMPION 研究证实：与传统临床管理相比，基于肺动脉压力联合传统信息管理的 HF 患者再住院率降低 43%，病死率降低 53%，预后改善明显。

9. 体外膜肺氧合

体外膜氧合简称肺膜，其技术源于心外科的体外循环（CBP），是 CBP 技术范围的扩大和延伸，可对需要外来辅助呼吸和（或）循环功能不全的患者进行有效的呼吸循环支持。

第五节　HF 治疗管理策略

随着高血压、心肌梗死、糖尿病等治疗手段的进步，使得患者寿命延长，HF 的患病率呈持续上升趋势；但 HF 的诊断较滞后，患者缺乏自我管理的知识和技巧，亦成为其反复住院的最重要和常见的原因。故 HF 患者的管理需要多学科合作，以患者为中心，涉及院前、住院、院外的多个环节，包括急性 HF 的救治、分级诊疗和转诊、慢性 HF 的治疗和优化、合并症的诊治、随访复诊、康复治疗、患者自我管理、心理和社会支持等，对于延缓疾病的恶化、改善患者的生活质量、降低再住院率、完善医疗服务结构、充分利用医疗资源有重要意义。

目前我国医疗资源尤其是基层及社区医院的医疗资源未能得到合理使用，大医院拥堵不堪，致使部分患者病情延误，不能顺利实施患者随访。区域卫生资源配置不合理，综合医疗机构与社区卫生机构之间协作不佳，医疗服务体系运行效率低下。实施区域医疗策略，由一所三级医院联合若干所二级医院和社区卫生服务中心组成医疗机构联合体，使患者就近享受优质服务，使患者的诊疗、随访、管理流程顺利实施。

1. 构建 HF 管理团队

HF 病情复杂易反复，病程长，常合并其他疾病，其治疗管理需要患者及家属、心内科专科医师在内的多学科临床医师、基层或社区医师等共同参与组成 HF 管理团队，按照一定的流程及规范相互协作；再入院风险高的 HF 患者建议多学科联合，参与制订诊治方案，对患者进行整体治疗，提高防治效果，改善预后。

2. 优化 HF 管理流程

HF 管理应覆盖诊治全程，从医院到社区到家庭：根据病情和危险分层制订诊疗方案，院外治疗方案和随访计划；社区或基层医院的随访和患者教育；患者和家属的自我管理。

3. 规范 HF 随访计划

建立 HF 患者的医疗档案。当 HF 患者经住院强化治疗后病情稳定，分析病因、诱因，制订用药方案，出院后进入 HF 的随访管理计划。

通过随访为患者建立医疗档案，构建基于 HF 患者管理的数据平台：收集数据，了解患者的病情变化，反馈给患者的管理医师，适时调整相应的治疗措施，提高对患者个体化治疗的指导水平。三级、二级、基层及社区医院实现联网共享。随访方式可有门诊随访、社区义诊、电话随访、家庭监测、植入式或可穿戴式设备远程监控等。通过网络信息技术促进 HF 多学科管理方案的构建和实施，如手机 APP，微信群，直接地了解患者情况，督促患者加强自我管理。

HF 患者出院后 2 ～ 3 个月内病死率和再住院率高达 15% 和 30%，出院后早期心血管事件高发，这一时期称 HF 的易损期，须对患者进行药物调整和监测，适当增加随访频率。随访内容包括：监测症状、NYHA 心功能分级、血压、心率、体重、肾功能和电解质等；定期评估临床症状，完善 BNP/NT-proBNP、胸片、超声心动图、动态心电图等；药物治疗是否最优化，经过 3 ～ 6 个月优化药物治疗后，是否有 ICD 和 CRT 指征；病因、诱因、合并症的治疗；评估治疗依从性和不良反应；关注心理状况。心脏专科医师评估治疗方案，预后，制订后续治疗方案。病情和治疗方案稳定的慢性 HF 患者可在社区或基层医院进行随访。

4. 加强 HF 患者教育及心理康复

通过基层医院或社区医院的宣传教育，提高患者的自我管理能力和治疗依从性，改善生活方式。由于病程长，患者和家人对疾病有很大的恐惧感。部分患者焦虑和抑郁严重，态度消极，延误治疗时机，社区医疗服务中心可与患者及其家庭成员进行沟通，使患者认识到疾病的严重性，从心理上重视疾病，告知患者 HF 的标准化治疗，改善了多数患者的生活质量，增加对治疗的依从性，鼓励患者树立战胜疾病的信心；另一方面，使家属和患者能够有效沟通交流，嘱家属更多地关怀患者，让患者从事一些力所能及的工作，增加其社会认同感，增强自我价值感。

5. 探索量化的 HF 康复计划

研究证实了慢性 HF 运动康复的安全性和有效性，其可降低慢性 HF 患者的病死率和再住院率，改善患者运动耐量和生活质量，合理控制医疗成本。应推荐 HF 患者进行有规律的有氧运动，以改善症状、提高活动耐量。运动康复适应证为 NYHA 心功能Ⅰ～Ⅲ级的稳定性 HF。禁忌证包括 ACS 早期、恶性心律失常、高度房室传导阻滞、急性心肌炎、感染性心内膜炎、急性 HF、未控制的高血压、严重主动脉瓣狭窄、梗阻性肥厚型心肌病、心内血栓等。

总之，HF 的整体治疗是医疗模式改变的需要，区域医疗策略的实践，也是社会、患者和家属的迫切需求，做好此项工作是 HF 治疗体系的关键部分。

第六节　心力衰竭临床路径

HF 患者临床路径详见表 7-1。

表 7-1　HF 临床路径

患者姓名：　　　　性别：　　　　年龄：　　　　住院号：

住院日期：　年　月　日　　出院日期：　年　月　日　　住院　　天

时间	住院第 1 天	住院第 2 天
重点医嘱	长期医嘱 □ HF 常规护理 □ 一级护理 □二级护理 □ 重症监护 □ 吸氧 □ 卧床 □ 记录 24 h 出入量 □ 利尿剂 □呋塞米 □托拉塞米 □螺内酯 □ 扩血管药 □硝酸甘油 □硝普钠 □单硝酸异山梨酯 □抑制心室重构（无禁忌时） □ ACEI □贝那普利□依那普利□培哚普利 □其他 □ ARB □缬沙坦 □厄贝沙坦 □坎地沙坦 □其他 □ B 受体阻滞剂 □美托洛尔 □其他 □ 升压药（必要时）□多巴胺 □间羟胺 □强心剂（必要时） □毛花苷 C □地高辛 □米力农 □左西孟旦 □环磷腺苷葡胺 □芪苈强心胶囊 □其他 □ 纠正水电解质和酸碱平衡紊乱 □ 抗心律失常（必要时） □ 抗菌药物（必要时） □ 心肌营养药 □丹参多酚盐□丹参川穹嗪 □丹红注射液 □盐酸曲美他嗪 □其他 □ 原发病治疗 临时医嘱 □血常规 粪便常规 尿常规 □生化全套 □糖化血红蛋 □传染病筛查 □凝血功能 □超敏 CRP □ BNP □甲状腺功能 □心电图	长期医嘱 □ HF 常规护理 □ 一级护理 □二级护理 □ 重症监护 □ 吸氧 □ 卧床 □ 记录 24 h 出入量 □ 利尿剂 □呋塞米 □托拉塞米 □螺内酯 □ 扩血管药 □硝酸甘油 □硝普钠 □单硝酸异山梨酯 □抑制心室重构（无禁忌时） □ ACEI □贝那普利□依那普利□培哚普利 □其他 □ ARB □缬沙坦 □厄贝沙坦 □坎地沙坦 □其他 □ B 受体阻滞剂 □美托洛尔 □其他 □ 升压药（必要时）□多巴胺 □间羟胺 □强心剂（必要时） □毛花苷 C □地高辛 □米力农 □左西孟旦 □环磷腺苷葡胺 □芪苈强心胶囊 □其他 □ 纠正水电解质和酸碱平衡紊乱 □ 抗心律失常（必要时） □ 抗菌药物（必要时） □ 心肌营养及心肌供能药 □丹参多酚盐 □丹参川穹嗪 □丹红注射液 □盐酸曲美他嗪 □其他 □ 原发病治疗 临时医嘱 □ 心脏彩超 □胸片

续表

时间	住院第 1 天	住院第 2 天
主要护理工作	□ HF 护理常规 □戴腕带、卫生处置、安排床位 □观察并记录护理文书 □测量 T、P、R、BP □危险因素评估□跌倒 □压疮 □坠床 □饮食指导 □药物指导 □排便指导 □皮肤黏膜护理	□ HF 护理常规 □观察并记录护理文书 □测量 T、P、R、BP □饮食指导 □药物指导 □排便指导 □皮肤黏膜护理
变异记录	□无 □有 原因：1. 2.	□无 □有 原因：1. 2.
护士签名		
医师签名		
时间	住院第 3 ～ 5 天	住院第 6 ～ 8 天
重点医嘱	长期医嘱 □ HF 常规护理 □ 一级护理 □二级护理 □ 重症监护□ 吸氧 □ 卧床 □ 记录 24 h 出入量 □ 利尿剂 □呋塞米 □托拉塞米 □螺内酯 □ 扩血管药 □硝酸甘油 □硝普钠 □单硝酸异山梨酯 □抑制心室重构（无禁忌时） □ ACEI □贝那普利□依那普利□培哚普利 □其他 □ ARB □缬沙坦 □厄贝沙坦 □坎地沙坦 □其他 □ B 受体阻滞剂 □美托洛尔 □其他 □ 升压药（必要时）□多巴胺 □间羟胺 □强心剂（必要时） □毛花苷 C □地高辛 □米力农 □左西孟旦 □环磷腺苷葡胺 □芪苈强心胶囊 □其他 □ 纠正水电解质和酸碱平衡紊乱 □ 抗心律失常（必要时） □ 抗菌药物（必要时） □ 心肌营养及心肌供能药 □丹参多酚盐 □丹参川穹嗪 □丹红注射液 □盐酸曲美他嗪 □其他 □ 原发病治疗 临时医嘱 □ 电解质（必要时）	长期医嘱 □ HF 常规护理 □ 一级护理 □二级护理 □ 重症监护 □ 吸氧 □ 卧床 □ 记录 24 h 出入量 □ 利尿剂 □呋塞米 □托拉塞米 □螺内酯 □ 扩血管药 □硝酸甘油 □硝普钠 □单硝酸异山梨酯 □抑制心室重构（无禁忌时） □ ACEI □贝那普利□依那普利□培哚普利 □其他 □ ARB □缬沙坦 □厄贝沙坦 □坎地沙坦 □其他 □ B 受体阻滞剂 □美托洛尔 □其他 □ 升压药（必要时）□多巴胺 □间羟胺 □强心剂（必要时） □毛花苷 C □地高辛 □米力农 □左西孟旦 □环磷腺苷葡胺 □芪苈强心胶囊 □其他 □ 纠正水电解质和酸碱平衡紊乱 □ 抗心律失常（必要时） □ 抗菌药物（必要时） □ 心肌营养及心肌供能药 □丹参多酚盐 □丹参川穹嗪 □丹红注射液□盐酸曲美他嗪 □其他 □ 原发病治疗 临时医嘱 □ 电解质（必要时）□ BNP

续表

时间	住院第 3～5 天	住院第 6～8 天
主要护理工作	□ HF 护理常规 □观察并记录护理文书 □测量 T、P、R、BP □饮食指导 □药物指导 □排便指导 □皮肤黏膜护理	□ HF 护理常规 □观察并记录护理文书 □测量 T、P、R、BP □饮食指导 □药物指导 □排便指导 □皮肤黏膜护理
变异记录	□无 □有 原因：1. 2.	□无 □有 原因：1. 2.
护士签名		
医师签名		

时间	住院第 9～14 天（出院日）
重点医嘱	长期医嘱 □ HF 常规护理 □ 一级护理 □二级护理 □ 重症监护（持续心电、血压和血氧饱和度监测等） □ 吸氧 □ 卧床 □ 记录 24 h 出入量 □ 利尿剂 □呋塞米 □托拉塞米 □螺内酯 □ 扩血管药 □硝酸甘油 □硝普钠 □单硝酸异山梨酯 □抑制心室重构（无禁忌时） □ ACEI □贝那普利□依那普利□培哚普利 □其他 □ ARB □缬沙坦 □厄贝沙坦 □坎地沙坦 □其他 □ B 受体阻滞剂 □美托洛尔 □其他 □ 升压药（必要时）□多巴胺 □间羟胺 □强心剂（必要时）□毛花苷 C □地高辛 □米力农 □左西孟旦 □环磷腺苷葡胺 □其他 □ 纠正水电解质和酸碱平衡紊乱 □ 抗心律失常（必要时） □ 抗菌药物（必要时） □ 心肌营养及心肌供能药 □丹参多酚盐 □丹参川穹嗪 □丹红注射液 □盐酸曲美他嗪 □其他 □ 原发病治疗 临时医嘱 □电解质、肝肾功能（必要时） □ BNP（必要时） □心脏彩超（必要时） □胸片（必要时） □心电图（必要时）

续表

时间	住院第 9 ～ 14 天（出院日）
主要护理工作	□出院宣教 □饮食指导 □出院带药指导 □预约随访时间 □协助办理出院手续
变异记录	□无 □有 原因：1. 2.
护士签名	
医师签名	
评估	

第七节　HF 的预防

HF 是当今社会公共卫生的大问题之一。HF 的发病率有逐年增高趋势。此外，HF 患者通常存在多种合并症，往往会影响其住院和死亡风险。HF 的医疗费用对患者和家庭、社会均带来沉重负担。有人将 HF 称为“流行病”，其影响患者生活质量，占用大量医疗资源，增加患者和社会的经济负担，并带来高致残率和病死率。采取健康教育手段，防止和改变不良的生活方式和行为是心血管病预防策略的体现，改变生活方式和健康教育其具体内容也随心血管病危险因素的研究进展而日益充实和完善。HF 的病因和危险因素处于动态变化中，提示了流行病学趋势，临床证据显示通过控制 HF 危险因素、治疗无症状的左心室收缩功能异常等有助于延缓或预防 HF 的发生。

1. 对 HF 危险因素的干预

高血压：长期有效控制血压可以使 HF 风险降低 50%。根据我国高血压指南：控制高血压以预防或延缓 HF 的发生为目标。对存在多种心血管疾病危险因素、靶器官损伤或心血管疾病的高血压患者，血压应控制在 130/80 mmHg 以下。

血脂异常：根据血脂异常指南进行调脂治疗以降低 HF 发生的风险，对冠心病患者或冠心病高危人群，推荐使用他汀类药物预防 HF。

糖尿病：糖尿病是 HF 发生的独立危险因素。推荐根据目前糖尿病指南控制糖尿病。有研究示钠 - 葡萄糖协同转运蛋白 2 抑制剂能够降低具有心血管高危风险的 2 型糖尿病患者的病死率和 HF 住院率。

其他危险因素：对肥胖、糖代谢异常的控制也可能有助于预防 HF 发生，戒烟和限酒有助于预防或延缓 HF 的发生。

利钠肽筛查高危人群：BNP 可预测新发 HF 的风险。HF 高危人群（高血压、糖尿病、血管疾病等）经利钠肽筛查（BNP>50 ng/L），控制危险因素和干预生活方式，有助于预防左心室功能障碍或新发 HF。

2. 对无症状性左心室收缩功能障碍的干预

心肌梗死后无症状性左心室收缩功能障碍的患者，推荐使用 ACEI 和 β-受体阻滞剂以预防和延缓 HF 发生；对不能耐受 ACEI 的患者，推荐 ARB。在急性 ST 段抬高型心肌梗死的早期进行冠状动脉介入治疗减少梗死面积，在 AMI 后尽早使用 ACEI/ARB、β-受体阻滞剂和醛固酮受体拮抗剂，稳定性冠心病患者可考虑使用 ACEI 预防或延缓 HF 发生。所有无症状的 LVEF 降低的患者，为预防或延缓 HF 发生，推荐使用 ACEI 和 β-受体阻滞剂。

3. 对症状性 HF 患者的干预

诱发因素如感染、心律失常、体力活动或情绪激动、妊娠和分娩、贫血与失血、过快输血输液、电解质紊乱及酸碱平衡失调及应用损害心肌的药物等均可引起 HF 恶化，应及时处理及干预。调整生活方式，减少水、钠潴留对 HF 预后的不良影响。及时对症予以药物治疗，改善甚至逆转心肌重构，使患者获益。慢性 HF 的药物治疗具有一定的局限性，非药物治疗（CRT、ICD 等）可协同药物治疗改善患者的临床症状及远期预后。

4. 心理干预

HF 的反复发作、慢性渐进性病程及诸多并发症、合并症，使患者精神心理负担加重、精神心理疾病易感性增加，而另一方面，负面心理活动有使心血管疾病复发、猝死等心血管事件发生的风险。“双心”疾病之间相互影响，发展。我们应当充分认识到心理因素对双心疾病患者的影响，进行心理疏导，必要时酌情应用抗焦虑、抑郁等心理药物。

（李叶婷）

第八章　心律失常

第一节　心律失常的原因、分类和对血流动力学的影响

一、心律失常的原因

临床上导致心律失常的原因很多，主要包括各种器质性心脏病，如冠心病、风心病等；水电解质及酸碱的失衡，如低血钾、低血镁、酸中毒等；应用某些药物，如洋地黄、奎尼丁、胺碘酮等；自主神经功能失调；中枢神经系统疾病，如蛛网膜下腔出血，颅脑外伤等；各种严重感染；中毒性疾病，如乌头碱毒等；麻醉、外科手术，尤其是胸腔或心脏的手术器械检查，特别是心脏导管检查；严重贫血；内分泌疾病，如甲状腺功能亢进；低温；缺氧；解剖异常，如预激综合征的旁路；遗传因素，如先天性 QT 间期延长等；情绪激动，吸烟和酗酒等，亦可见于正常人。

近几年来，对于情绪激动导致心律失常引起重视。大量的实验和临床研究证实，精神紧张、情绪激动可引起多种心律失常，如期前收缩、室上速、房颤甚至室速、室颤。其发生机制可能是交感神经的兴奋，血儿茶酚胺增高所致。实验表明，无论在实验环境还是内心冲突的自然条件下，只要心理应激达到足够强度均能降低低心肌电稳定性，从而促发心律失常。Lown 指出，如将安静条件下的动物置于应激环境，室颤阈值时降低 41%，从而引起室颤或其他严重心律失常。另外，强烈的情绪应激可促发冠状动脉收缩，导致心肌供血减少，易于诱发心律失常，甚至心脏停搏或猝死。Engd 收集到 170 例在遭遇严重生活事件后 1 h 内猝死的病例，其中大多数死于心脏骤停。就生活事件的性质分析 59% 的病例死于个人不幸与损失的消息传来之后，34% 的病例死于面临危险威胁的境遇之时，6% 死于大喜之际。

二、心律失常的分类

目前心律失常的分类方法尚未完全统一，现介绍3种临床上较为常用的分类方法。

1. 按心律失常的速率分类

（1）快速性心律失常

快速性心律失常可有以下症状：过期前收缩动；房性、房室交界性、室性心动过速；阵发性室上性心动过速；非阵发性房性心动过速；非阵发性交界性心动过速；室性心动过速（阵发性、持续性）；加速性心室自主心律；心房扑动；心房颤动；心室扑动；心室颤动；可引起快速性心律失常的预激综合征。

（2）患慢性心律失常

可有以下症状：窦性心动过缓；窦性停搏；窦房阻滞；病态窦房结综合征；房室交界性心律；可引起缓慢性心律失常的传导阻滞；一度、二度（I型、II型）、三度房室传导阻滞；完全性右束支传导阻滞；完全性LBBB；不完全性左或右束支传导阻滞；左前分支、左后分支、双侧束支阻滞；右束支传导阻滞合并分支传导阻滞；三分支传导阻滞。

2. 心律失常的临床分类

（1）激动发源不正常所引起的心律失常

1）激动自窦房结发出：①窦性心动过速；②窦性心动过缓；③窦性心律不齐。

2）激动自异位心律点发出：①被动型异位心律：房性心律；交界性逸搏及心室自搏心律。②自动性异位心律：期前收缩（房性，交界性，室性、窦房结性）。

3）阵发性心动过速（室上性、室性）。

4）非阵发性心动过速（室上性、室性）。

5）心房扑动（慢性、阵发性）。

6）心房颤动（慢性、阵发性）。

7）心室扑动，颤动。

（2）激动传导不正常所引起的心律失常

1）干扰及干扰性房室脱节。

2）心脏传导阻滞：①窦房传导阻滞；②房内传导阻滞；③房室传导阻滞：房室传导延迟；不完全房室传导阻滞；完全性传导阻滞。④心室内传导阻滞（束支传导阻滞）：阵发性、永久性或间歇性；LBBB（完全性LBBB、不完全性LBBB）；左前分支阻滞（LAH）；左后分支阻滞（LPH）；RBBB（完全性RBBB、不完全性RBBB）；双侧束支传导阻滞。

（3）折返心律

1）阵发性心动过速：①窦房结折返；②房内折返；③房室结折返；④房室束折返；⑤束支内折返（大型循环折返激动）；⑥心室肌层折返（微型循环折返激动）。

2）反复心律及反复性心动过速：自律性异常与传导异常并存。

（4）并行心律

1）并行性自搏性心律（房性，交界性，室性）。

2）并行性心动过速（房性，交界性，室性）。

3）双重性心动过速 dual tachycardia（心房、交接区、心室内各有一个并行的心动过速，形成两个或两个以上的并行节奏点）。

4）成双心动过速 Double tachycardia（多见于交界区内有两个并行节奏点）。

（5）异位节律伴外出阻滞。

（6）扑动或颤动（房性，室性）。

（7）人工起搏器引起的心律失常。

3. 心律失常的电生理学分类

（1）激动形成异常

1）慢纤维自律性变化（其 4 时相自发性除极坡度呈现变化）：增强的自律性（4 时相除极坡度上升）；降低的自律性（4 时相除极坡度下降）。

2）快纤维自律性的变化：浦肯野起搏细胞呈现快纤维的 4 时相自发除极；浦肯野纤维在药物或病理影响下，由快动作电位转变而为慢动作电位。

3）触发的自律性：早期后除极现象；迟发的后除极现象（无效的阈下后电位，后电位继续上升达阈电位 4 时相膜振荡电位）。

（2）激动传导异常

1）折返激动：反复心律；反复性心动过速；晚电位在 QRS 后的碎裂微型电活动；复发性连续的室性心动过速晚电位构成微型的循环折返激动。

2）传导障碍 可发生于传导系统多层水平：传导延迟和传导阻滞（3 时相阻滞及 4 时相阻滞）；递减性传导；不均匀性传导；差异性传导。

3）超常传导。

4）空隙现象。

5）干扰与脱节。

6）隐匿性传导。

（3）激动的形成异常和激动 传导异常并存

1）并行心律。

2）异位心律伴外出阻滞。

3）颤动及扑动。

三、心律失常对血流动力学的影响

心律失常是指心脏冲动的频率、节律、起源部位、传导速度或激动次序的异常。按照心律失常发生时心率的快慢，可分为快速性与缓慢性心律失常两大类，可由心脏电活动本身病变引起，也可由其他疾病如高血压、冠心病、心肌病、药物中毒等导致。临床可出现心悸、胸闷、乏力、晕厥甚至阿斯综合征等，诊断主要手段包括心电图、动态心电图及心脏电生理检测，治疗原则主要分为引起心律失常的机制及其发生机制两方面，方法为药物、介入及手术治疗，近年来中医中药在心律失常治疗方面也取得长足进展，如稳心颗粒、参松养心胶囊等。

心律失常的不同类型对血流动力学的影响程度不同，轻度的窦性心动过缓和过速、窦性心律不齐及偶发的房性期前收缩，对血流动力学几乎无影响；严重的心律失常如心房扑动、心房颤动、阵发性室上性心动过速及室性心动过速可明显降低心排血量，扭转型室速的心排血量更加减少，以至不能维持最基本的生理需要，可出现阿斯综合征；室颤时心脏不能排出血液，循环停顿，数分钟可死亡。

相同的心律失常发生在有器质性心脏病与无器质性心脏病者，对血流动力学的影响也不同。如无器质性心脏病者发生快速性房颤、阵发性室上性心动过速等，可能持续数日也能耐受，而发生于 AMI 或严重的二尖瓣狭窄患者，则可导致严重后果；大量心包积液或心包缩窄的患者，心室充盈受限，则依赖于心率加快来维持心排血量，如出现心动过缓则可危及生命。

（一）心律失常影响血流动力学的决定因素

心律失常影响血流动力学的决定因素是心率和每搏心输出量。每搏心输出量依赖于左室充盈及心肌收缩力，左室充盈程度决定于前负荷、舒张期充盈时间、左室顺应性及房室顺序活动等。

1. 心率

心率减慢时，舒张期延长，心室充盈增加，心室扩张，心肌收缩力增强，每搏心排血量增加，使每分心排血量得以维持或接近正常。但是每搏心排血量增加有一定的限度，不会超过 250 mL，当心率极慢时，每分心排血量将明显减少。在心率增快时，由于心室充盈时间缩短，每搏排血量降低，但由于心率增快，每分排血量并不减少甚至增加。但心率过快超过 180 次 /min 以上时，由于影响了心室快速充盈期，每搏量下降过多，使每分排血量明显降低。同时也使心肌劳累过度而供血供氧减少，影响心肌收缩力而使心排血量更加减少。

2. 房室顺序失调

正常心房收缩发生于心室舒张晚期，可进一步增加心室充盈。心房收缩发生在心室收缩前 0.08 ～ 0.19 s 时，增加心室充盈量的作用最大。所以房室传导时间明显缩短或延长，或心房心室收缩顺序失调，以及心房失去收缩能力时，心室充盈将受不同程度的影响，可减少 5% ～ 25%。出现在快速房颤或心室顺应性下降患者时，心排血量可减少更多甚至可达 40%。

3. 节律

心律不规则使心室的舒张期血液充盈与心室收缩不相适应，联律间期过短时心室充盈不足，心排血量少，脉搏变弱甚至发生细脉，期前收缩后代偿间歇过长或漏搏可使患者感到心搏暂停感。

4. 心室收缩顺序异常

在室性期前收缩或室性心动过速时，心室收缩顺序与窦性心律时明显不同心排血量明显下降。正常心室收缩从心室部开始向流出道发展，在室性期前收缩时，即便是起源于心尖部的收缩，其左右心室的整个收缩程序也与窦性心律时不同。左室造影显示，左室心尖部先收缩的期前收缩，收缩方式如“沙漏样”。左室基底部先收缩时，产生一个“泪滴样”收缩，前者对心排血量影响较小，后者因在心室流出道部位先收缩，引起流出道梗阻，心排血量下降比前者严重。

有人对Ⅲ度房室传导阻滞的犬进行心室内电起搏研究时发现：左室起搏较右室起搏心排血量多，左室起搏时经心室肌传导而激动的心肌纤维越多心排血量下降越明显，由房室结下传的激动若心室收缩顺序异常（如束支阻滞）亦可降低心室排血量。

（二）对血流动力学影响较重的几种心律失常

一种心律失常的血流动力学可受到几种因素的影响，不同的心律失常又可具备同一种影响心排血量的因素，这种影响因素在不同的心律失常所产生的影响程度又不同，再加上基础心脏病不同，情况复杂应综合考虑。

1. 房室传导阻滞

房室传导阻滞对血流动力学的影响主要是心室率较慢及房室顺序失调。在Ⅱ度Ⅱ型房室阻滞时，虽然房室顺序在按照 1 ∶ 1 传导，但影响并不大，只有在房室传导比率较低使得心室率较慢时才严重影响心排血量，如在应激状态时，心房率增加，由于 3 相阻滞加重反而使心室率更慢，心排血量可更低。而Ⅱ度Ⅰ型房室阻滞时，心室节律不规则可使患者感到不适及停顿感。在Ⅲ度房室阻滞时影响因为心室率过慢，多少＜ 45 次 /min，房室顺序失调使得心室充盈受到限制，尽管心室舒张期充盈时间延长，但心房收缩多在房室瓣关闭时，故每搏心排血量并不能显著提高。在心室自律点较高时，心室收缩取序并无异常，如自律点较低，心室收缩顺序异常将使心排血量更减少。

当采用心室起搏治疗时，因心室率增快，血流动力学可明显改善，如采用房室顺序起搏效果更理想。

2. 阵发性室上性心动过速

阵发性室上性心动过速（paroxysmal supraventricular tachycardia，SVT）发作时心室率可达 160 ～ 250 次 /min，心室率过快使心室充盈时间减少，尤其是心室率 180 次 /min 以上时，心室的快速充盈时间缩短，心排血量显著减少。SVT 时，房室顺序也丧失，房室结内折返时，P 波多落在 QRS 波群内，房室同时收缩，心房收缩失去意义。在预激综合征引起顺传型房室折返性 SVT 时，心房收缩为逆传 P 波所引起，P 在 QRS 波群后 110 ～ 200 ms 以内，心房收缩时也不是在心室舒张时，房室瓣仍关闭，无法增加心室充盈，故心排血量降低。

3. 心房颤动

房颤时影响血流动力学因素有 3 方面：①节律不整；②心房收缩功能丧失；③心室率的快慢。当心室率在 60 ～ 80 次 /min 时，心功能尚可代偿，患者可从事轻工作及自理生活。但是心室率过快时，心室充盈时间缩短，加上节律不整及心房收缩功能丧失，心排血量显著减少，甚至会诱发急性肺水肿。

4. 室性心动过速

阵发性室性心动过速血流动力学的影响因素主要是：①心室率增快，可达 130 ～ 200 次 /min；②房室顺序异常；③心室收缩顺序异常。尤其是心底部先收缩时情况更严重，心排血量将更减少，可能仅有正常的 30% ～ 40%，常出现晕厥、休克、抽搐，甚至昏迷。

如出现尖端扭转型室速时，由于心室率更快，不仅有房室顺序异常，还有心室收缩顺序异常且多变，心排血量极低，而非阵发性室速时，由于心室率不快，尽管有房室顺序异常，患者常无感觉，只是在心电检查时发现。说明仅有一种影响因素时，血流动力学受影响可能较轻。若同时有多种影响因素，后果就会很严重。多数心律失常往往有几种影响因素同时存在，治疗时如不能完全消除影响因素，仅控制或消除其中 1 ～ 2 种也能改善血流动力学，如快速房颤控制心室率即可缓解症状。

第二节　缓慢心律失常

一、窦性心动过缓

1. 概念

窦性频率每分钟低于 60 次者，称为窦性心动过缓。

2. 心电图表现

（1）窦性 P 波。

（2）成人 P 波频率小于每分钟 60 次。

（3）P-R 间期不小于 0.12 s，窦性心动过缓常伴有窦性心律不齐，有时可见逸搏或逸搏心律。

3. 临床意义

窦性心动过缓常见于青年人及老年人，特别是运动员。其他引起窦性心动过缓的情况很多，如颈动脉窦过敏、颅内高压、黏液性水肿，低温、脑垂体功能减退、脓毒症、洋地黄中毒、AMI 的急性期（尤其是下壁心肌梗死）、阻塞性黄疸、呕吐，以及应用胺碘酮、β - 受体阻滞剂、地尔硫卓、维拉帕米等。窦性心动过缓如不伴有严重的心脏病，心率亦不是过于缓慢，则常不引起临床症状，少数可见头晕、胸闷，罕有晕厥。

二、窦性静止

1. 概念

窦性静止是指窦房结在一个或多个心动周期中停止形成冲动，因而无冲动发放及相应激动心脏。

2. 心电图表现

在某一较长而不规则的时间内窦性 P 波缺如。所谓不规则的时间内，是指这一段延长的 P-P 间期不与窦性周期呈倍数关系，在此期间，可以出现逸搏或逸搏心律及房室脱节。

3. 临床意义

窦性静止主要见于各种原因引起的窦房结病变，亦可见于迷走神经张力增高、洋地黄或奎尼丁中毒、电解质紊乱等情况。患者濒死时常出现窦性静止。窦性静止轻者可无症状。如静止时间过长，而房室交接区或心室又未能及时发放逸搏冲动，则可出现头晕、晕厥甚至阿斯综合征。

三、病态窦房结综合征

1. 概念

病态窦房结综合征（sick sinus syndrome，SSS），简称病窦综合征，是由于窦房结或其周围组织的器质性病变导致了窦房结激动形成异常或窦房传导障碍，从而产生一系列心律失常和多种症状的综合征。本症多见于中老年人，大多数于40岁以上时出现症状。但青年及儿童患者亦有，该综合征主要特征是慢性窦性心律失常，包括明显的窦性心动过缓、窦性静止或窦房阻滞。当合并快速室上性心律失常反复发作时称为心动过缓-心动过速综合征（慢快综合征）。

2. 病因

病窦综合征可分为窦房结病变型、迷走张力型与混合型。按窦房结冲动形成异常和窦房结冲动传导异常分为两方面的原因。下列情况可引起窦房结冲动形成异常，①窦房结及/或心房的老年退行性变最常见；②冠心病；③结缔组织病（如系统性红斑狼疮等）；④代谢或浸润性疾病，如淀粉样变性、脂肪浸润；⑤心肌病变；⑥家族性遗传性疾病（如遗传性Q-T间期延长综合征、先天性窦房结疾病、先天性耳聋等）；⑦创伤、肿瘤浸润等；⑧原发性窦房结自律性异常，窦房结冲动传导异常窦房结冲动形成正常，但不能正常地传导到心房，形成窦房阻滞，除窦房结及其邻近组织外，心脏传导系统的其余部分也可能受累及。当合并有房室交接区起搏或传导功能不全时，称为“双结病变变”，同时累及左、右束支时称为全传导系统病变。

3. 临床表现

主要表现为心率缓慢而引起的脑、心、肾等重要脏器供血不足的症状。尤以脑供血不足为主，症状轻重差别很大。轻者表现为头昏、乏力、失眠、记忆力减退、反应迟钝或易激动，重者表现为晕厥、阿斯综合征。当合并有阵发性室上性心动过速时，可出现心悸、心绞痛，长期心排血量不足，可导致充血性HF，当肾供血不足时，可出现少尿。胃肠血液灌流不足，可出现消化不良等。反复慢快综合征发作，可能引起血栓栓塞症状。

四、窦房传导阻滞

窦房传导阻滞是窦房结与心房之间发生的阻滞，此时窦房结周围的心肌不能将窦性激动及时外传，从而使窦性激动到达心房的时间延迟或使心房及心室发生一次或多次漏搏，甚至完全不能传出。

（一）窦房传导阻滞的病因及临床表现

窦房传导阻滞是病窦综合征的主要表现之一，急性心肌炎、冠心病尤其是AMI、洋地黄中毒、心肌病、迷走神经张力过高等亦可发生窦房传导阻滞。

轻型或偶发的窦房传导阻滞多为功能性的，一般不引起明显症状，较重或频繁的窦房传导阻滞，多为器质性，常有明显症状，常见的症状有头晕、心悸、记忆力减退、疲乏，甚至晕厥、抽搐等。

（二）窦房传导阻滞的分度及心电图表现

按阻滞程度不同，窦房传导阻滞分为三度，其中二度又可分为Ⅰ型和Ⅱ型。

1. 一度窦房传导阻滞

一度窦房传导阻滞为窦房传导时间延长，激动仍可全部传至心房，一般情况下，一度窦房传导阻滞常规心电图无法诊断，只能通过直接或间接测定窦房传导时间而诊断。但下列两种情况时可在常规心电图上诊断一度窦房传导阻滞：①当窦性心律整齐同时又伴有二度Ⅰ型窦房阻滞时，此时二度窦房传导阻滞漏搏所致的长间歇，比两个窦性周期稍短，即可诊断一度窦房传导阻滞；②当合并房性期前收缩后有超代偿间期时，可根据下列公式计算窦房传导时间。

窦房传导时间（以 ms 计）=（期前收缩后回转窦性周期 - 基本窦性周期）÷2

如计算的窦房传导时间＞150 mm 时，可提示窦房传导时间延长，即为一度窦房传导阻滞。

2. 二度窦房传导阻滞

二度窦房传导阻滞是窦性激动部分被阻滞，而未能全部下传至心房，可分为二型。

（1）二度Ⅰ型窦房传导阻滞　此型窦房传导阻滞是窦房传导时间进行性延长，直到最后一次窦性激动不能传导到心房。心电图上表现为窦性 P-P 间隔逐渐缩短，最后发生 P 波脱漏，出现一个长的 P-P 间隔，其长度小于任何两个短的 P-P 间隔之和。如此周而复始，形成一个接一个的文氏周期。但若并发窦性心律不齐或隐匿性传导时，文氏周期可不典型。

（2）二度Ⅱ型窦房传导阻滞　此型窦房传导阻滞是 P 波脱漏而不伴其前的窦房传导时间延长，因而不伴有 P-P 间隔进行性缩短。脱漏 P 波的间越等于两倍窦性周期。有时两个或多个连续的窦性激动在窦房结周围被阻滞，此时长间歇便等于或接近于窦性周期的三倍、四倍甚至六倍。

3. 三度窦房传导阻滞

三度窦房传导阻滞是窦性激动全部受阻滞而不能下传心房，心电图表现为窦 P 消失，与窦性静止相鉴别，患者过去曾出现过二度窦传导阻滞，较为符合三度窦房传导阻滞。注射阿托品后出现二度窦房传导阻滞，也可推导诊断三度窦房传导阻滞。窦房结电图可以明确诊断。

（三）窦房传导时间的测定

窦房传导时间可通过心房调搏间接测定，也可用心内窦房结电图直接测量从窦性激动到心房激动的时间。临床常用食管心房调搏间接测定，采用 Breithardt 法计算窦房传导时间的正常值＜ 160 ms，老年人（50 岁以上）＜ 180 ms，窦房传导阻滞的窦房传导时间延长。

五、房室传导阻滞

房室传导阻滞（atrioventricular block，AVB）指的是从心房到心室的传导过程中出现传导延缓或中断。目前已经证明，AVB 可发生在由心房至心室内末梢纤维的全部传导系统中的各个部位，并且是呈水平型的阻滞。

（一）房室传导阻滞的病因及病理生理

AVB 可因房室传导系统的功能性或器质性病变引起，前者为一过性，很少发展为三度阻滞，见于迷走神经张力增高、缺氧、药物作用（如洋地黄中毒）、电解质紊乱（高血钾或低血钾）、体位改变等。器质性的原因常见为心肌炎、冠心病（下壁心肌梗死更易发生）、传导系统及心肌的退行性变、传导系统损伤（手术或外伤）及先天性原因所致。

产生 AVB 的病理生理基础主要是传导系统不应期异常延长，少数为传导系统某部分的结构中断或先天性畸形，相对不应期延长将使激动传导延缓，绝对不应期延长将使激动传导停止。

（二）房室传导阻滞的临床表现

一度 AVB 无临床表现；二度、三度 AVB 因心室率慢，可引起头晕、记忆力减退及精神症状，严重者可发生头晕感，黑蒙甚至昏迷、抽搐及大小便失禁等。一度 AVB 可有第一心音减弱，二度 AVB 有心律不齐，脉搏脱漏多三度 AVB 的心律及脉律整齐，但强弱不等，当心房与心室同时收缩时可听到“大炮音”。

（三）房室传导阻滞的分度与分型

临床上通常将 AVB 分为一度、二度和三度其中，二度又分为Ⅰ型和Ⅱ型，各型 AVB 均有其心电图特征。一度 AVB 时 P-R 间期延长（＞ 0.21 s）或超过该心率的正常上限。二度 AVB 呈间歇性房室传导，Ⅰ型的 P-R 间期呈文氏现象，Ⅱ型的 P-R 间期固定，且大多数在正常范围内，2 ∶ 1 AVB 可视为二度 AVB 的特殊类型。房室传导比例在 3 ∶ 1 以上称为高度 AVB，下传的 P-R 间期正常或显著延长，其长度通常是固定的，以上均属不完全性 AVB。三度 AVB 称为完全性 AVB，其心房活动（P 波）和心室活动（QRS 波）各自独立，均有其固定频率，互不相关，P 波频率总是高于 QRS 波的频率，心室率均低于 60 次 /min，并且常＜ 45 ～ 50 次 /min。

上述分度与分型不能反映阻滞的部位，而临床上更有重要意义的是阻滞部位，如阻滞在束支系统者更容易由二度发展为三度，易于发生长时同的心室停搏，也较常伴有严重的器质性心脏病。且较多为持久性，因而更常需用人工起搏治疗。有学者根据阻滞时 QRS 波增宽≥ 0.12 s 与否，提出了 AVB 的分类、分型与定位（表 8-1）。对二度阻滞的部位判定有一定价值，希氏束电图能确定阻滞部位：①结区阻滞者一度时 A-H 延长，二度漏搏时 A 波后无 H 波，三度时 A 波后无 H 波而 V 波前都有 H 波；②束下阻滞一度时延长，二度漏搏时 A 波后有 H 波，三度时 A 波后有 H 波而 V 波前无 H 波；③束内阻滞一度时 H 波增宽或分裂或 H-V 延长而 QRS 正常，二度时 H 波分裂，漏搏时 A 波后有 H 波而 QRS 正常。

表 8-1　AVB 的分类、分型与定位

按 QRS 波宽度分类	分型	阻滞部位
＜ 0.11 s	Ⅰ型（常见）	绝大多结区
	Ⅱ型（罕见）	少致束内，个别束下
		多数结区，少数束下
≥ 0.12 s	Ⅰ型（少见）	结区伴束支阻滞或束下
	Ⅱ型（常见）	绝大多数束下
		束下或结区伴束支阻滞

1. 一度房室传导阻睛

一度 AVB 是指激动从窦房结发出后，经心房到心室的传导时间延长现象，是由于相对不应期延长所致。

一度房室传导阻滞的心电图窦性和房性心律时，P-QRS-T 波按顺序规则出现，P-R 间期延长，超过正常范围。①成人 P-R 间期≥ 0.20 s 儿童（14 岁以下）≥ 0.18 s；② P-R 间期超过该心率的正常上限（表 8-2）；③心率无显著改变，P-R 间期较前增加 0.04 s 以上，即使 PR 间期仍在正常范围，均可诊断一度 AVB。

表 8-2 P-R 间期心率的正常上限

心率（次 /min）	P-R 间期最大值（s）
＜ 70	0.20 ～ 0.21
70 ～ 90	0.19 ～ 0. 20
91 ～ 110	0. 10 ～ 0. 19
111 ～ 130	0.17 ～ 0. 18
>130	0.16 ～ 0.17

上表列出的是正常情况下 P-R 间期与心率的关系。但若心率达到或超过 150 次 /min，由于激动进入房室交接区时，区内正值前一激动的相对不应期，激动传导被延缓，P-R 间期延长甚至超过 0.20 s，此属生理性传导延缓，不能诊断为一度 AVB。

有时一度 AVB 的 P-R 长短不一，称变异型一度 AVB，发生的原因可能为；①房室结双径路；②迷走神经张力不稳定；③药物作用。

一度 AVB 的病变部位可位于房室传导系统的任何部位。其中以房室结最常见，占 83%，预后较好，但若病变在希氏束远端（希氏束电图 H-V 延长），则预后较差。

2. 二度房室传导阻滞

二度 AVB 是激动自心房传至心室的过程中有部分传导中断，即有心室漏搏现象，可同时伴有房室传导延迟。

（1）二度 I 型房室传导阻滞

二度 I 型房室传导阻滞又称文氏型 AVB，是由于相对不应期异常延长，房室传导功能降低所致。

1）二度 I 型房室传导阻滞的心电图

典型的二度 I 型 AVB 的心电图特点是，P-R 间期逐渐延长，最后发生 QRS 脱漏。这样每循环一次，便是一个文氏周期。这一周期可以固定，也可以不固定，固定与否和房室传导比例有关，即 P 波和下传的 QRS 波的比例，可用数字表示，如 4 ∶ 3 阻滞，表示每 4 个 P 波有 3 个下传，脱漏 1 个。本型 AVB 间的房室传导比是 4 ∶ 3 或 3 ∶ 2；5 ∶ 4、6 ∶ 5 或 7 ∶ 6 者少脱漏，再由短变长；② P-R 逐渐延长的增量逐渐减少；③ R-R 间期进行性缩短；④最长的 R-R 间期小于任何两个短的 R-R 间期之和；⑤ P-R 与 R-P 间距呈反比，如文氏周期特点中某项不符合上述规律，则为不典型文氏周期，房室传导比例在 6 ∶ 5 以上者，几乎都呈不典型文氏周期表现。

2）二度 Ⅱ 型房室传导阻滞的心电图

二度 Ⅱ 型 AVB 的心电图表现为 QRS 波群规律地或不定时地脱漏；因而出现长 R-R 间期，其长度为窦律周期的整倍数，P-R 间期是固定的，此固定的 P-R 间期可以正常，也可以延长。偶尔在较长间歇之后的第一个或最初的几个 P-R 间期可有轻度缩短，是较长间歇引起交接区组织的传导暂时改善的结果。能下传的 QRS 波正常或宽大畸形。房室传导比例可固定或有变化，多为 3 ∶ 2 或 4 ∶ 3。

（2）二度房室传导阻滞的两种特殊情况

1）2 ∶ 1 房室传导阻滞

2 ∶ 1 AVB 常归属于二度 AVB，但要确定其为 I 型或 Ⅱ 型阻滞则较为困难。例如，在同一文氏周期中有无 P-R 间期和 R-R 间期的逐搏改变，是鉴别 I 型和 Ⅱ 型阻滞的重要依据，但 2 ∶ 1 阻滞是每隔一次心搏便脱落一次，无周期可分析，又在 2 ∶ 1 阻滞中，不仅 P-R 间期固定，R-P 也是规则的，即 P-R/R-P 是呈恒定的关系。下列情况对鉴别 2 ∶ 1 AVB 属 I 型或 Ⅱ 型有帮助：①记录较长时间的心电图，寻找从 2 ∶ 1 向 3 ∶ 2 或 4 ∶ 3 的转变，若脱漏后第二个心搏的 P-R 间期延长的为 I 型，固定的为 Ⅱ 型；② I 型的 QRS 波正常，Ⅱ 型的 QRS 波多呈束支传导阻滞图形；③ I 型阻滞在活动或使用阿托品时可增快心房率，使相对不应期缩短或接近正常，阻滞程度可减轻；Ⅱ 型阻滞时，这些措施仅使心房率增加，异常延长的绝对不应期不变，所以传导阻滞程度不变，甚至加重，压迫颈动脉窦恰恰发生相反的变化，即 I 型阻滞的程度加重，而 Ⅱ 型阻滞程度不变或减轻；④ P-R 间期显著延长多为 I 型，P-R 间期正常者大多为 Ⅱ 型。

2）高度房室传导阻滞

房室传导比例在 3 ∶ 1 以上者称为高度 AVB，属于二度 AVB 的范围。在不完全性 AVB 中最为严重，常是完全性 AVB 的先导，其临床意义与完全性 AVB 相同。心电图特点为：半数以上的 P 波不继以 QRS 波，其房室传导比例偶数者（4 ∶ 1、6 ∶ 1 或 8 ∶ 1 等）较奇数者（3 ∶ 1 或 5 ∶ 1 等）多见，下传的 P-R 间期正常或显著延长，且长度通常固定。如果无窦性心律不齐、窦房阻滞等，P-P 间期是规则的，R-R 间期可不规则，也可相对规则，QRS 波群形态可呈逸搏心律和夺获心室两种 QRS 波图形，二者均可伴室内差异性传导。

3. 三度房室传导阻滞

三度 AVB 又称完全性 AVB，由于绝对不应期占据了整个心动周期，心房的激动完全不能下传至心室，其心房活动和心室活动各自独立且不协调，心房率高于心室率，有的患者的阻滞呈间歇性，间歇期间表现为二度或高度 AVB。

（1）三度房室传导阻滞的心电图

三度 AVB 的心电图特点是：① P 波与 QRS 波互不相关，P 波的数目总是多于 QRS 波的数目；②心房可由窦房结控制，亦可由心房内节律点控制，故亦可出现房颤、房扑及房性心动过速；③心室可由交接区或心室的起搏点控制，若 QRS 波形态正常，频率在 50 次 /min 以上，多位于房室结内，若 QRS 波形态正长，频率低于 40

次 /min，则起搏点多位于希氏束内，若 QRS 波宽大畸形，频率为 20 ～ 40 次 /min，则起搏点多在希氏束分叉以下；④窦性激动控制心房者，如不伴有窦性心律不齐或间歇性窦房阻滞，则 P-P 间期规则，交结性或室性逸搏节律的 R-R 间期一般规则。

（四）房室传导阻滞的预后

AVB 的预后取决于 AVB 的病因、心脏传导系统的病变性质、阻滞部位、阻滞程度和类型、持续时间及对治疗的反应。如病因为一过性，则可经治疗而消除。若阻滞程度较轻，传导阻滞又未发生明显变性，则预后较好，反之则预后不良。一般认为一度 AVB 的预后较好，但由房内缺陷所致者易引起房扑、房颤和房性心动过速，在心房和房室结的传导延缓常稳定，若发展也多是慢慢地进展到高度 AVB，出现间歇性完全性 AVB 时，也较少引起晕厥；在希浦系的一度 AVB 可突然进展到二度Ⅱ型或三度 AVB。二度 I 型阻滞多为良性，但在希浦系阻滞或有明显症状者预后较差，另外儿童患者进展到三度 AVB 的比例较大。普遍认为二度Ⅱ型和Ⅲ度 AVB 的预后一般是严重的，但还主要与有无晕厥或眩晕等症状有关。急性下壁心肌梗死并发的房室传导阻滞，往往是暂时的，其阻滞区大多在房室结内，一般经治疗后可减轻或消失，急性前壁心肌梗死并发的房室传导阻滞，阻滞区大多在希浦系，易发展为三度 AVB，晕厥发作和猝死的可能性较大，预后较差。先天性 AVB，如不合并先天性心血管畸形，一般预后良好。

（五）缓慢型心律失常的治疗

1. 病因或原发病治疗

首先应尽可能地明确病因，针对引起心动过缓的可逆性因素进行治疗，如纠正电解质紊乱、改善甲状腺功能和改善心肌缺血等。

2. 药物治疗

如果患者出现与心动过缓相关的症状，且预期心动过缓在短期内可以纠正，可采取临时措施提高心室率，包括药物治疗和临时起搏器植入。

（1）药物治疗

1）异丙肾上腺素①作用机制：在窦性心动过缓的治疗中作为 β - 受体兴奋剂，对窦房结有明显兴奋作用，并可加速传导，故可使心率加快。②用法及用量：异丙肾上腺素 1 mg 加入 10% 葡萄糖液 500 mL 缓慢静滴，根据心率和患者的反应调整滴速。③注意事项：可以引起心慌、快速性心律失常，如期前收缩、心动过速等，宜缓慢静点，静点异丙肾上腺素时心率不宜超过 70 次 /min。

2）阿托品①作用机制：阿托品竞争性对抗乙酰胆碱对 M 胆碱受体的兴奋，解除迷走神经对心脏的抑制，使心率加快。②用法及用量：阿托品 0.5 ～ 2 mg 静脉注射。

③注意事项：可引起排尿困难、眼压升高、口干、腹胀等，青光眼和前列腺增生患者慎用或禁用。

（2）临时心脏起搏

严重心动过缓，药物效果不明显时，或缺血造成的心动过缓担心上述药物会加重心肌缺血时，应考虑临时心脏起搏。

（3）永久起搏器植入

一般适用于症状性缓慢性心律失常。对于下列情况应植入永久起搏器（因篇幅所限，在此只列出应该植入和建议植入起搏器的指征）。

窦性心动过缓：①Ⅰ类适应证（应该置入起搏器）：症状性心动过缓，包括导致症状频发的窦性停搏；症状性变时功能不全；必须应用的药物所引发的症状性窦性心动过缓。②Ⅱa 类适应证（建议置入起搏器）：心率＜ 40 次 /min 的窦房结功能异常，而无明确证据证实症状发作和心动过缓确切相关；不明原因的晕厥，临床证实或电生理检查发现存在明显窦房结功能障碍。

（4）房室阻滞

获得性房室阻滞起搏器置入适应证。①Ⅰ类适应证（应该置入起搏器）：三度或高度房室阻滞伴有相关症状（包括 HF）或者室性心律失常者；药物引发三度或高度房室阻滞患者，但为了治疗其他疾病又必须使用者；三度或高度房室阻滞患者，存在窦律时停搏≥ 3 s 或逸搏心率＜ 40 次 /min 或逸搏源于房室结以下情况；三度或高度房室阻滞患者，房颤伴停搏≥ 5 s；消融房室交界区引起的三度或高度房室阻滞患者；术后发生不可逆的三度或高度房室阻滞患者；合并神经肌肉病变者，如强直性肌营养不良，塞二氏综合征等的三度或高度房室阻滞患者；伴有症状的二度房室阻滞，无论何种类型和阻滞部位；无症状持续三度房室阻滞患者，虽然心室率≥ 40 次 /min，但合并心脏扩大或左心功能障碍，或阻滞部位在房室结以下；无心肌缺血患者运动时出现二度或三度房室阻滞。②Ⅱ a 类适应证（建议置入起搏器）：持续性三度房室阻滞伴逸搏心率≥ 40 次 /min，即使患者无症状和心脏增大；无症状二度房室阻滞，电生理检查证实阻滞部位位于希氏束内或以下；伴有症状的或者血流动力学异常的一度或二度房室阻滞患者；对窄 QRS 波群的二度Ⅱ型房室阻滞患者，当出现宽 QRS 波群时起搏器植入为Ⅰ类适应证。

（5）室内阻滞

其适应症胃：①Ⅰ类适应证（应该置入起搏器）：高度房室阻滞或间歇性三度房室阻滞；二度Ⅱ型房室阻滞；交替性束支阻滞。②Ⅱ a类适应证（建议置入起搏器）：虽无法证实晕厥和房室阻滞相关，但能除外其他原因，特别是室性心动过速；无症状患者行电生理检查时偶然发现 HV 间期≥ 100 ms；电生理检查时出现起搏诱导的希氏束下阻滞，尽管为非生理性。

第三节　快速性心律失常

一、阵发性室上性心动过速

阵发性室上性心动过速（paroxysmal supraventricular tachycardia， PSVT）是指突然发生又突然终止，心室率规则，频率 140 ～ 250 次 /min 的心动过速，其发生及传导途径都位于或涉及心室水平以上。

（一）阵发性室上性心动过速的分类和命名

1. 窦房结折返性心动过速

窦房结折返性心动过速又称阵发性窦性心动过速，是指激动在窦房结内或其与周围心房组织间折返。常由一提早心动所诱发；约占 PSVT 的 5% ～ 10%。

2. 阵发性房性心动过速

根据其发生机制的不同，可分为房内折返性心动过速、自律性增强性房性心动过速和多源性房性心动过速，前两者各占 PSVT 约 4%。临床不易区分，多源性房性心动过速多见于严重肺部疾病和呼吸衰竭的患者。

3. 房室结折返性心动过速

最常见，约占 PSVT 的 50% 左右。房室结功能上分离为两条电生理性能不同的径路是房室结折返性心动过速的基础。一条 α 径路或称慢径，传导速度慢，不应期短；另一条为 β 径路或称快径，传导速度快，不应期长。折返激动分为慢径下传，快径逆传（慢 - 快型）和快径下传、慢径逆传（快 - 慢型）两型，以慢快型多见，少数患者可有两条慢径之间的折返，称慢 - 慢型。

4. 房室折返性心动过速

导致房室折返性心动过速的旁路中多为房室沟内附加肌束心电图可有预激现象，临床诊断为预激综合征。但有相当一部分为隐匿性旁路，窦性心律时，无 delta 波，心电图正常，约占 PSVT 的 40% ～ 50%。

（二）室上性阵发性心动过速的发生机制与诊断

1. 窦房结折返性心动过速

（1）发生机制　窦房结 P 细胞、结周纤维和心房肌不应期上的差别，及结周纤维的递减传导特性是形成 SNRT 的基本条件。当一过早心动（多为房性期前收缩）抵达窦房结时，适逢该部处于有效不应期而受阻，便经他处在窦房结内缓慢传导，当再传至原受阻处时，该部已脱离有效不应期，从而激动心房形成折返，如此反复形成SNRT。

（2）临床表现　①可发生于任何年龄组，但以老年伴器质性心脏病多见；②无性别差异；③心率较慢，为 80 ～ 180 次 /min，通常在 130 ～ 140 次 /min，故很少引起注意；④多为非持续性，能自行终止；⑤部分患者受生理和心理活动有关的自主神经张力的影响非常明显；⑥用兴奋迷走神经的方法可减慢心率或终止发作。

心电图：① P 波形态与正常窦性 P 波相同或相似；② P-R 间期的长短与心动过速的频率有关；③ R-P>P-R；④房室传导阻滞不影响心动过速的发作；⑤心动过速终止前 P-P 周期可突然延长。

2. 阵发性房性心动过速

根据 PAT 的发生机制可分为 AET、IART 和 MAT 3 类，它们分别由自律性增强、折返和触发活动所致。

（1）自律性增强性房性心动过速　AET 可发生于任何年龄组，常在器质性病变的基础上发作如心肌梗死、慢性肺部疾病（尤其是伴急性感染时）、急性酒精中毒、各种类型的代谢紊乱等，亦有吞咽诱发 AET 的报道。AET 伴房室传导阻滞常与洋地黄中毒有关。临床上，许多伴房室传导阻滞的室上速可能都属自律性增强所致（包括洋地黄中毒）。

AET 的心电图特点：①发作后频率逐渐加快至稳定（温醒现象）一般＜ 200 次 /min；② P 波形态与窦性 P 波不同；③ P-R 间期直接受房性心动过速频率的影响；④房室传导阻滞的发生不能终止 AET。

（2）房内折返性心动过速　IART 的发生机制是心房肌不应期不一致及激动在心房肌传导速度不同所致。临床上，IART 与 AET 不易区别，多见于心脏病伴有心房扩大、心肌病、低血钾、洋地黄中毒、心肌梗死等。

心电图：①发作时频率一般为 130 ～ 150 次 /min，亦可高达 180 次 /min；② P 波形态与窦性不同，P-R 间期直接受心动过速频率的够响；③房室传导阻滞不能终止发作；④因心房内折返途径多变，可使 P 波形态不一。

（3）多源性房性心动过速又称混乱性房速　多见于老年男性，平均年龄为 70 岁，男女之比为 6 ∶ 1，儿童患者亦可发生。病因多为慢性阻塞性肺疾病，缺血性心脏病、充血性 HF，也可发生在缺氧、电解质紊乱和使用茶碱类药物时，偶见于使用洋地黄药物时。

（三）房室结折返性心动过速（AVNRT）

1. 发生机制

正常窦性心律时，心房激动沿 α 和 β 径路同时下传，但因 β 径路传导快，故沿其下传的激动先期到达希氏束，当 α 径路下传的激动抵达时，则因希氏束已处于不应状态而受阻。在出现房性期前收缩时，该期前收缩可能受阻于不应期长的 β 径路而循不应期短的 α 径路下传，因此，在体表心电图中有 P-R 间期延长。如果激动在 α 径路中的传导缓慢到足以在 β 径路脱离不应期后到达远端，则激动可循 β 径路逆传至心房引起心房回波，如此时 α 径路已脱离不应期，激动又可沿 α 径路下传，然后循 β 径路逆传，如此反复，形成房室结内的环形运动，表现为 PSVT 的发作。上述为最常见的慢 - 快型 AVNRT。另一种少见的类型则相反，激动由 β 径路下传，循 α 径路逆传，称快 - 慢型 AVNRT。

2. 临床表现

AVNRT 常发生于无器质性心脏病患者。根据心动过速的频率、持续时间及有无器质性心脏病等情况，可表现为心悸、焦虑、紧张、乏力、心绞痛、心功能不全、晕厥或休克等。引起晕厥的原因是快速心室率降低心排血量及脑循环血量，或在合并存在病窦综合征时，心动过速终止时，因超速抑制使窦房结功能受抑，恢复窦性前出现长间歇。

原来心功能正常的患者，AVNRT 发作对血流动力学的影响主要表现为由于心动过速及舒张期过短，左心室舒张末期容量和每搏量明显减少，但因射血次数增加，结果维持心排血量及射血分数基本不变。而有器质性心脏病或心动过速频率过快、持续时间过长时，则可明显降低射血分数。

心动过速发作初时的低血压可能激活交感神经系统引起反射性血压升高，从而促使迷走神经张力升高终止心动过速。

心电图表现：慢 - 快型 AVNRT 的心电图①突然发作，突然终止；②频率 140 ～ 250 次 /min，节律规则，成人一般 180 ～ 200 次 /min，少数患者达 110 次 /min，偶可超过 250 次 /min，尤其是儿童；③ QRS 综合波呈室上性（功能性或器质性束支传导阻滞例外）；④常由房性期前收缩诱发，P-R 明显延长中；⑤ R-R 间期在心动过速发作之初数跳可缩短，在心动过速终止前数跳可延长，这种变异通常是前向房室传导时间的改变所致；⑥折返激动逆传心房产生逆行 P 波（II、III、avF 导联倒置，aVR 导联直立）。绝大多数病例（约 2/3）心房心室同时激动，逆行 P 波埋在 QRS 波群之中，体表心电图无 P 波可见，少数病例约（1/3）逆行 P 波紧随 QRS 波群之后，在 II、III、avF 导联酷似“S”波，在 V1 导联类似不完全右束支阻滞的“r”波；⑦颈动脉窦按压可使部分患者心动过速终止或仅使心动过速频率有所减慢。

快 - 慢型 AVNRT 的心电图：①轻度增快的心率可诱发其发作，而不需要由一个适时的房性期前收缩促发；②因折返激动经慢通道逆传逆行 P 波（II 导联倒置，aVR 导联直立）延迟出现，该 P 波可以发生在下一次 QRS 波群之前。

（四）房室折返性心动过速（AVRT）

1. 发生机理

正常情况下，房室结和希浦系统是激动逆传和顺传的唯一通道。当有房室旁路存在时，即互相形成一个导致心动过速发作的折返环，旁路中多为房室沟内附加肌束（即 Kent 束），心电图可有预激现象（delta 波）临床诊断为预激综合征。但有相当一都分为隐匿性旁路，心电图正常。

2. 室上速发作时有两种类型

（1）正向 AVRT：最常见的一种室上速，激动由房室传导系统下传心室，由旁踣折返回心房，形成循环。

（2）逆向 AVRT: 较少见，是一种有潜在危险性的心律失常，激动由旁路下传心室，由房室传导系统逆传心房。

此外具有类似房室结递减传导特性的结外旁路构成了一些少见的 AVRT，如后间隔或游离壁的递减性旁路是连续性交接区心动过速（permanent junctional reciprocating tachycardia，PJRT）的基础。

3. 临床表现

发病较早，常见于青少年，常无器质性心脏病证据，发作时可有心悸、心前区不适（或心绞痛）、眩晕，严重时可有血压降低、休克及心功能不全。AVRT 发作时心率可稍快于 AVNRT ≥ 200 次 /min，但以同一范围者居多，心律十分规则，心音强度一致。心动过速发作时心房扩张及抗尿钠排泄因子分泌增多，因此心动过速终止后可出现多尿。

4. 心电图表现

（1）正向 AVRT 的心电图：①心率 150 ～ 240 次 /min；② R-R 规则，QRS 波呈室上性（功能性或器质性束支阻滞例外）；③常被适时的期前收缩（房性或室性）所诱发；④激动通过 Kent 束快径逆传引起心房激动，故逆 P 波在 QRS 波群之后 R-P ＞ 70 ms。

（2）逆向性 AVRT 的心电图：① QRS 波群增宽，起始部可见 delta 波；②宽大的 QRS 波群之前有 P 波；③发作间歇期的窦性心动有短 P-R 间期，QRS 波群起始部有 delta 波等预激综合征表现。这种类型 QRS 波群酷似室性心动过速，体表心电图诊断常有困难，须作电生理检查才能鉴别，同时也应与正向 AVRT 伴室内差异传导相鉴别。

二、阵发性室上性心动过速的治疗

（一）窦房结折返性心动过速的治疗

SNRT 一般不必治疗，必要的解释可消除患者的疑虑。症状严重或伴器质性心脏病时，β-受体阻滞剂、维拉帕米和地高辛可有效地终止和预防发作。Ⅰ类抗心律失常药可以试用，但效果不确切。

（二）房性心动过速的治疗

由于临床难以区别 AET 和 IART，因此治疗往往是经验性的。经电生理检查的患者，可根据患者急性药物试验结果选择单用或联用抗心律失常药物治疗。

PAT 有效的治疗包括：①控制心室率，改善心功能：可选用地高辛、β-受体阻滞剂或钙拮抗剂；②转复心律：可选用 Ia 类（奎尼丁、丙吡胺、普鲁卡因胺）、Ic 类（普罗帕酮、氟卡尼、英卡尼）药物。常规抗心律失常药物治疗无效者，胺碘酮可能有效。

PAT 伴房室传导阻滞（一度至二度）未用洋地黄者，治疗原则与前述相同。根据临床情况，试用洋地黄控制心室率，如 PAT 伴房室传导阻滞（一度至二度）依然存在，加用 Ia、Ic 或 III 类抗心律失常药物。

PAT 伴房室传导阻滞发生于正在使用洋地黄者，首先考虑洋地黄中毒。应立即停用洋地黄类药物，心律失常常于数天内自行消失，且房室传导阻滞的消失先于异位房性心律。同时，使用氯化钾静滴或苯妥英钠静注，刺激迷走神经和电击治疗通常无效且可引起严重室性心律失常，不宜采用。

（三）房室结折返性心动过速和房室折返性心动过速的治疗

1. 终止发作 AVNRT 和正向 AVRT 的治疗原则基本相同

多数患者呈短暂发作，能自行或经用兴奋迷走神经的方法后终止，持久而症状明显者用药物治疗，极少数需电转复或电起搏治疗。

兴奋迷走神经的方法无循环障碍者可首先选用。兴奋迷走神经可使房室结内慢通道传导减慢直至终止折返，有时在发作终止前，慢通道传导减慢，心动过速频率可轻度减慢、由于迷走神经刺激后房室结前向传导阻滞，可使正向型房室旁道折返中断。

常用的兴奋迷走神经的方法有：①乏氏动作，成功率可达 54%，嘱患者关闭声门后用力呼气，最好能使胸腔内压保持在 5.32 kPa（40 mmHg）正压并维持 10 ～ 20 s，有效乏氏动作可出现 4 个时相改变，开始时血压升高，随着心室充盈及心排量降低，血压下降，心率加速，乏氏动作停止，胸腔内压突然下降，血压进一步短暂下降，心室充盈恢复，血压出现超射升高，使压力感受器兴奋，迷走神经张力增高。②颈动脉窦按压：方法是患者取卧位，在下颌角下方，触及颈动脉搏动，用手向颈椎横突方向加压并按摩，一般先压右侧，注意不可两侧同时按，一次加压时间不得超过 15 s，在按压过程中同时听诊或行心电监护、如心动过速终止或出现室性期前收缩，应立即停止。颈动脉窦变，颈动脉区有血管杂音、颈动脉窦过敏史及老年人不宜采用此法。③冷水面部浸浴：成功率为 17%，但在 1 岁以下的婴儿，冷水面部浸浴或潜水反射成功率较高，患者深吸气后屏气，将面部浸于 2 ～ 10℃冷水盆中 20 ～ 40 s，心动过速可在 5 ～ 35 s 内终止，必要时可重复。本方法可快速升高全身血管张力，AMI、高血压者应避免使用，病态窦房结综合征及房室传导阻滞患者由于可引起严重心动过缓，也不宜应用；④按压眼球：用拇指加压于一侧眼球的巩膜，以刺激球后副交感神经末梢，持续时间不超过 15 s，青光眼、高度近视患者禁用，老年人也不宜用。⑤注射升压药物：适用于发作时血压降低，且无器质性心脏病的年轻患者。通过升压反射使迷走神经兴奋，最常用的升压药物是去氧肾上腺素（新福林），亦可用阿拉朗，去氧肾上腺素 0.5 mg 稀释于 20 mL 溶液中缓慢静注：或 10 mg 加入 100 mL 液体中静滴开始为 25 μg/min，逐渐增加剂量至血压达 21.3/13.3 kPa（160/100 mmHg）水平。用药过程中，必须连续监测血压及心电，如出现头痛、恶心、血压达预定水平［舒张压达 12 ～ 13.3 kPa（90 ～ 100 mmHg）收缩压不超过 25 kPa（＜ 180 mmHg）］或心动过速终止应立即停药。高血压、老年人及心脑血管疾病者禁用，严重反应有颅内出血、室颤、肺水肿等。⑥副交感神经刺激药物：常用新斯的明 0.5 ～ 1.0 mg 肌注，注射时患者应平卧，床边阿托品备用，主要不良反应为眩晕、视力模糊、流涎、恶心、腹痛、腹泻等，常与静注过快、剂量过大有关，停药后即可消失。低血压、冠心病及老年人不宜使用。

2. 药物治疗

维拉帕米为治疗绝大多数无血流动力学障碍的 AVNRT 及正向 AVRT 的首选药物。终止心动过速成功率可达 73% ～ 95%。首剂 5 mg 加入 25% 葡萄糖液 20 mL 中静注 3 ～ 5 min 注完，如无效，每半小时可重复 5 mg，总量不超过 15 mg，常于静注后 5 min 内起效，15 min 内达高峰浓度，15 ～ 30 min 内迅速下降。静注过快，可引起血压下降、心动过缓、房室传导阻滞，导致心脏停搏。由于药效学的相互加强作用，维拉帕米与 β - 受体阻滞剂不宜联合应用。对高血压、反复发作 PSVT 的患者，应详细询问最近 1 ～ 2 周治疗用药情况，如已用普萘洛尔等 β - 受体阻滞剂治疗者，不宜用维拉帕米。对 AMI，PSVT 发作者，维拉帕米也应慎用，对有心功能不全、不稳定房室传导阻滞、病窦综合征、低血压、心源性休克者禁用。如注意了以上各点，绝大多数患者对静注维拉帕米都能较好地耐受，严重低血压的发生率仅为 1%。

三磷腺苷（ATP）或腺苷（adenosine）：ATP 可能是先转化为腺苷发挥作用的。腺苷的作用机理尚不清楚，可能是通过抑制钙离子内流，促进钾外流发挥电生理作用。腺苷类化合物的半衰期短，约 10 ～ 30 s，其对房室传导的最大抑制作用在 15 ～ 30 s 内。为减少不良反应，可在开始时迅速静注腺苷或 ATP 10 mg < 1 秒内注入，若用药后 2 ～ 3 min 内无效，则可再给腺苷 12 mg 或 ATP 20 mg 迅速静注，必要时可重复 1 次，迄今未发现有药物蓄积的证据。腺苷类化合物终止 PSVT 的成功率为 90% ～ 100%，是目前终止 PSVT 最高，复律时间最短的药物。但其引起的不良反应较多，发生率约为 75%，绝大多数副反应较轻，常见的副反应有；颜面潮红、全身不适、呼吸困难、恶心、胸部不适、心动过缓及传导阻滞等，持续时间较短，一般无须特别处理。严重反应较少，偶可致心脏骤停。另外，由于作用持续时间短，心动过速易于复发，且可通过缩短心房肌不应期而诱发房颤，不良反应的发生与剂量相关，因此从小剂量开始逐渐增加剂量，可以减轻副反应的严重性。腺苷类化合物适合于有低血压、心功能不全、以前应用 β-受体阻滞剂或维拉帕米治疗无效和婴幼儿的 PSVT，对有支气管哮喘、房室传导阻滞、病窦综合征的患者禁用。对正在用普萘洛尔、安定、双嘧达莫及老年患者慎用。

普罗帕酮（心律平）　Ic 类抗心律失常药，对房室结（主要是快径逆传）和旁道均有抑制作用，前向传导的抑制作用较逆向传导明显。此外，还有轻、中度 β 阻滞作用和钙拮抗作用。对 PSVT 复律的成功率达 80% 以上，通常能较好地为患者所耐受，国内已将其作为终止 PSVT 的一线药物。首剂用 70 mg 或 1 ～ 5 mg/kg 溶于 25% 葡萄糖 20 mL 中，缓慢推注 5 ～ 7 min，一般于静注后 5 min 内即起效，可持续 3 ～ 4 h。如无效，间隔 20 ～ 30 min 再重复静注，总量不超过 350 mg。有效后可改为静滴，滴速 0.5 ～ 1.0 mg/min 或改口服 150 mg 每日 3 次。本药代谢的个体差异十分明显，有效血浓度变异大，因此用药后对临床和心电图的监护较血药浓度更有意义。QRS 时间延长 50% 以上常提示药物过量。严重心功能不全、心源性休克、严重心动过缓、心脏传导阻滞、病窦综合征、明显的电解质紊乱、严重的阻塞性肺疾病，哮喘及明显的低血压者禁用。妊娠 3 个月和哺乳期妇女慎用。

洋地黄类药物洋地黄可使房室结不应期延长，传导减慢，从而使房室结内及房室旁道折返中断，是治疗 AVNRT 和正向 AVRT 合并心功能不全的首选药物。常用去乙酰毛花苷 C（西地兰）0.4 mg，稀释后静注。如无效，间隔 0.5 ～ 1 h 再静注 0.2 ～ 0.4 mg，总量不超过 1.2 mg，个别可用至 1.6 mg。由于患者心功能大多正常，引起中毒的危险性相对较小，故剂量可以偏大，用药后副交感神经敏感性提高，此时再行兴奋迷走神经的方法常可奏效。低钾血症时，易引起洋地黄中毒，应及时补钾。

另外，美托洛尔注射液，成人一次 5 mg，在 2 ～ 5 min 内静注，亦有较好疗效。

氟卡尼、胺碘酮、索他洛尔及地尔硫卓等均能有效地终止 PSVT。但在有效性、起效的速度及安全性方面均未超过维拉帕米、腺苷类化合物及普罗帕酮。

逆向性 AVRT 的治疗由于洋地黄、维拉帕米主要作用于房室结，可显著使旁道不应期缩短，因此，当进展为房扑、房颤时可引起致命的室性心律失常，故应避免使用。可选用电复律，药物可用普鲁卡因胺、普罗帕酮、胺碘酮静注或奎尼丁，用药时必须严密观察血压及心电变化。

3. 同步直流电复律和起搏治疗

药物治疗无效或有明显血流动力学障碍者，可用直流电同步电击终止 PSVT，常用电量 100 ～ 150 J。

终止 PSVT 的电起搏治疗常用食道心房起搏，终止的方法。多用超速或亚速起搏，也可用程序期前收缩刺激法，有效率可达 90% 以上。

4. 预防发作对发作频繁、持续时间较长、症状明显及血流动力学不稳定的 PSVT 患者，需采用药物预防发作

近年来射频消融术在治疗 PSVT 的临床应用中取得了可喜的成果。绝大多数患者均能得到根治。因此，需要药物预防发作的患者将会越来越少。

预防发作的第一线药物为：① β 阻滞剂：具有使用方便、低毒、高效的优点，尤其适用于与运动相关的 PSVT 患者；②钙拮抗剂：如维拉帕米（240 ～ 480 mg/d）、地尔硫卓（270 mg/d）长期应用预防 PSVT 发作的成功率高达 60% ～ 80%，一般均能较好地为患者所耐受，偶可引起低血压及便秘；③地高辛：传统上将其作为预防 PSVT 发作的第一线药物，但可得到的临床研究资料甚少，单用地高辛预防 AVNRT 发作的成功率仅为 44%，对 AVRT 几乎无效，且可缩短旁道前向传导的不应期。

Ic 和Ⅲ类抗心律失常药能有效地抑制房室结和旁道的传导，可以用于预防 PSVT 发作。但应仔细地选择病例，密切观察。防止其致心律失常作用的发生。氟卡尼（200 ～ 500 mg/d）口服，预防发作的成功率为 70% ～ 80%，主要不良反应是对有左心功能不全的患者有诱发室性心律失常的作用。普鲁帕酮（450 ～ 900 mg/d）口服，有效率可达 75% 以上，且无明显不良反应。小剂量胺碘酮（200 mg/d）口服，有效率可达 76%。索他洛尔（160 ～ 320 mg/d）口服，疗效与小剂量胺碘酮相近。

5. 射频消融治疗

AVNRT 患者行导管消融术前必须行心电生理检查。心电生理检查和导管消融是同一过程中的先后步骤，在心电生理检查前必须常规停用抗心律失常药物至少 5 个半衰期以上，以便诱发心动过速，并对消融前的房室传导功能做出客观评价。于电极置入高位右房、右心室、希氏束、冠状静脉窦后即按以下程序作心电生理检查。

在基础状态下测量各间期，尤其要注意 PR 间期。如 PR 间期原先已有延长，则

反映房室结前向传导时间的延长或快径前传的缺乏，对这些患者在行慢径改良时要特别注意房室阻滞的发生。

在测量完各间期后行右心室递增起搏（周长递减），以观察逆行心房激动的顺序、VA 间期和 HA 间期。初始的起搏周长通常略短于窦性心律的起搏周长，以后逐渐以 10 ～ 20 ms 递减，直至出现室房阻滞。在此过程中，室房传导可以表现为四种形式：①最常见的是经快径的快速 VA 传导，当起搏周长递减到一定程度出现室房分离。② VA 首先由快径传导，当起搏周期递减至某一周长时 VA 突然延长改经慢径传导，此后 VA 进一步延长直至出现室房阻滞。③在一些患者，VA 传导主要经慢径，这些患者易诱发出非典型 AVNRT，当静脉滴注异丙肾上腺素改善快径传导后，典型型 AVNRT 也可被诱发出来。④极少数患者，在基础状态不出现 VA1 ：1 传导，当静脉滴注异丙肾上腺素后才可出现 VA1 ：1 传导。

S1S2 心室程序电刺激。S1 刺激通常由 8 个脉冲组成，其周长略短于窦性节律的周期，S2 刺激每次缩短 10 ～ 20 ms。在一些病例，随着 S1S2 的逐渐缩短，VA 间期逐渐延长，这是由于希氏浦肯野系统或房室结的递减传导所致。在有些病例，当 S1S2 达某一值时，VA 突然延长，这是由于传导由快径转向慢径，或者是由于逆向的希氏束激动由右束支径路转向左束支径路，在后者，VA 的突然延长往往短于 50 ms。

递增心房刺激。在大多数患者，随着起搏周长的缩短，AH 逐渐延长并突然跳跃（大于 50 ms），此时常伴有心房回波或 AVNRT。而在另外有些病例，AH 期间逐渐延长且不出现跳跃，直至房室阻滞。

S1S2 心房程序电刺激。约 70% 的患者在行心房程序电刺激时可诱发出双径现象，并产生心房回波或 AVNRT。下列情况在行心房程序电刺激时不出现双径现象：①快径和慢径的传导时间相似。②快径和慢径的不应期相似。③心房刺激部位的功能不应期长，冲动未能下传到房室传导区。④两条径路在同一方向只能单一传导，如前传只能经慢径传导，逆传只能经快径传导。少数患者可出现房室传导的多次跳跃，反映了房室结多径路的存在。多径路可使 AVNRT 更为复杂化。心房程序电刺激的另一反应是房室传导不出现跳跃现象，但 S1S2 达某一值时仍可出现 AVNRT。

上述检查程序可使大部分患者复制出临床 AVNRT，但仍有部分患者 AVNRT 不能诱发，此时必须给予异丙肾上腺素静脉滴注。异丙肾上腺素一般从 1 μ g/min 开始，逐渐调整使窦性心律上升 20% ～ 30%，这可使慢径的传导时间与快径的不应期相互匹配构成折返，从而使 AVNRT 易于诱发。阿托品的作用类似于异丙肾上腺素，也可使 AVNRT 的诱发率增加。

AVNRT 的导管消融治疗即房室结改良术，慢径改良由于具有成功率高、并发症低、安全性好等优点，目前临床上已广为采用。适应证：①发作时心率极快，伴低血压、心绞痛或晕厥等严重症状者；②发作频繁，药物不能完全控制者；③不愿长期服药或因药物不良反应不能耐受者。

随着经验的积累，房室结改良术成功率已达 97% 以上，Ⅲ度房室传导阻滞的发生率可控制在 1% 以下。因此，房室结改良术目前已被认为是根治房室结折返性心动过速的首选方法。

（1）房室结改良术早期有以下 3 种方法：①前位法；②后位法；③下位法。由于前位法发生Ⅲ度房室传导阻滞的机会高达 10% 以上，因而逐渐被淘汰。在采用消融慢径的②③两种方法中发现，寻找慢径电位与消融旁道寻找旁道电位一样没有实用价值，而放电中出现结性搏动是指示放电有效的最好指标，因而，目前都采用下位法与后位法结合的慢径消融法。慢径消融法的具体做法是：在右前斜 30° 或后前位下，先将大头电极置于冠状窦口水平的三尖瓣环处，使 A ： V ＝ 1 ： 5，试消融 10s，若不出现结性搏动，则将大头电极略升高，仍保持 A ： V ＝ 1 ： 5，并重复上述过程，直到找到试消融时出现结性搏动的部位。在此部位继续放电中，应严密观察心内电图，只要结性搏动的 A 波与 V 波保持 1 ： 1 的关系，即可继续放电，直至结性搏动明显减少或消失。一旦结性搏动不能保持 A 波与 V 波的 1 ： 1 关系，则立即停止放电，否则就会发生Ⅲ房室传导阻滞。

（2）终点与复发率：房室结改良术成功的电生理表现有以下三种：①阻断慢径前传或快径不应期缩短至短于慢径不应期而掩盖慢径，因而房室传导的跳跃现象消失。②阻断快径逆传，跳跃现象仍存在，但无心房回波。③慢径不应期延长，仍有跳跃现象和 1 ～ 2 个心房回波，但无心动过速。据统计，①占 60%，②占 30%，③占 10%。第①②种术后几乎没有复发，第③种在异丙肾上腺素激发状态下仍不能诱发心动过速者，术后复发率约为 10%。因此，以上三种情况，都可以作为房室结改良术的终点。但第③种只是不应期的延长，为了减少术后复发率，必须经异丙肾上腺素激发后验证。对于经验丰富的单位，为了减少术后复发率，可以仅以①②作为改良术终点。

（3）Ⅲ度房室传导阻滞的发生与预防：如何防止Ⅲ度阻滞的发生，是房室结改良术中极其重要的问题。容易发生Ⅲ度阻滞的情况有以下几点，应尽量避免：①经验不足。②大头电极位置过高，超过希氏束与冠状窦口连线中点以上。③大头电极位置不稳定，记录到的 A 波与 V 波振幅，随呼吸、心跳的变化较大。④为追求双径现象的消失，而加大输出功率，增加放电时间与次数。⑤放电过程中，心电监护因干扰而不清晰。⑥导管组成员之间配合不默契，射频仪操作者不能及时停机。

6.AVRT 的导管消融治疗

左侧房室旁道消融术：大多数左侧旁道消融术采取左室途径，即经股动脉左室二尖瓣环消融，又称为逆主动脉途径。

（1）股动脉置鞘后操作导管跨过主动脉瓣是左室途径消融过程的重要步骤之一。导管经入左室后，应在右前斜位透视，使导管尖端位于二尖瓣环下并接触瓣环。局部电图记录到清楚的 A 波和高大的 V 波，提示大头导管尖端从心室侧接触瓣环。

（2）有效消融靶点：准确识别靶电图，靶电图是指大头电极在放电成功部位（即“靶点”）双极记录到的心内电图。

（3）放电消融旁道：当靶点图符合标准后，即可试消融 10s。显性旁道在窦性心律下放电，同时注意体表心电图 δ 波是否消失。由于左侧旁道绝大多数为 A 型预激，因而最好选择 V1 导联进行观察。隐匿性旁道一般采用在心室起搏下放电，起搏周长多用 400 ms，频率过快可能引起大头电极移位。试放电中注意观察冠状静脉窦内电图，VA 逆传但不能保持 1 ∶ 1，或虽然是 1 ∶ 1，但 V 波与 A 波间距离突然加大都表明放电成功。试消融成功后，继续加强消融 60s 以上。

（4）穿间隔左房途径：利用房间隔穿刺术，可建立股静脉至左房途径达到二尖瓣心房侧消融左游离壁房室旁道的目的。

右侧房室旁道消融术

右侧旁道消融操作要比左侧旁道困难得多，这是因为：

（1）右侧无类似的冠状静脉窦可供导管插入进行标测和指示房室环的位置。

（2）右侧旁道消融是在右房内消融旁道的心房端，由于心房侧无房室瓣叶做支撑，大头电极难以稳定贴靠在房室环的房侧。此问题经改进大头导管，采用加硬导管，基本得到解决。

阵发性室上性心动过速的射频消融治疗在我国目前已经成熟很多年，使许多患者受益，尽管有些基层医院不能开展此技术。但是，了解该项技术的原理及步骤对适时转诊及术后随访指导有着很大帮助。

三、心房颤动

心房颤动（atrial fibrillation，AF）是临床上最常见的心律失常之一，易产生血流动力学障碍和血栓栓塞等严重并发症。近几年来对房颤的分类、电生理机制及治疗有了一些新的进展，下面就这些方面作一综述。

2002 年中国《关于心房颤动患者的治疗建议》指出：心房颤动是以心房活动不协调继而损及机械功能为特点的室性心律失常。心电图上固有 P 波消失，而代之以大小、形态及速率均多变的快速振动波或颤动波，如果房室传导正常则心室律不规划，通常速率较快，房颤时心室率取决于房室结的电生理特性、迷走和交感神经张力及药物的作用。与之相关的心律失常主要包括房扑或房性心动过速。

房颤的分类及其病因、持续时间、心室率心电图特点等有很多种分类方法，各有特点，又各有局限性。但缺乏统一标准，从而影响了房颤的研究和治疗。目前较新的国际统一的房颤分类方法，来源于欧洲心血管病学会和北美起搏和电生理学会的研究小组。本建议将房颤分为初发房颤、阵发房颤、持续性房颤及永久性房颤。初发房颤定义为首次发现的房颤，无论其有无症状和能否自行转复；阵发性房颤指持续时间＞ 7 d 的房颤，一般＜ 48 h，多为自限性；持续性房颤为持续时间＞ 7d 的房颤，一般不能自行转变。药物转复的成功率较低，需电转复；永久性房颤为转复失败的或转复后 24h 内又复发的房颤。具体见表 8-3。

在普遍人群中房颤发生率为 0.4%，在人的一生中房颤发生危险约 7%，发生房颤的平均年龄为 70 ～ 74 岁，孤立性房颤发生的平均年龄是 61 岁。年龄小于 60 岁人群中房颤发生率低于 1%，超过 80 岁发生率人高于 6%。Framingham 等对 5000 人进行历时 22 年流行病学调查发现：45 岁以下房颤发生率为 8.7%，而 45 岁以上为 31.5%。在形成房颤的多种疾病中：风湿性心脏病二尖瓣患者有 50% 发生房颤，以二尖瓣狭窄最常见；冠心病患者中冠状动脉造影呈现明显狭窄者仅 0.8% 发生房颤，所以老年性房颤有很多并不是冠心病所致；AMI 中房颤发生率为 10% ～ 15%，且 77% ～ 82% 伴有左心功能不全；高血压性心脏病中，房颤发生率为 9.3% ～ 22.6%，且左室肥厚是其高危因素；甲状腺功能亢进中房颤发生率为 5% ～ 18%，并随年龄的增长而增加；心肌病患者中，20% 扩张性心肌病易并发房颤，酒精性心肌患者中房颤发生率高达 40%，肥厚型梗阻性心肌病患者房颤发生率为 10%；预激综合征患者房颤发生率为 11.5% ～ 39%，且为多 A 型预激；肺心病患者有报道房颤发生率为 4% ～ 5%；慢性缩窄性心包炎中，房颤发生率为 25% ～ 35%；心胸部手术后房颤发生率高达 20% ～ 30%。

表 8-3 房颤的临床分类

名　称	临床特点	心律失常类型	治疗意义
初发 AF	有症状的 无症状的（首次发现），发生时间不明（首次发现）	可复发也可不复发	不需预防性抗心律失常药物治疗，除非症状严重
阵发性房颤	持续时间＞ 7 d 能自行终止最常见＜ 48 h	反复发作	预防复发控制心室率和必要时抗凝
持续性房颤	非自限性持续时间＞ 7d 或以药物转复	反复发作	控制心室率和必要时抗凝和 / 或转复和预防性抗心律失常药物治疗。
永久性房颤	不能终止的 终止后又复发的没有转复愿望的	确定的	控制心室率和必要时抗凝

高的房颤发生率所伴发的是血栓栓塞并发症尤其是脑卒中发生率的明显增加。

房颤患者脑卒中发生率高于普通人 7 倍，使总病死率高于普通人 2 倍。血栓形成的危险因素分高、中、低三层。

（1）高危：①有血栓史成 TIA 史；②高血压者 SBP ＞ 160 mmHg；③左室功能障碍，尤其有 HF；④高龄：年龄在 75 岁以上，尤其女性；⑤有瓣膜病或安置了人工瓣膜。

（2）中危：①糖尿病；②冠心病，但心功能代偿；③患者年龄在 65 ～ 75 岁；④甲状腺功能亢进。

（3）低危：无以上情况而年龄在 65 岁以下。

1. 电生理机制

围绕房颤的机制有很多种学说，从不同机制不同角度对房颤进行的研究，较常见有：

（1）局灶激动学说，1914 年 Winterberg 等人提出的心房某一点发放单源快速冲动可诱发房颤。1948 年 Scherf 通过试验认为单一快而不规则的电刺激可形成持续性房颤。以后又有人提出多源性灶性学说。其核心内容是房颤是用局灶性激动在适当条件下引起的。本机制对解释阵发性房颤有一定价值。目前，对局灶性房颤提出两种机制：一种是病灶发放出房早或房速及房颤，同时参与房颤的发动与维持，即局灶驱动；另一种是病灶发放出短阵触发的心动过速，诱发出房颤，但不参与房颤的维持。即局灶触发。

（2）环形运动学说及多发环形波学说：1925 年 Lewis 提出“母环”发出冲动激动“子环”，从而诱发房颤。1962 年 Moe 提出多发性子波折返学说，认为房颤得以维持是由于心肌中存在多条折返回路。后有人以此为基础又提出了多发性环形波学说，认为房颤机制是心房内存在有多发的环形波，而这大量的游走的大小不等的环形波就像急流中的漩涡那样在心房中激动。晚近研究发现，房颤的持续至少需要 5 ～ 6 个折返环，而中断折返，使之少于 3 个折返子波，房颤便不能维持，房颤发生与波长、子波数和心房大小有关，波长 = 不应期 × 传导速度，它是诱发房颤最敏感、最特异的指标。自旋波学说提出貌似杂乱的颤动实际上是有序可循的，为外科长廓术提出了理论基础。

目前电生理研究证实：房颤的形成过程中的快速激动灶多位于 1 个或数个肺静脉内，也可见于右房，少数的位于上腔静脉或冠状窦内，人为消融这些兴奋点可终止房颤发作。

房颤可以使心房结构发生改变。Mary-Rabin 等发现伴有房性心律失常的器质性心脏病患者心房肌细胞退行性变，包括内质网的局部聚集，线粒体堆积，闰盘非特化区增宽及糖原颗粒替代的肌原纤维等。这些改变的机制可能是由于房颤时心房组织血流和氧耗增加，心房肌细胞的反分化和凋亡，心房收缩运动改变和心房牵张，钙超负荷，心房局部肾素 - 血管紧张素系统（RAS）激活等。

近年来，人们研究提出了心房电重构（artial electrial remodeling，AFR）概念，指出房颤的反复发作或连续心房刺激可导致心房 ERF、动作电位时程（APD）进行性缩短，不应期离散度增加，心房不应性对心率改变的适应性减弱、逆转或消失，伴或不伴心房传导速度的改变，导致房颤发作频率增加，发作时间延长，最终演为慢性房颤。房颤可引起离子通道功能发生重大变化，并产生维持房颤的功能性底物，房颤一旦出现常有持续的倾向，即房颤本身可促进房颤的持续，所谓房颤引起房颤。

2. 治疗

房颤的治疗有 3 个目标：①将房颤转变并维持窦性节律；②不能恢复并维持窦性节律时控制心室率；③预防血栓栓塞。

（1）控制心室率的治疗

对于永久性房颤、不易维持窦性心律的房颤、有复律禁忌证和快速心室率的房颤患者，必须进行减慢和控制心室率的治疗。心室率减慢后患者的症状会减轻，血流动力学状态改善，可达到预防心动过速性心肌病和减少抗心律失常药物的致心律失常危险性等目标。

所谓心室率控制，就是允许房颤存在的同时将心室率控制在一定的范围内，房颤的室率控制不是说心室率越慢越好，一般认为房颤心室率控制的目标为：休息状态下心室率控制在 60 ～ 80 次 /min，轻、中等程度活动时心室率控制在 90 ～ 110 次 / min，临床应用中需根据患者的具体情况进行调整。

（2）β - 受体阻滞剂

其为临床中控制房颤心室率最常用的药物，该类药物可以有效地降低房颤患者的心率。但因其对心脏抑制的作用比较大，易导致支气管痉挛、运动耐量下降等不足，因此老年患者、慢性肺部疾病的患者、既往有Ⅱ度以上心脏房室传导阻滞的患者应慎用。常用的 β - 受体阻滞剂及常规剂量见表 8-4，但具体剂量的调整患者需到房颤门诊咨询医师。

表 8-4 常用的控制心室率的 β - 受体阻滞剂

化学名	商品名	常规剂量	用药次数
美托洛尔	美地洛尔	12.5 ～ 50 mg	2 次 / 天
比索洛尔	康可 / 康忻 / 博苏	2.5 ～ 10 mg	1 次 / 天
索他洛尔	施太可	80 ～ 160 mg	2 次 / 天
阿替洛尔	阿替洛尔	12.5 ～ 50 mg	3 次 / 天

（3）CCB

常用药为地尔硫（合贝爽）或维拉帕米（异搏定），前者常用剂量为 90 mg，1 ～ 2 次 /d，后者常用剂量为 80 ～ 120 mg，1 次 /8 h，此类药物为迅速控制心室率的一线药物。地尔硫卓因心脏抑制作用小而应用较多，应该根据病情的急缓采用静脉或口服的给药方式。维拉帕米因为生物利用率低等原因，临床应用较少。

（4）洋地黄类药物

常用的静脉制剂为毛花苷 C 针，口服制剂为地高辛（常用剂量 0.125 ～ 0.25 mg，1 次 /d）。该类药对控制活动时心室率不及前两类，常应用于伴有心功能欠佳的房颤患者。

（5）控制房颤心室率的注意事项

房颤合并预激如果患者心室率极快（300 ～ 400 次 /min），并有低血压，应立即直流电复律。若心室率中度增快且血压稳定可静脉应用普罗帕酮、胺碘酮。毛花苷 C 和维拉帕米在房颤伴预激的时候易诱发室颤而导致不良后果，因此这种情况下应禁用。需要注意的是，房颤控制心室率是在房颤未能彻底治愈时的一种姑息性治疗方法，房颤持续存在时患者血栓的风险并没有解除，所以控制心室率往往需要和抗凝预防血栓同时进行。

房颤恢复窦性心律的方法主要有药物复律、电复律和手术治疗，针对某一例房颤患者需要根据房颤发作的特点、合并症的特点和患者的意向等因素选择合适的复律方法，下面分别就房颤常见的复律方法分别予以介绍。

心脏电复律是利用两个电极片放置在患者胸部的适当位置，然后通过专用除颤仪发出高能电脉冲瞬间通过心脏，使房颤、房扑、室速等快速性心律失常转复为窦性心律的方法。目前临床上常用的是同步直流电复律。由于心脏电复律是一种专业的治疗过程，往往需要住院进行。

房颤电复律的适应证为：

1）有血流动力学障碍或症状严重，但药物治疗未能奏效时需尽快复律；

2）无明显血流动力学障碍时无须紧急复律，但考虑到复律后可望维持正常的窦性心律以改善心功能，缓解症状时可考虑择期复律，具体包括：①房颤时心室率快（超过 120 次 /min），用毛花苷 C、美地洛尔等药物难以控制，或房颤反复诱发 HF 或心绞痛药物治疗效果不佳时，转复为窦性心律后症状有可能得以改善；②预激综合征合并房颤的患者；③慢性房颤病程在 1 年以内，心脏超声检查左心房内径小于 45 mm 的患者；④其他疾病（甲状腺功能亢进、心肌梗死、肺炎、肺栓塞等）诱发房颤在基本病因去除后房颤仍持续存在的患者；⑤二尖瓣瓣膜手术后 4 ～ 6 周后仍有房颤的患者。

电复律前患者需要注意的事项：

1）择期复律前，主管医师会向患者及家属解释电复律的利弊及可能出现的并发症，患者需签订知情同意书，并于复律前禁食水至少 6 h。

2）房颤复律前后抗凝药的应用。由于心脏由房颤心律转复为窦性心律后心房恢复舒缩功能，如果复律之前心房内已存在有血栓，复律后就有血栓脱落导致脑栓塞、外周血管栓塞的可能，统计数据表明房颤转复为窦性心律引发的栓塞发生率为 1% ～ 5%。一般认为房颤持续超过 48 h 即有血栓形成的可能，因此本次房颤发作起始时间不清楚或者已经超过 48 h 的患者，转复前需口服华法林 3 周（控制 INR 范围为 2 ～ 3），复律后继续服用 4 周。经食道心脏超声检查如果没有血栓的征象可以直接复律，复律前需应静脉应用肝素。如果经食管心脏超声检查显示有血栓征象时，则需要进行严格的抗凝治疗（一般为口服华法林，达标后 3 个月再行经食管心脏超声检查）后再决定复律。如果患者的血流动力学不稳定需要立即复律，之前需要静脉应用肝素一次，转复后至少继续抗凝治疗 4 周。

3）复律前的镇静。复律前适当的镇静能够消除患者的紧张情绪及减少电复律带来的不适感，临床上一般采用静脉注射安定针的方法，具体的剂量决定于患者对药物的敏感性。

4）复律前后抗心律失常药物的应用。电复律前使用抗心律失常药物能够提高复律的成功率，减少放电的能量，并能了解患者对药物的耐受性，以利复律后抗心律失常药物的选择，因此房颤复律前医师会根据患者房颤的情况选择合适的抗心律失常药物。无论何种类型的房颤，恢复窦性心律后需要应用抗心律失常药物保持窦性心律，否则极易复发。

采用口服或静脉应用抗心律失常药物使房颤转复为窦性心律被称作房颤的药物复律。新近发生的房颤用药物转复为窦性心律的成功率可达 70% 以上，但持续时间较长的房颤药物复律成功率比较低。药物复律比较适用于那些房颤持续时间不超过半年、心房不大、无结构性心脏异常、房颤的诱发因素已经去除的阵发性或持续性房颤。复律前后参照房颤电复律的要求进行抗凝治疗，一般需要口服华法林达标后 3 周（经食管超声检查排除心房内存在血栓时应用肝素的情况下可以直接药物复律）才能进行复律，复律成功后需要继续口服华法林至少 4 周。常用的复律药物包括：

1）普罗帕酮（心律平）。为Ⅰ c类抗心律失常药，致心律失常的不良反应少于同类药物，目前仍被广泛使用。用法：口服 150 ～ 300 mg/ 次，3 次 /d，静脉 2 mg/kg 或 70 mg/ 次静脉注射。需要注意的是普罗帕酮具有负性肌力的作用，因此不适宜用于合并有冠心病等其他器质性心脏病和心功能不全的患者。

2）胺碘酮（可达龙）。Ⅲ类抗心律失常药物，为目前治疗房颤较好的药物之一。

该药发挥作用很慢，对心脏收缩力的抑制作用比较小，复律效果好，合并心功能不全时也可以应用，胺碘酮使用剂量和方法要因人而异，具体用法：①口服给药，第1周0.2g/次，3次/d，第2周减为0.2g/次，2次/d，以后改为维持量0.2g/次，1次/d；②静脉给药，首先以150 mg/10分静注，随后1 mg/min静脉点滴6 h，随后的18个h以0.5 mg/min静脉点滴，静脉应用胺碘酮一般3～4天，继之改为口服。胺碘酮治疗房颤的效果可靠，但不良反应也较多。常见的不良反应包括：①心血管系统：心率过慢、心脏传导受阻、低血压等；②甲状腺功能亢进，发生率约1%～5%，停药数周到数月可完全消失；③甲状腺功能减低，老年人较多见，可出现典型的甲减征象，停药后数月可消退，少数需要药物治疗；④长期大剂量服用可导致肺纤维化，需停药并用肾上腺皮质激素治疗；⑤肝功能损害，转氨酶增高，与疗程及剂量有关；⑥角膜色素沉积，光过敏等其他不良反应。服用胺碘酮应注意监测血压、心率，2～3个月复查心电图、甲状腺功能、肝肾功能，半年复查胸片。

尽管药物复律更为大多数房颤患者所接受，但研究表明，药物转复和长期维持窦性心律的成功率很低，6个月仍成功维持窦性心律的比例为50%左右，1年时70～75%的房颤会复发，而且抗心律失常药物长期服用，其不良反应出现概率明显增加甚至会增加病死率，药物致心律失常效应和心外不良反应也多为常见。

抗凝治疗是房颤治疗的重点，也是广大临床医师和患者密切关注的焦点，相关指南强调抗凝治疗在房颤治疗中的重要地位。在房颤抗凝治疗领域，新的临床研究证据也不断积累，带动了指南更新，为临床实践提供了可靠理论依据，房颤患者卒中预防仍然是心血管领域众多议题的重中之重。

血栓栓塞风险评估系统CHA2DS2-VASc评分危险因子包括充血性HF、高血压、糖尿病、血管病变（心肌梗死、周围血管病和动脉斑块）、年龄65～74岁和女性分别为1分，年龄≥75岁、既往卒中/TIA/血栓栓塞分别为2分。与CHADS2评分相比，CHA2DS2-VASc评分分数范围更广（0～9分），包含了更多的危险因素（女性、年龄65～74岁和血管病变），尤其在低危人群中有助于更好地评估风险。CHADS2评分最主要的缺陷在于针对1分者即所谓“中等风险”人群，粗略的评分不能区分真正低风险人群，从而无法精确推荐抗凝治疗。丹麦注册研究表明CHA2DS2-VASc评分系统能更好预测CHADS2 0～1分的房颤患者风险，有更好的预测准确性。但CHA2DS2-VASc评分的置信区间较宽，预测能力仅为中等程度，研究者工作（ROC）曲线的C统计值＜0.7，栓塞风险评分系统还有待于进一步完善，并且任何一个评分系统都不能涵盖所有的栓塞危险因素。仍需医师全面评估各种临床情况，从而做出综合判断。

HAS-BLED、REiTE和HEMORR2HAGES等出血评分或有助于定义出血风险，虽然 HAS-BLED 评分略优于其他方法，但总体上预测价值均不是很高而且临床应用比较困难。HAS-BLED 评分用于出血风险的评估时，应避免将出血危险因素等同于抗凝治疗的禁忌证。临床工作中不能仅依靠这些评分就将患者排除在抗凝治疗之外。出血高危人群往往也是栓塞高危人群，抗凝治疗对于多数患者而言仍增加净获益。

阿司匹林在预防非瓣膜性房颤患者发生卒中的地位明显下降。目前除了 SPAF-1 试验外无其他循证医学证据支持阿司匹林的有效性，而以前荟萃分析的阳性结果完全是由 SPAF-1 这单一的 RCT 试验结果驱动。在一级预防中，阿司匹林仅减少 19%（95%CI：-1% ～ 35%）的卒中相对风险及 0.8% 每年的绝对风险，而 95% 可信区间跨越 0 点提示存在无效的可能性。其他的许多 RCT 试验显示，房颤患者应用阿司匹林没有显著获益，且有出血风险，阿司匹林与氯吡格雷的双联抗血小板治疗也由 ACTIVE-W 试验证实劣于华法林。因此新指南中阿司匹林地位明显下降，仅在 CHA2DS2-VASc 为 1 分的低危人群中为Ⅱ b（C）适应证。

新型口服抗凝药（新型口服抗凝药物）成为抗栓治疗新选择。旧指南中推荐的抗凝剂只有华法林。在过去几年中，治疗非瓣膜性房颤的新型口服抗凝药已进入市场，包括口服直接凝血酶抑制剂（Ⅱ a）和Ⅹ a 因子抑制剂两大类，前者有达比加群；后者包括利伐沙班、阿哌沙班、依度沙班等。目前达比加群、利伐沙班和阿哌沙班三个药物完成 3 期临床试验，获得良好的循证医学证据，被多个国家及地区批准临床应用，因此新型抗凝药在各国指南中也列入了推荐范围内。新型口服抗凝药物有较为可靠的循证依据证明其抗凝效果至少与华法林相当，而出血并发症不增加甚至减少，此外还有药效稳定、无须监测的优点。因此，推荐既往卒中、TIA 或 CHA2DS2-VASc 评分 ≥ 2 分的非瓣膜性房颤患者均可应用新型口服抗凝药。经济成本是新型口服抗凝药广泛使用的障碍，然而这并未把华法林抗凝监测成本纳入比较。如果患者使用华法林抗凝效果满意而稳定，则不推荐把华法林更换为新型口服抗凝药物，但应充分尊重患者本人的意愿。新型口服抗凝药物仍然存在一定的限制，如在慢性肾功能不全患者中的应用，特别是终末期肾病患者禁用新型口服抗凝药物。此外，新型口服抗凝药物缺乏简便可靠的检测方法和出血后的拮抗剂。在特定人群如孕妇、哺乳期、儿童及机械瓣膜患者等的应用也缺乏临床经验及证据而受到限制。目前对服用新型口服抗凝药物但需要暂时停止抗凝的桥接治疗或各种操作的围术期抗凝问题尚无大规模应用的临床经验。

房颤患者需使用口服抗凝药物时，优先推荐新型抗凝药；但由于目前没有不同新型抗凝药头对头的研究，故对于新型抗凝药，并没有充分的证据表明一种药物显著优于另一种。抗栓药物的选择应当综合考虑卒中的风险、费用、耐受性、患者意愿、药物间的潜在相互作用以及其他临床特性。

新型抗凝药物如达比加群和Xa因子抑制剂，出血风险不显著，且服用剂量固定，不需要常规监测。但某些情形下仍需评估凝血功能，如急诊、极低体重或肥胖患者、儿科患者、肝肾功能不佳的患者、出现出血或血栓并发症的患者、外科干预前等。传统的出凝血指标如PT和aPTT可能并不完全符合。利伐沙班对PT/INR的影响为一过性，且随用药时间改变，对aPTT影响不如PT明显，且不同的试剂对试验结果有影响。达比加群aPTT可监测其抗凝活性，但二者并非线性关系，PT相对不敏感。

特殊患者的抗凝治疗建议在冠状动脉血运重建后CHA2DS2-VASc评分2分以上的房颤患者，使用口服抗凝药+氯吡格雷，不建议联用阿司匹林（Ⅱb类建议）。ACS合并高危房颤的患者，除非有禁忌证，否则均建议使用华法林进行抗凝治疗。由于缺乏证据，所以不建议应用新型口服抗凝药。对于肥厚型心肌病伴房颤患者，肥厚型心肌病较非肥厚型心肌病明显增加栓塞风险，无须进行CHA2DS2-VASc评分，均应进行抗凝治疗（Ⅰ类建议）。对于实施PCI的患者，为减轻穿刺部位出血的风险建议停用抗凝药（Ⅱb类建议）。

在房颤的非药物治疗中，Cox等创建的迷宫术，对选择性患者的房颤治疗成功率高。房颤手术与器质性心脏病手术同时进行已获成功。近年来，已经采用开胸手术治疗瓣膜性、缺血性或先天性心脏病，应当考虑同时进行迷宫术或用射频消融仿迷宫术治疗房颤或房扑。

经导管射频消融是当今房颤的治疗热点之一。导管消融是目前治疗房颤维持窦性心律最有效的办法。多项随机试验显示，不管对于阵发性房颤还是对于持续性房颤患者，导管消融维持窦律的有效率显著高于药物治疗。从临床实践来看，2009年的全球调查，对于阵发性的房颤，导管消融的成功率可以达到74.9%，如果合并抗心律失常的药物，可以达到83.2%。对于持续AF和长程AF来看，导管消融的成功率都在60%以上。导管消融不仅作为药物的补充治疗，或者药物治疗无效的一个替代治疗，它还可以作为一线治疗，也就是说这些患者在没有接受抗心律失常药物治疗之前就可以进行导管消融。RAFT-2研究显示，消融组的复发率显著的低于抗心律失常药物治疗组。对于房颤导管消融术后复发的患者来讲，有研究显示，这些患者再次消融窦律的维持率也显著高于抗心律失常药物，并且这些导管消融的患者，更少比例进展为持续性的房颤。也就是说目前导管消融除了维持窦性心律，还可以延缓阵发性房颤进展为持续性房颤。导管消融维持窦性心律优于抗心律失常药物，但是我们更关心的是它能否降低房颤患者的脑卒中发生率，这方面目前还缺乏随机对照研究，主要是一些观察性的研究，均发现AF导管消融术后卒脑卒中险和无房颤患者相似。

起搏治疗房颤也开始试用于临床。新型起搏器如Vitaron公司的Selection900Eg和Medtronic公司的AT501分别应用各种特殊的起搏模式，针对触发房颤的房早、长短周期现象、房间传导阻滞、心动过缓等因素，还可应用双房或右心房多部位起搏等技术，预防房颤发生。但其有效性还需要进一步验证。

体内心房转复除颤器（IAD）可作为房颤转复的一种方法，但临床应用较少。目前主要用于与心室的心脏转复除颤器（ICD）复合的新一代 ICD，治疗既有室性心律失常又有房颤的患者，以及适用于那些发作不频繁并且不能耐受的房颤患者。

左心耳封堵，90% 的血栓是位于左心耳的，那么通过一个封堵器械把左心耳堵上，即使有血栓也脱落不了，这是器械治疗预防卒中的新方法。PROTECT AF 研究是应用 Watchman 左心耳封堵器，结果显示从有效性的终点来讲是不劣于华法林治疗的，但从安全性终点来讲，其事件的发生高于华法林。主要是在围术期事件的发生率比较高，因为这是一个器械的操作，也有学习的曲线，在植入器械刚开始的阶段，经验不多的时候，围术期的事件发生率是比较高的。另外一项研究应用了 LAA 封堵，结果显示无论是卒中栓塞事件还是大出血事件的发生率，都低于预期的发生率。PREVAIL 研究是一项随机多中心的试验，结果发现，LAA 封堵主要终点事件不劣于华法林，随着技术的改善，围术期事件发生率低于 PROTECT AF 研究。

指南中关于左心耳封堵主要是用于卒中高危患者，长期抗凝存在禁忌的房颤患者。2014 年欧洲的专家共识指出，不愿意服用抗凝药物的患者也可以应用左心耳封堵。

三、心房扑动

房扑即心房扑动，是一种常见的快速房性心律失常。心电图表现为规则的扑动波，心房激动频率为 250 ～ 350 次 /min。房扑可表现为阵发性和持久性发作，部分患者房扑可与心房颤动交替出现，为不纯性房扑。房扑发病率随年龄增长而增加，男性发病率约是女性的 2.5 倍。随着标测技术发展，房扑机制已基本明确，射频消融逐渐成为主要治疗手段。

（一）发病原因

阵发性房扑可发生于无结构性心脏病患者中，过量饮酒或心脏外科手术后多见。持续性房扑特别是不纯性房扑患者往往伴有器质性心脏病，瓣膜性心脏病、心肌病、心脏性心脏病、高血压性心脏病、肺源性心脏病患者及部分心包炎、甲状腺功能亢进患者持续性房扑发生率较高。

（二）疾病分类

折返激动是房扑主要的发生机制。根据房扑机制及射频消融策略选择的不同，房扑可分为三尖瓣环峡部依赖的房扑和非三尖瓣环峡部依赖的房扑。三尖瓣环峡部依赖的房扑是指围绕三尖瓣环峡部折返的房扑，包括典型房扑（顺钟向房扑和逆钟向房扑）、部分依赖于峡部的房扑和低位环折返的房扑；非三尖瓣环峡部依赖的房扑较为少见，多是围绕上腔静脉、界嵴、肺静脉前庭及二尖瓣环折返。非三尖瓣环峡部依赖的房扑根据病史又可分为：心脏外科术后非三尖瓣环峡部依赖的房扑、心房颤动射频消融术后非三尖瓣环峡部依赖的房扑和非典型房扑。

（三）临床表现

1. 疾病症状

房扑发作时症状主要与房扑的持续时间、发作时心室率及是否合并有器质性心脏病有关。如阵发性或持续性房扑心室率不快时患者症状多较轻，可无明显不适或仅有心慌、胸闷、乏力等；若房扑发作时心室率较快或合并有器质性心脏病，则可表现出运动耐量下降、头晕、晕厥、心绞痛甚至是心功能不全表现。少数患者可因心房内血栓形成并脱落发生脑栓塞。

2. 心电图表现

典型房扑心电图特点是窦性 P 波消失，心房激动代之以一系列大小相同的锯齿样的规则扑动波，频率为 250 ～ 350 次 /min，扑动波常以 2 ：1 的比例传导至心室，心室率多为 150 次 /min，也可以 4 ：1 或不等比例传导至心室，引起心室率不规整。典型三尖瓣环峡部依赖性房扑（逆钟向型）扑动波形态多是在Ⅱ、Ⅲ、aVF 导联负向，在 V_1 导联正向，少数情况下扑动波形态在上述导联刚好相反。不典型房扑的房扑波形态与典型房扑不同，有时房室传导比例多变，短时间内又可转化为心房颤动。

（四）疾病诊断

诊断主要是根据临床表现，短暂或持续的心慌、胸闷、乏力、甚至是头晕、晕厥结合心电图特点可初步确定为房扑诊断。部分患者因症状短暂出现需行动态心电记录协助诊断。

（五）疾病治疗

1. 治疗原则

1）病因治疗。

2）控制心室率：房扑急性发作或持续发作心室率较快、症状明显者，宜选择维拉帕米、地尔硫卓或 β- 受体阻滞剂减缓心室率。

3）转复窦性心律：分为药物复律和体外同步心脏电复律。房扑心室率得到有效控制后，可根据具体情况选用抗心律失常药物如伊布利特等转复窦性心律；若患者心室率极快，药物控制不理想者需及时体外同步心脏电复律。

4）射频消融治疗：反复发作的阵发性房扑和持续性房扑，药物治疗无效或不能耐受且症状明显者，可选择射频消融治疗。

5）预防血栓栓塞：应根据患者血栓栓塞危险评估恰当选择抗凝药物或阿司匹林预防。

2. 药物治疗

（1）抗心律失常药物

房扑急性发作时用药包括：①控制心室率：静脉应用维拉帕米、地尔硫卓或β-受体阻滞剂能有效地控制心室率，但应注意低血压的发生。静脉应用洋地黄或胺碘酮也能迅速控制心室率且效果相当，但总体不如维拉帕米、地尔硫卓或β-受体阻滞剂；②转复窦性心律：静脉应用依布利特转复房扑成功率为60%～90%，但该药可延长QT间期，有诱发尖端扭转性室性心动过速风险，对于合并严重器质性心脏病、QT间期延长或窦房结病变者不应给予依布利特治疗；静脉应用氟卡尼、普罗帕酮亦可转复房扑，不良反应主要有QRS波增宽、眩晕和感觉异常，当房扑2∶1下传心室时应慎用普罗帕酮，后者在减慢心房率后可使房室传导比例变为1∶1，反而增加心室率。

房扑心室率得到有效控制后，可根据患者情况选用抗心律失常药物预防复发：口服多非利特、胺碘酮或氟卡尼有效，但需要注意这些药物的不良反应，特别是长期用药的致心律失常作用。若药物治疗无效，房扑持续存在时应及时停药，考虑导管消融治疗。

（2）预防血栓栓塞

房扑与心房颤动一样需要预防血栓栓塞，有关房颤的抗栓治疗指南也适用于预防房扑的血栓栓塞。只有在患者抗凝治疗达标（IN R值为2.0～3.0）至少3周、房扑持续时间少于48 h或经食管超声未发现心房血栓时才考虑心律转复。

3. 非药物治疗

（1）体外同步心脏电复律

体外同步心脏电复律能够迅速有效地使房扑心律恢复为窦性心律并且所需能量往往较低（50 J）。

（2）导管消融治疗

对于症状明显、反复发作的房扑，药物难以控制或不能耐受或不愿长期药物治疗的患者，射频消融是房扑治疗的较好选择。随着盐水灌注导管的应用，典型房扑的即刻成功率接近100%，远期成功率可达95%以上。射频消融的手术禁忌证为心房内血栓。三尖瓣环峡部依赖的房扑射频消融即是以三尖瓣环峡部为消融的靶点，主要采用三尖瓣环至下腔静脉的消融径线。非三尖瓣环峡部依赖的房扑射频消融部位选择在峡部最窄处并且射频导管能够稳定贴靠的部位：对于心脏外科术后非三尖瓣环峡部依赖的房扑消融线一般从手术切口或补片材料开始到峡部另一侧的解剖传导屏障如三尖瓣环或上下腔静脉开口；对于房颤射频消融术后非三尖瓣环峡部依赖的房扑，往往仅需要在原来消融线上补点消融就能够终止心动过速。近年来，CARTO 和 EnSite 等三维标测系统的应用显著降低了术中 X 线曝光量、提高了手术成功率，对于复杂房扑的消融优势更为明显。

四、室性心动过速

室速即室性心动过速，是指起源于心室、自发、连续 3 个或 3 个以上、频率大于 100 次 /min 的期前收缩组成的心律。如果是心脏电生理检查程序刺激所诱发的室速，则必须持续 6 个或 6 个以上连续的心室搏动。室速多见于有器质性心脏病患者，发作时间稍长时即可伴有血流动力学的改变，因此，临床情况都表现较为紧急，是心血管系统常见的急症之一。

（一）疾病分类

室速的分类有多种方法，一般根据发病机制分为自律性、折返性和触发性室速。其他分类方法有：

1. 根据持续时间

（1）持续性室速指的是室速的时间达到或超过 30 s，或虽未到 30 s 但出现严重的血流动力学改变。事实上，室速发作持续 15 s 的，一般都将持续 30 s 或 30 s 以上。

（2）非持续性室速室速的持续时间按未达到 30s，在 30s 内能自行终止者。

2. 根据室速的发作形态分类

（1）单形性室速指室速发作时，其 QRS 波形态稳定而单一，大部分室速为此类。根据 QRS 波形态又可分为右束支传导阻滞型室速和 LBBB 型室速。

（2）多形性室速指室速发作时，其 QRS 波形态不同。一般认为，连续 5 个或 5 个以上 QRS 波形态不稳定且无明确的等电位线和在多个同时记录的导联上 QRS 波不同步，称为多形性室速（尖端扭转型室速）。

3. 根据室速是否合并有器质性心脏病分类

临床上又可分为病理性室速和特发性室速。

4. 根据室速起源位置不同分类

特发性左室间隔室速又称为分支性室速，左后分支区域起源最多见，可在左后分支区域远端（近心尖部），也可在左后分支近段（近基底部），两者之间最多见，即后间隔中 1/3 部。左室流出道室速是指起源于主动脉瓣上或瓣下的左室流出道部位心肌的室速。起源于右室的室速分为右室流出道室速和非右室流出道室速。非右室流出道室速一般局限在右室心尖部、右室流入道和右室前壁。

5. 其他分类

临床上还有一些特殊类型的室速。例如具有遗传背景的室速（长 QT 综合征、短 QT 综合征及 Brugada 综合征等）；具有特殊临床和心电图特征或心电生理机制的室速（如儿茶酚胺敏感性室速、分支性室速和尖端扭转型室速等）。

（二）病因和发病机制

室速大多数见于各种类型的器质性心脏病，尤其是心肌病变广泛而严重的患者，如冠心病伴 AMI 后心功能不全或合并室壁瘤者，心肌梗死后产生了心电活动的异常、室壁运动异常、束支传导异常及 HF 等为室速的发生提供了病理生理基础。流行病学资料表明 90% 以上的扩张型心肌病存在有持续性室速。尸检发现 1/3 的室速患者有心内膜广泛的瘢痕形成，50% 以上的患有心肌组织被纤维组织取代，从而为折返的形成提供了解剖学基础。致心律失常性右室发育不良、肥厚型心肌病及严重心肌炎等都是由于心肌本身的病变导致心肌细胞的排列紊乱、心肌缺血、心肌功能下降等，为室速的发生形成病理基础。少数患者无明确器质性心脏病证据，如原发性 QT 间期延长综合征、二尖瓣脱垂等。洋地黄毒性反应、拟交感神经药物过量及抗心律失常药物、三环类抗抑郁药导致的继发性 QT 间期延长、锑剂和氯奎及低血钾或低血镁所致 QT 间期延长等在纠正病因后室速消失。此外，低温麻醉、心肺手术或心导管的机械性刺激也可导致各种心动过速。室速的电生理机制大多为折返，其折返环大多位于心室，束支折返少见。少数属异常自律性或后除极继发激动，这类室速通常不能为电生理的程序刺激所终止。

（三）临床表现

室速的诱因常为心肌缺血或心功能不全，亦可无明显诱因。室速发作时，血流动力功能障碍程度多较严重，心脑器官供血不足表现常较明显。

1. 症状

室速的临床症状轻重视发作时心室率、持续时间、基础心脏病变和心功能状况不同而异。非持续性室速的患者通常无症状。持续性室速常伴有明显血流动力学障碍与心肌缺血症状。临床症状包括心悸、低血压、晕厥、气促、心绞痛等。

2. 体征

听诊心律轻度不规则，第一、第二心音分裂，收缩期血压可随心搏变化。如发生完全性房室分离，第一心音强度经常变化，颈静脉间歇出现巨大 a 波。当心室搏动逆传并持续夺获心房，心房与心室几乎同时发生收缩，颈静脉呈规律而巨大的 a 波。

（四）辅助检查

1. 心电图

（1）QRS 波呈室性波形，增宽而变形，QRS 时限＞ 0.12 s，少数起源于希氏束分叉处的室速可不超过 0.12 s。

（2）常有继发 ST-T 改变。

（3）心室频率为 140 ～ 200 次 /min，规则或略不规则，偶见 RR 间距相差达 0.33 s。

（4）窦性心律可持续单独存在，形成房室分离。

（5）偶尔窦性 P 波下传夺获心室，形成一次提早出现的窄 QRS，其形态与窦律时 QRS 波相同或略有差别（合并频率依赖性室内差异传导）；有时窦性 P 波夺获部分心室，与室性异位搏动形成心室融合波，后者形态兼有窦性和室性 QRS 的特征。心室的夺获和融合波是诊断室速的有力证据。

（6）室速发作时 QRS 波形态大多一致，也可具有多种形态，分别称为单形和多形室速。

（7）室速常被期前收缩诱发，其形态通常与期前收缩一致，也有不一致的。

（8）室速可自行终止，终止前常有频率和节律的改变；也可转变为室扑、室颤，转变前多有心室率的加速。

（9）特殊类型的室速心电图特点：

1）右室流出道特发性室速其 V_1、V_2 导联为 rS 型，移行区在 V_3 或 V_4 导联，时限＞ 0.12 s。

2）左后分支室速起源点邻近基底部，QRS 波群呈右束支阻滞 + 左前分支阻滞型，时限多在 0.11 ～ 0.14 s，电轴左偏或极度右偏，可有室房分离或一定比例传导的室房关系。

2. 动态心电图

有利于诊断、评估室性心动过速，尤其对反复晕厥发作的患者更有意义。

3. 心电生理检查

心内电生理检查可以明确诊断，阐述室速的机制，终止心动过速，并可以确定心动过速起源点，指导导管消融治疗。心内电生理检查对判断室速严重程度及预测猝死的危险程度具有重要意义。

（五）治疗

阵发性室性心动过速是一种危急病症，极易导致心室停顿或心室颤动而死亡，因此必须争分夺秒地进行处理。如为药物作用引起，立即停止服用该类药物。疾病治疗包括直流电复律、药物治疗、手术治疗、介入治疗、其他治疗等。

1. 直流电复律

在室性心动过速发作时，给予直流电复律，多数情况下可使室性心动过速立即终止。在室性心动过速伴有急性血流动力学障碍如低血压、休克、急性 HF 或严重心绞痛发作时应该作为首选措施。能量开始选用 150 ～ 200J，效果不佳时能量应及时加大，有时候情况紧急时可直接选用 300 ～ 360J。

2. 药物治疗

（1）利多卡因 100 mg 静脉注射，如无效则按 0.5 mg/kg 每分钟重复注射 1 次，30 min 内总量不超过 300 mg，有效维持量为 1 ～ 4 mg/min。

（2）普鲁卡因胺 50 ～ 100 mg 静脉注射，每 5 分钟重复 1 次，1 h 内总量可达 1 g，维持剂量 2 ～ 5 mg/min。

（3）溴苄胺 5 mg/kg 10 min 内静脉注射，然后以 1 ～ 2 mg/min。

（4）胺碘酮 150 mg 静脉注射。

（5）普罗帕酮 70 mg 静脉注射。

（6）如心电图示室速由 R-on-ST 段性室早引起可先用维拉帕米 5 ～ 10 mg 静脉注射。

（7）由洋地黄中毒引起的室速可选用苯妥英钠和钾盐治疗。

（8）如系青壮年无明显原因，常以活动或情绪激动为诱可获得明显疗效。但某些抗心律失常药物在预防室性心动过速复发和降低心脏性猝死方面的作用不明显，甚至有害，尤其是对于器质性心脏病合并室性心动过速患者，不宜选用。

（9）继发性长 QT 综合征并发的尖端扭转性室速，在病因治疗的同时提高基础心率、静脉注射硫酸镁等，可终止和预防短时间内复发。先天性长 QT 综合征并发的尖端扭转性室速可选择 β - 受体阻滞剂治疗。

3. 介入治疗

（1）经导管射频消融术。经导管射频消融可成功治疗室性心动过速，是目前比较理想的治疗手段。消融治疗对无器质性心脏病的室性心动过速，如特发性左心室或右心室室性心动过速有非常好的效果，成功率在 90% ～ 95% 以上。

（2）体内埋藏式转复除颤器（ICD）治疗。ICD 是埋藏在体内可以自动识别室性心动过速和室颤，而用电除颤等方法终止室性心动过速及室颤的装置，对持续性室性心动过速，特别是有猝死高危险的室性心律失常者有良好疗效，可改善患者的预后，尤其对于器质性心脏病合并明显心功能不全的患者，ICD 治疗的患者获益更大。

4. 手术治疗

外科治疗的适应证为心肌梗死后形成的室壁瘤，或致心律失常性右室发育不全性心肌病的病灶，可行与室速相关病变的切除。对无器质性病变的心脏可行心内膜或心外膜标测对相应病灶进行切割。有文献报道进行颈胸交感神经结切除对长 QT 综合征有效。还有文献报道对肥厚型心肌病的肥厚的室间隔进行切除可预防其发生猝死。

（六）疾病预后

室性心动过速预后严重，很易发展为心室颤动，病死率较高，故应立即处理。如能早期诊断、及时处理，室性心动过速大多能被纠正。典型多形性室性心动过速多见于冠心病，室速发作时可伴有或不伴有 AMI。多形性室速伴发极短的联律间期，临床表现为心悸、眩晕、晕厥，反复发作可致死亡。由于特发性室速无明确心脏病，心动过速耐受力强，临床长期随访表明，心律失常死亡事件（猝死）至今报道极少，故其预后良好。肾上腺素能依赖性尖端扭转性室性心动过速，当 QTc 间期 > 0.60s、心动过速、有猝死病史、普萘洛尔治疗无效等指征为 LQTS 的高危指征，患者预后差，年病死率为 9%。尖端扭转型室性心动过速未经治疗的有症状患者，首次晕厥发作后第 1 年的病死率大于 20%，10 年内病死率高达 50%。

（七）疾病预防

预防复发的首要步骤为去除病因，如治疗心肌缺血，纠正水、电解质平衡紊乱，治疗低血压、低血钾，治疗充血性 HF 等有助于减少室速发作的次数。窦性心动过缓或房室传导阻滞时，心室率过于缓慢，有利于室性心律失常的发生，可给予阿托品治疗，或应用人工心脏起搏提升心率。考虑到药物长期治疗的毒不良反应，对心室晚电位阴性、非持续的或程控刺激不能诱发持续室速的患者，不一定需要抗心律失常药物治疗，如心室晚电位阳性、持续反复的发作或程控刺激可诱发室速，患者同时伴有心功能不全时，有相当的危险性，需要使用抗心律失常药物预防室速的反复发作。

五、心室扑动与心室颤动

室扑即心室扑动，是一种严重的室性异位心律，心电图表现为：QRS 波群和 T 波难以辨认，代之以较为规则、振幅高大的正弦波群，每分钟 150 ～ 300 次（平均约 200 次）。心室扑动与心率较快的室性心动过速难以区别，室扑通常为室颤的前奏。心室颤动（简称室颤）时心电图表现为：正弦波形低小不整齐，每分钟 200 ～ 500 次。

（一）发生机制

具体机制不详，可能机制如下：心室存在多个异位起搏点、心室各部分心肌传导速度不均匀、心肌复极不均匀、不应期长短不等，激动在不应期不同的心肌之间形成折返，折返环大小较为均匀则表现为室扑，折返环不均匀则表现为室颤。室颤可发生于很多临床情况，作为一种终末事件。

常见病因：①急性冠脉综合征：UA、AMI、心功能不全；②扩张型和肥厚型心肌病；③房颤伴预激综合征；④长 QT 综合征、Brugada 综合征等心脏离子通道病；⑤病窦综合征或完全性房室传导阻滞所致严重心动过缓；⑥电击或雷击；⑦继发于低温；⑧药物毒不良反应：洋地黄、肾上腺素类及抗心律失常等药物。

（二）临床表现

从血流动力学角度而言，心室扑动或室颤和心室停搏没有明显差别，均可因心脏泵血功能中止而导致意识丧失、抽搐、呼吸暂停及死亡。体检时，检测不到血压、听不到心音。最终心脏电活动停止。院外心博骤停后复苏的患者约 75% 存在室颤，临终前室颤一般难以逆转。

（三）治疗

室扑、室颤很难自行终止除非采取相应措施。处理原则遵循基础生命支持及高级生命支持指南。

1. 首选体外除颤

能量：200 ～ 400 J。

方式：非同步性直流电除颤。

次数：可以多次进行。

麻醉：不需要。

2. 紧急心肺复苏术

实施体外心脏按压及使用人工呼吸机以维持基本循环及通气功能。

3. 后继治疗

包括持续监测心律；静脉应用抗心律失常药物，首选胺碘酮，利多卡因及普鲁卡因也可有效预防室颤发生。另外，安装 ICD 是预防室颤所致心脏性猝死的唯一有效措施。

第四节　心律失常区域化救治系统的建立和实施

建立以我院为中心的心律失常的预防保健诊断治疗网络，走进基层宣讲 50 多次，肩负对社区医师教育的责任，长期不间断提供资源和培训，提升社区医师对心律失常的识别能力，特别是对“恶性心律失常”患者的鉴别能力。成立了心血管专科联盟和房颤专病联盟。

1. 提高基层医师对心律失常的认识水平

应通过各种形式的学习，使门诊、急诊医师掌握心律失常的基本知识。全面分析病情，提高诊断水平，通过建立“心预心”微信群，各基层医院医师能够第一时间发到群里，防止漏诊、误诊，达到最大程度的资源共享，从而进一步提升我院服务的协同覆盖能力，全面推动医疗服务保障一体化、医疗质量管理一体化的发展。

2. 完善急救流程，建立转诊机制

建立包括院前急救、途中救护、院内急救和重症监护四个环节组成的链式急救系统，评估患者，分类治疗，提供早期快速治疗，优化资源的利用。帮助基层医院建立适用于自己的一整套规范化的心律失常治疗流程，启动相应的急救链，尽量在短时间内采取一切可能的检查和治疗手段。

及时的干预是恶性心律失常患者预后的关键，通过远程指导用药，快速性恶性心律失常及时电复律，同时药物治疗预防再次发作。对于适合转诊的患者，及时联系我院实施对接联动机制，及时转入我院行进一步治疗。对于缓慢性心律失常患者进行积极药物治疗，如症状不能缓解，我院携带临时起搏器在床旁行临时起搏器植入后再转入我院。如 AMI 合并恶性心律失常，需急诊 PCI 患者早期启动导管室，绕行急诊，缩短再灌注时间。在转运途中与患者及家属进行交流，阐明行急诊 PCI 的必要性，如已征得家属及患者同意可签署同意书，提前通知医院值班医师组织导管室及手术介入组成员，将患者越过急诊室直接进入导管室，从而缩短了进门 - 专科会诊和会诊 - 签署同意书、签字 - 组织介入组人员 - 进入导管室的时间，进而缩短进门 - 球囊扩张时间，有效降低恶性心律失常的病死率。

3. 加强宣传教育工作

在全市范围内开展了一系列卓有成效的公众科普教育与健康教育活动，促进全民健康水平的提高；积极参与医改，改善就医模式，采用不同层次的培训计划，通过培训班、学术会、现场指导等多种形式，积极建立双向转诊的慢病防治网络。对急救中心、基层医院、社区卫生所医师进行心电图培训，将指南落实到基层。介绍双向转诊模式、并与其建立良好关系和联系。对危险因素进行综合控制，以缩短症状出现到接触医务人员的时间。门诊、急诊医师除给予患者适当的药物治疗外，还应对患者的生活方式进行指导。发挥基层医务工作者的优势，走进农村、社区、工厂进行科普教育，实现“全民参与的区域化模式”。

（顾磊）

第九章　心源性晕厥

第一节　晕厥的概述

晕厥是指一过性全脑血液低灌注导致的短暂意识丧失（transient loss of consciousness，TLOC），其特点是发病快、持续时间短和可自行完全恢复。发病时因肌张力降低，不能维持正常体位而跌倒。晕厥发作前可有先兆症状，如黑蒙、乏力、出汗等。

晕厥的人群患病率很高。美国犹他州流行病学调查发现，每年因晕厥就诊的居民为 9.5%。其中 1/ 10 的患者住院诊治，而大多数患者可能未就诊。总体统计，普通人群中约有一半人一生中发生过 1 次晕厥。2012 年 Ruwald 等报道的丹麦老年人晕厥的年发病率为 7%，总患病率为 23%。2 年复发率为 30%。晕厥的确切发病率不清楚。我国缺乏大规模的流行病学研究，晕厥的确切发病率不清楚。

本文采用《2018 年欧洲心脏病学学会（ESC）晕厥的诊断与处理指南》的分类方法，依据病理生理特征，将晕厥分为：神经介导性晕厥（反射性晕厥）、直立性低血压（orthostatic hypotension，OH）晕厥和心源性晕厥。心源性晕厥又分为心律失常性晕厥和器质性心血管病性晕厥。

心律失常所致晕厥是最常见的心源性晕厥类型。心律失常发作时伴血流动力学障碍，心输出量血流量明显下降引起晕厥。影响发病的因素有心率的快慢、心律失常类型、左心室功能、体位和血管代偿能力，尤其是压力感受器对低血压的反应性高低。

器质性心脏病所致晕厥多见于老年患者。当大脑需要的供血量超过心脏的供血能力，如果相应的心输出量增加不足则可引起晕厥。多见于患有结构性心脏病或心肺和大血管疾病的患者。结构性心脏病常见于主动脉瓣狭窄、急性心梗或心肌缺血、肥厚型心肌病、心脏肿瘤（心房黏液瘤及其他肿瘤）、心包疾病 / 心包填塞、冠状动脉先天异常、瓣膜功能障碍； 心肺和大血管疾病常见于肺栓塞，急性主动脉夹层，肺动脉高压。

第二节 心源性晕厥的诊疗规范

一、初步评估及危险分层

（一）初步评估

初步评估的目的是：①明确是否是晕厥；②是否能确定晕厥的原因；③是否是高危患者。评估内容包括详细询问病史、体格检查和心电图检查。

1. 病史和体格检查

大多数反射性晕厥通过典型病史和症状即可诊断。发现诱发因素，了解药物的使用情况及并发症，帮助判断预后。询问发作时的情景，如前驱症状，患者的自述和旁观者对晕厥事件及生命体征的观察及晕厥后症状。鼓励录制发作时视频，有助于判断病情。晕厥与进餐和体力活动的关系、前驱症状持续的时间，有助于鉴别神经介导性与心源性晕厥。老年患者特别需要了解并发症和药物使用情况。心血管疾病患者要注意既往用药史，有无晕厥及猝死家族史。

体格检查包括卧位和直立 3 min 的血压和心率变化，注意心率和节律、心脏杂音、奔马律、心包摩擦音等提示器质性心脏病的证据。通过基本的神经系统检查寻找局灶性功能缺损，必要时进一步行神经系统的检查。

2. 心电图检查

该检查应用广，可发现具体或潜在的晕厥原因（如缓慢性心律失常，室性心律失常等），以及可能引起心脏性猝死（sudden cardiac death，SCD）的疾病，如预激综合征、Brugada 综合征、长 QT 综合征或致心律失常性右心室心肌病（ARVD/C）。

（二）危险分层

因病因不同，晕厥可能预后良好，也可能危及生命，危险分层对指导治疗和减少复发与死亡都非常重要。短期预后主要取决于晕厥的病因和潜在疾病急性期的可逆性；心源性和终末期疾病的长期预后取决于治疗的有效性和潜在疾病的严重程度及进展程度。

当初步评估后仍无法明确晕厥原因时，应立即对患者的主要心血管事件及 SCD 风险进行评估。

二、辅助检查

合理的辅助检查有助于明确诊断，过度检查常无益于诊断，也造成浪费。

（一）心电监测

包括院内心电监测、动态心电图（24 h 或长时程）、体外或植入式循环记录仪（implantable loop recorder，ILR）、远程心电监测及智能手机相关心电监测。

1. 心电监测的建议

（1）对高危患者立即行院内心电监测。

（2）频繁发作晕厥或先兆晕厥的患者行动态心电图检查。

（3）ILR 适应证：①反复发作不明原因晕厥、经评估不属高危患者；或器械植入术后症状再发，电池还未耗竭。②高危患者但未达到植入式心脏复律除颤器（implantable cardioverter defibrillator，ICD）或起搏器一级预防的指征，经评估不能明确病因。③有反复发作、导致创伤病史，怀疑或明确为反射性晕厥。④疑似癫痫，但抗癫痫治疗无效。⑤不明原因的跌倒。

2. 诊断标准

（1）心律失常性晕厥：惊厥与心律失常（缓慢性和快速性相关）。

（2）疑似心律失常性晕厥：二度Ⅱ型或三度房室传导阻滞、心室停搏 >3 s（不包括年轻运动员、睡眠状态或心房颤动在心率控制治疗后）或持续时间长的快速阵发性室上性心动过速或室性心动过速，心律失常时不伴晕厥。

（二）电生理检查

在晕厥评估中，心脏科医师推荐对不明原因晕厥患者行电生理检查仅占患者总数的 3%。

适应证：患者经无创检查不能明确病因，如陈旧性心肌梗死、双束支传导阻滞、无症状性窦性心动过缓、不能排除与心动过缓相关的晕厥、发作前有突发短阵心悸。

对治疗的指导意见：①不明原因晕厥存在双束支传导阻滞，H-V 间期≥ 70 ms，心房递增刺激或药物可诱发二度或三度房室传导阻滞的患者，推荐起搏治疗。②不明原因晕厥、有心肌梗死史、电生理检查可诱发单形持续性室性心动过速，推荐采用室性心律失常指南指导治疗。③晕厥前有突发的短暂心悸、无器质性心脏病、电生理检查可诱发室上性心动过速或室性心动过速，推荐采用相应指南进行治疗。④晕厥伴无症状窦性心动过缓，如伴有校正窦房结恢复时间长，可进行起搏治疗。

（三）内源性腺苷和其他生物标志物

cTn 和 B 型利钠肽水平增高对诊断器质性心脏病、鉴别心源性和非心源性晕厥有帮助。

血浆腺苷水平降低见于阵发的房室传导阻滞或颈动脉窦综合征，增高见于低血压 / 血压下降趋势或血管迷走性晕厥（VVS）。腺苷 / 三磷腺苷（ATP）激发试验是利用腺苷敏感性和一过性心脏抑制的程度下筛选需要植入起搏器的患者。在心电监测下，快速（＜ 2 s）注射 20 mg ATP 或 0.15 mg/kg 腺苷，阳性表现为房室传导阻滞伴心室停搏持续 >6 s，或房室传导阻滞持续 >10 s。ATP 试验适用于无前驱症状和器质性心脏病的晕厥患者，其预测价值较低，不常规应用；试验阳性可验证长程心电监测中出现的可疑心脏停搏是导致晕厥的原因。内源性腺苷水平增高，如合并心脏停搏可引起晕厥，称为腺苷敏感性晕厥。

（四）超声心电图和其他影像学技术

超声心动图是诊断结构性心脏病非常重要的技术，在以左心室射血分数（left ventricular ejectionfraction，LVEF）为基础的危险分层中具有重要作用。超声心动图可明确少见的晕厥原因（主动脉瓣狭窄、心房黏液瘤、心脏压塞等）。某些患者（主动脉夹层和血肿、肺栓塞、心脏肿瘤、心包和心肌疾病、冠状动脉先天畸形）可进行经食管超声心动图、CT 和心脏磁共振检查。

（五）运动负荷试验

适用于运动中或运动后立即发生晕厥的患者，包括怀疑与交感神经兴奋相关的遗传性心律失常，应在严密监护下进行。运动中出现二度或三度房室传导阻滞，不论有无症状，可诊断房室传导阻滞引起的晕厥；运动后即刻出现晕厥伴严重低血压可诊断反射性晕厥。运动中出现室性心律失常有助于病因诊断。

三、诊断

心源性晕厥由心律失常或器质性心血管疾病引起，是第二位常见晕厥原因，危险性高，预后较差。

1. 心律失常性晕厥

心电图具有下列征象之一，可诊断为心律失常性晕厥。

（1）在清醒状态下持续窦性心动过缓（＜ 40 次 /min）、反复窦房传导阻滞或者窦性停搏 >3 s，并且非体育运动训练所致；

（2）二度Ⅱ型和三度房室传到阻滞；

（3）交替性左右束支传导阻滞；

（4）室性心动过速或快速的阵发性室上性心动过速；

（5）非持续性多形性室性心动过速合并长或 QT 间期；

（6）起搏器或 ICD 故障伴有心脏停搏。

心电监测特别是长时程心电监测是诊断心律失常性晕厥的主要方法。与交感神经激活相关的晕厥可做运动试验明确如长 QT 综合征 1 型和儿茶酚胺敏感性多形性室性心动过速。对无创检查不能明确病因且高度怀疑为心律失常性晕厥的患者可进行电生理检查。

2. 器质性心血管病合并晕厥

当晕厥合并急性心肌缺血（有或无心肌梗死）证据时，可明确心脏缺血相关的晕厥。在心房黏液瘤、左心房球形血栓、严重的主动脉瓣狭窄、肺栓塞或急性主动脉夹层患者中出现晕厥时，则高度可能为器质性心肺疾病所致的晕厥。

超声心电图用于以 LVEF 为基础的危险分层，确定瓣膜狭窄、心房黏液瘤、左心室流出道梗阻、心脏压塞等。经食管超声心电图、CT 和磁共振适用于主动脉夹层和血肿、肺栓塞、心脏肿瘤、心包和心肌疾病和先天性冠状动脉异常。冠状动脉造影适用于心肌缺血和梗死，除外冠状动脉病变。运动试验可用于运动或劳力相关的晕厥或先兆晕厥的诊断，但应在有急救措施的条件下进行。

四、鉴别诊断

TLOC 是由各种机制引起的，以自限性、短暂意识丧失为特征的临床病症。而晕厥是 TLOC 的一种形式，需要与其他原因造成的 TLOC 相鉴别。

1. 癫痫

大发作可导致跌倒、强直阵挛和全身失张力发作。局灶性意识障碍性发作或失神发作可保持直立姿势或坐位。

2. 心因性 TLOC

心因性非癫痫发作和心因性假性晕厥（psychogenic pseudosyncope，PPS），表现分别类似癫痫和晕厥，但无明显躯体异常运动。

3. 其他

后循环 TIA 和锁骨下动脉窃血综合征患者伴有局灶性神经系统功能异常，蛛网膜下腔出血常伴剧烈头痛，引起 TLOC 时与晕厥有明显不同。

第三节　心源性晕厥的治疗

治疗原则：应积极检查和治疗。治疗前全面评估病情、治疗的获益及是否存在SCD的其他危险因素，以决定是否植入ICD或相关检查设备（如ILR）。

（一）心律失常性晕厥

1. 窦房结疾病

起搏器治疗适用于经心电图证实晕厥由间歇性窦性停搏或窦房阻滞引起。晕厥与缓慢心率关系不明确者，起搏治疗后5年晕厥复发率为15%～28%。晕厥患者如记录到无症状的心室停搏>3 s，在排除年轻人体能训练、睡眠和服药及其他因素如低血压后，需起搏治疗。窦房结恢复时间显著延长者多需起搏治疗。停用或不用可能加重或引起缓慢心律失常的药物，快慢综合征患者可首先消融治疗快速性心律失常，再根据缓慢性心律失常的情况，确定是否行起搏治疗。

2. 房室传导系统疾病

起搏器治疗适用于房室传导阻滞相关的晕厥，可有效预防三度和二度Ⅱ型房室传导阻滞患者出现晕厥。

3. 束支传导阻滞合并不明原因的晕厥

15%的束支传导阻滞合并晕厥患者病因不明。推荐心内电生理检查用于LVEF>35%的患者；对复发性风险高且可能出现意外者，需个体化评估风险/获益比，必要时经验性起搏治疗。

使病死率增高的危险因素包括束支传导阻滞、HF、既往心肌梗死，以及低LVEF、器质性心脏病和室性快速性心律失常患者合并的晕厥，需根据相关指南进行ICD或CRTD治疗，如果晕厥由OH或血管减压反射等非心律失常因素引起，起搏治疗不能预防晕厥再发。

4. 快速性心律失常相关的晕厥

导管消融是阵发性室上性快速性心律失常的首选治疗方法。药物治疗适用于消融前过渡期、未能进行消融和消融失败者。对阵发性室性心动过速，推荐导管消融或药物治疗；对于治疗失败或不能实施者，植入ICD。

（二）器质性心脏病、心肺和大血管疾病

严重主动脉狭窄、AMI/缺血、肥厚型心肌病、心脏占位性病变（心房黏液瘤、巨大血栓等）、心包疾病/心脏压塞、先天性冠状动脉畸形、人工瓣膜功能障碍、肺栓塞、急性主动脉夹层和肺动脉高压等引起的继发性晕厥在老年患者中发生率高。部

分患者可合并典型的反射性晕厥，下壁心肌梗死或主动脉狭窄者可触发或诱导反射异常。治疗目标不仅是防止晕厥再发，而且要治疗基础疾病和减少 SCD 的风险。

（三）SCD 高危患者

器质性心脏病和遗传性心律失常合并晕厥者死亡风险是无晕厥者的 2 ～ 4 倍；心脏病患者合并不明原因晕厥，如不符合反射性晕厥、OH 和心源性晕厥的诊断标准，诊断为疑似心律失常性晕厥。

有室性心动过速 / 心室颤动心电学证据的晕厥患者需要 ICD 治疗；缺乏心电学证据但晕厥可能与一过性室性心律失常相关者，需仔细评估 ICD 植入的必要性。

左心功能不全有明确 ICD 植入指征者，不论晕厥的原因是否明确，可再进一步评估前或同时植入 ICD。ICD 植入可降低 SCD 风险，但不降低晕厥再发的风险，须明确晕厥的确切病因。

不明原因晕厥合并心功能不全者：对经充分药物治疗仍有症状（纽约心脏协会心功能分级Ⅱ - Ⅲ级）、LVEF ≤ 35%、预计生存期限≥ 1 年者，推荐植入 ICD。

肥厚型心肌病患者：SCD 高危因素包括年轻、有早发 SCD 家族史、最大左心室壁厚度≥ 30 mm、非持续性室性心动过速、运动时血压不能正常升高、左心房内径扩大及心脏磁共振 LGE 阳性。也可用 SCD 风评估模型计算 5 年内 SCD 发生概率。高危患者应预防性植入 ICD，不明原因晕厥对 SCD 和 ICD 适当放电有独立预测作用。

致心律失常性右心室心肌病患者：出现不明原因晕厥提示与心律失常有关时，应考虑植入 ICD。ICD 的明确指征如下：频发非持续性室性心动过速、早发 ICD 家族史、广泛右心室病变、显著 QRS 时限延长、磁共振钆延迟现象、左心室功能不全及电生理检查诱发室性心动过速。

（四）遗传性心律失常

LQTS：有晕厥史者心脏骤停风险高，总发生率为 5%。β - 受体阻滞剂降低晕厥和 SCD 风险，如治疗后仍有心脏骤停和晕厥发作，其致死性心脏事件的风险等同于未经治疗者，应植入 ICD；对治疗依从性好、没有诱发因素、LQTS2 型和 3 型合并晕厥者优先考虑 ICD 治疗。左心交感神经去除术适用于 LQTS1 型患者。

Brugada 综合征：合并晕厥时心律失常事件的风险比无症状者高 2 ～ 3 倍，考虑植入 ICD；晕厥与心律失常无关应避免植入 ICD，疑似心律失常性晕厥患者应首先行 ILR 评估。

在考虑 ICD 植入适应证时，应结合以下与心律失常相关的危险因素：1 型 Brugada 波样心电图、SCD 家族史、电生理检查中 1 或 2 个期前刺激可诱发心室颤动、QRS 碎裂波、肢导联出现早期复极、Tp-Te 及 PR 间期延长。与自发性 1 型相比，药物诱发 1 型 Brugada 样心电图猝死风险低。

第四节　院际患者的转运及注意事项

转运的禁忌证：心跳、呼吸停止；有紧急插管指征，但未插管；血压动力学极不稳定，未插管。

转运的内容包括：转运决策及知情同意，转运护送人员；转运设备；转运方式的选择；转运前准备；转运的监测及治疗；转运交接；转运质控与培训。

（一）转运决策与知情同意

1. 转运的目的是为了使患者获得更好的诊治措施，但转运存在风险。转运前充分评估转运的获益及风险。

2. 院际转运则需由转出医院主管医师和接受医院共同商议，最终应由接受医院主管医师决定；转运前应充分告知转运的必要性和潜在风险，取得患者或患者家属的知情同意并签字。

（二）转运护送人员

必须接受过专业培训：转运人员应接受基本生命支持、高级生命支持、人工气道建立、机械通气、休克救治、心律失常识别与处理等专业培训，能熟练操作转运设备。

转运要求：①至少有 1 名具备重症护理资质的护士；②根据病情配备的医师；③指定转运负责人。

（三）转运设备

重症转运床：重症转运床除具有普通转运床的功能外，还应能够携带监护仪、呼吸机、输液泵、储氧瓶、负压吸引设备、药品等；转运床应与救护车上的担架系统匹配。

药物：基本的复苏药物，包括肾上腺素和抗心律失常药。急救药品和维持生命体征所需药品必须准备充分。

（四）转运方式的选择

院际转运：陆路转运、飞行转运。

（五）转运前准备

转运前认真评估患者的病情，开始转运前应尽可能维持患者呼吸、循环功能稳定，并针对原发病进行处理。

转运前协调：①与转运相关人员联系。确保运输工具到位，检查所有转运设备功能良好；②与科室联系，告知病情、所需设备，出发时间及预计到达时间；③接受方应保证所有准备工作就位，一旦患者到达能及时接受检查及治疗。

（六）转运的监测和治疗

1. 重症患者转运时必须监测心电图，脉搏血氧饱和度，无创血压及呼吸频率。

2. 转运过程中不应随意改变已有的监测治疗措施。

3. 转运途中妥善固定患者，防止意外事件的发生；频繁躁动者，可适当应用镇痛、镇静剂，但应尽可能保留其自主呼吸。

4. 护送人员必须记录转运途中患者的一般情况、生命体征、监测指标、接受的治疗、突发事件及处理措施等，并记入病历。

（七）转运交接

1. 交接的内容包括患者病史、重要体征、实验检查、治疗经过，以及转运中有意义的临床事件。

2. 交接方式：床边交接，口头交接，书面交接。

3. 交接应书面签字确认。

（八）转运的质控及培训

1. 应制订转运的质控标准以保证重症患者的转运质量，转运计划应包括建议审查及不良事件报告制度，并定期进行更新及完善。

2. 所有参与晕厥患者转运人员都应学习上述转运相关知识，并接受临床培训，通过评估考核，才能独立实施患者转运，并接受定期评估。

（九）转运人员的安全

实施重症患者转运的各类工作人员在转运过程中均存在人身安全风险，需为所有参与院际转运的相关人员购买相应的保险。

（贾辉）

第十章　心源性卒中

第一节　心源性卒中概述

近年来，在全球死因中脑卒中占第二位，在中国脑卒中为第一位死因。脑卒中主要分为缺血性脑卒中和出血性脑卒中，其中最常见的类型为急性缺血性脑卒中（acute ischemicstroke，AIS），约占所有卒中的87%。缺血性卒中根据发病原因分为大动脉粥样硬化、心源性栓塞、小动脉闭塞、其他病因、不明原因 5 种类型。心源性卒中的发生率占缺血性卒中的 15% ～ 20%，而房颤（atrial fibrillation，AF）原因约占 70%，而且其致残率、出血率和复发率均较高。我国缺血性卒中合并房颤患者，1 年后卒中复发率、致残率、致死率均呈高值，分别为 32.35%、51.58%、34.23%。心源性卒中与非心源性卒中相比，病情更重、住院时间更长、花费更高。

AF 所致心源性脑栓塞（cardioembolism，or cardiogenic brain embolism，CE）的流行病学临床上，引起 CE 最重要的原因是 AF，包括急性和慢性 AF。任何时间发作的心动过速或心律失常都提示患者可能患有间歇性房颤。CE 占缺血性脑卒中的 15% ～ 20%，AF 尤其是非瓣膜病性房颤（non-valvular atrial fibrillation，NVAF）是栓塞最常见的来源，约占脑栓塞的 50%。AF 是常见的心律失常，全球有约 2% 的人口患有 AF，近年其发生率呈上升趋势，预计到 2050 年，其患病率将上升 2.5 倍以上，可能与人口老龄化有关。AF 患者的平均年龄也在平稳增长，目前年龄在 75 ～ 85 岁之间。CE 同样在老年人中更常见，可能与 AF 发病的年龄特点有关。

（一）心源性卒中的定义

心源性卒中（cardiogenic stroke，CS）是指心源性栓子经血循环致脑动脉阻塞引起相应供血区的脑功能障碍的临床症状，即形成了心源性脑栓塞。

（二）心源性卒中的病因

1. 心房颤动

房颤是引起心源性卒中的最主要病因，其中瓣膜病性 AF 占 20%，非瓣膜病性 AF 占 70%，其余 10% 无心脏病。心房颤动时主要表现为心房无序、快速电活动，从而导致心房无效收缩，心室率增快，患者可有心悸、胸闷、易疲劳等症状，常引起严重并发症，如血栓栓塞、HF 等。长期房颤使心房内血流动力学发生改变，血液瘀滞，凝血机制异常，导致高凝状态，从而损害组织内皮，形成血栓，导致严重的血栓栓塞事件如缺血性卒中、深静脉血栓、肺栓塞等，其中缺血性脑卒中所占比例最高，约占 80%，危害也最大。有研究表明房颤可使患者发生卒中的风险增加 5 倍，由房颤引起的缺血性脑卒中致残率高、病死率高、复发率高、预后差，给患者带来极大的负担。

2. 病态窦房结综合征

这是一种以间歇性 AF 和不同程度的窦房结异常活动为特征的疾病，表现为心率过缓或过速，血液淤滞一段时期后，心耳内产生血栓。当窦房结自律性恢复、心房协同收缩时，血栓被推入体循环。伴有阵发或慢性 AF 的患者发生脑栓塞的风险最高。

3. 心肌梗死

见于起病后 1 ～ 2 周，可为左心室附壁血栓所致。心肌梗死后形成的室壁瘤容易引起附壁血栓和心肌运动障碍，附壁血栓脱落后随血流至脑血管引起脑卒中。栓子主要来源于左心室，较少见于左心房、右心室及右心房。

4. 心脏瓣膜病

心脏瓣膜病主要指二尖瓣狭窄、二尖瓣环钙化、反流及脱垂。二尖瓣狭窄患者最常见的并发症是心房颤动，会在病程相对早期即可出现，并且随左心房增大和年龄增长而增加。出现血栓栓塞事件是二尖瓣狭窄的严重并发症，约 20% 的二尖瓣狭窄患者在病程中可以发生。发生血栓栓塞事件的二尖瓣狭窄患者中有 80% 合并房颤，所以房颤的抗凝治疗仍是心源性栓塞的首要治疗措施。若二尖瓣狭窄患者已经使用抗凝治疗但仍出现了缺血性卒中，可考虑加用阿司匹林治疗，但需考虑其出血风险。

5. 心内膜炎

感染或非感染性心内膜炎。感染性心内膜炎是一种由细菌、真菌及其他微生物病原体直接感染心脏瓣膜或心室内膜的炎症，是心内膜炎中最为常见的类型，其常见的感染部位包括心脏瓣膜、心室内膜、起搏器及其导丝。常并发卒中及多器官栓塞，其中脑梗死较为多见。感染性心内膜炎是引起心源性栓塞的常见原因之一。非细菌性心内膜炎可发生于炎性疾病，如系统性红斑狼疮、弥漫性血管内凝血、产黏液转移癌（如肺、胃或胰腺）及慢性炎症等。虽然主要治疗为原发疾病的治疗，但是否需要进行特殊治疗预防系统性栓塞仍不明确。

6. 心脏肿瘤

原发性心脏肿瘤无论良性、恶性临床均较少见。良性肿瘤占心脏肿瘤的 3/4，包括黏液瘤及弹力纤维瘤、脂肪瘤、横纹肌瘤等，为少见的导致心源性脑栓塞的病因。黏液瘤为最常见的良性心脏肿瘤，约三成可并发栓塞事件。乳头状弹力纤维瘤最常见于瓣膜上。恶性肿瘤中最多的为未分化肉瘤，其次为血管肉瘤、横纹肌肉瘤、淋巴瘤等。心脏及心包转移瘤大多来源于肺部肿瘤。及时的手术切除是减少卒中与系统性栓塞风险的主要方式。最常见的临床表现为肿瘤阻塞心腔而导致的胸痛、晕厥、HF、心包积液等，以及瘤栓或原位血栓形成所致缺血性卒中或 TIA。

7. 先天性心脏病

包括房室间隔缺损、卵圆孔未闭、肺动静脉瘘等。静脉或右心系统产生的栓子经过未闭卵圆孔、房间隔缺损或肺动静脉瘘进入体循环产生脑卒中。肺栓塞或 Valsalva’s 动作导致右房压升高使血液经卵圆孔分流。超声心动图可发现卵圆孔的生理性分流。静脉显影和右侧心导管检查有助于诊断。先天性心脏病引起 CE 的原因是由于携反常栓子的血液右向左分流，容易发生感染性心内膜炎及合并房颤。成人心内膜垫缺损伴发全身及脑的栓塞并不常见，但可发生反常栓塞，偶尔无明显的分流。肋骨下缘二维超声心动图检查易于发现房间隔缺损。

8. 人工心脏瓣膜术后

心脏瓣膜的病变影响人体正常血液循环，严重者甚至危及生命。人工心脏瓣膜是治疗先天性畸形及风湿性心脏病、心脏退化及细菌感染等疾病所造成的后天性心脏瓣膜疾病引发的心脏瓣膜功能异常的重要治疗手段。人工心脏瓣膜经历了机械瓣、生物外科瓣、介入瓣、组织工程瓣的发展历程。无论采用哪种人工心脏瓣膜，都会由于局部血栓形成而增加血栓栓塞的风险，机械瓣膜相对于生物瓣膜发生血栓栓塞的风险更大，二尖瓣人工瓣膜较主动脉瓣人工瓣膜的风险也更大。术后的前三个月发生栓塞的风险最高。

另外，动脉粥样硬化、HF、心肌病、大气污染等均可能导致心源性卒中的发生。

（三）心源性卒中的机制

心源性脑卒中的机制主要包括：左心房室增大血液停滞形成血栓；功能异常的心脏瓣膜表面释放某些加速栓子生成的物质；动静脉循环异常加速栓子产生等机制。

AF 患者发生脑栓塞的机制较复杂，主要发病机制是左心耳（left atrial appendage，LAA）结构与功能发生改变使血流瘀滞进而导致 LAA 血栓形成，脱落后栓塞颅内动脉。LAA 是胚胎时期左心房的残留，自左心房向右前下方突出，呈狭长弯曲的腔室，内有栉状肌组成的小梁，内壁凹凸不平，LAA 规律收缩时不易形成血栓，当 AF 时左房收缩功能丧失，易形成血栓。LAA 有舒张和收缩功能，窦性心律时 LAA 规律舒缩，舒张功能参与左心房压力调节，收缩功能参与左心室的充盈，起到缓解左心房压力、保证左心室充盈的作用。AF 时，左房压力增大，致使 LAA 容积增大，LAA 收缩程度下降，导致血液瘀滞和血栓形成。新形成的血栓较松脆，随时可能脱落，AF 患者的心脏不规律跳动易导致血栓脱落，脱落的栓子由于脑血管解剖的特点常随血流迁徙到脑部栓塞颈内动脉系统导致严重的缺血性卒中。单纯性收缩期高血压和高龄的 AF 患者更容易发生 CCE，可能的机制是单纯性收缩期高血压和高龄患者心房扩张明显，使左心耳血流缓慢。LAA 血流速度还受心房收缩性、心室率和每搏输出量及左心室舒张功能的影响。AF 病程和严重程度影响血流瘀滞程度，进而影响发生脑卒中的风险。

第二节　心源性卒中的诊疗规范

（一）心源性卒中的临床特点

表现为突发的意识障碍、视野缺损、失语、肢体活动不利等，症状可迅速到达高峰（< 5 min）、迅速恢复，其特性与栓子的移动有关。影像特征表现为不同动脉分布区多发梗死灶和梗死灶的出血。脑栓塞最初的严重功能缺损可能由于血栓的自发溶解及栓塞血管再通，会在数 h 或数天内有所改善。

心源性卒中的临床和影像特点主要表现在以下几个方面：

1. 突然发作的卒中症状，尤其是无 TIA 病史、严重首次卒中的房颤患者。
2. 年长严重卒中。
3. 既往不同动脉分布区栓塞。

（1）空间多发（前后循环同时梗死，双侧梗死）。

（2）时间多发（不同年龄的梗死灶）。

4. 其他系统性血栓栓塞的征象（肾脏和脾脏的楔形梗死、肢端末梢动脉栓塞）。
5. 梗死血管分布主要是皮层或者皮层下大灶豆纹动脉区梗死。
6. 急诊第一次 CT 显示 MCA 高密度影（无同侧颈内动脉严重狭窄）。
7. 闭塞大血管快速再通（反复超声评价）。

（二）心源性卒中的辅助检查

1.CT 和 MRI 检查

可显示缺血性梗死或出血性梗死改变，合并出血性梗死高度支持脑栓塞诊断。CT 检查在发病后 24 ～ 48 h 内可见病变部位呈低密度改变，发生出血性梗死时可见低密度梗死区出现1个或多个高密度影。MRA可发现颈动脉狭窄或闭塞。

2. 脑脊液检查　一般压力正常，压力增高提示大面积脑梗死，如非必要尽量避免行此项检查。出血性梗死脑脊液可呈血性或镜下红细胞；感染性脑栓塞如亚急性细菌性心内膜炎产生含菌栓子，脑脊液细胞数明显增高，早期中性粒细胞为主，晚期淋巴细胞为主；脂肪栓塞脑脊液可见脂肪球。

3. 心电图检查　应常规检查，作为确定心肌梗死和心律失常的依据。脑栓死作为心肌梗死首发症状并不少见，更需注意无症状性心肌梗死。超声心动图检查可证实是否存在心源性栓子，颈动脉超声检查可评价颈动脉管腔狭窄程度及动脉硬化斑块情况，对证实颈动脉源性栓塞有一定意义。

（三）心源性卒中的诊断

心源性脑栓塞的诊断标准包括：

（1）突然起病，症状迅速达到高峰；

（2）有栓塞来源的心脏病证据，少或无大动脉病变证据，并且经查体、心电图、超声心动图、X线、MRA等证实；

（3）CT或MRI显示梗死灶>1.5 cm，为多发性，大多位于颈内动脉系统，少数位于椎基底动脉系统。心源性脑栓塞的临床症状与体征主要有突发的偏瘫（60%～80%）、失语（30%～50%）、意识障碍（20%～30%）等，多数为安静状态起病（50%～70%）。在做出心源性脑栓塞的诊断时应注意排除动脉源性脑栓塞，进行颈部超声、MRA或DSA及DCT检查。CT显示不清的脑部病灶必须行MRI检查，梗死面积的计算多用CT的ASPECT评分法。

第三节　心源性卒中的治疗

（一）一般治疗

1. 保持呼吸道通畅，吸氧，监测动脉血气指标。

2. 合理使用降压药。一般CCE发病3天内不用降压药，下列情况需要降压治疗：SBP>220 mmHg，DBP>120 mmHg，或平均动脉压>130 mmHg；出现梗死后出血；合并高血压脑病；合并夹层动脉瘤；合并HF；合并肾功能衰竭；接受溶栓治疗患者（CCE患者一般不选择溶栓）。CCE发病时的血压升高常与高颅压有关，随降颅压治疗常很快下降，因此在治疗时须注意缓慢降压，先使血压下降25%，然后在24h内逐渐降至正常范围；但是，当合并急性左心衰、夹层动脉瘤或急性肾功能不全时，应尽快在 1 ～ 2h 内使血压降至正常范围。血压下降过快过低均会加重 CCE 症状，甚至会导致死亡。

3. 纠正血糖异常。原有糖尿病的患者应激状态血糖会升高，此时最好应用静脉胰岛素治疗，通过监测血糖水平及时调节胰岛素速度，直到血糖控制在正常高限水平。待病情稳定后再改为口服降糖药。

4. 治疗 AMI 或 CHF。心肌收缩无力或 HF 是导致再栓塞的高危因素，改善心功能与尽量缩小梗死范围均将有助于 CCE 的近远期疗效。

（二）针对房颤的治疗

房颤是导致心源性卒中最常见原因，对于房颤的治疗原则主要包括积极预防血栓栓塞、转复并维持窦性心律及控制心室率。

1. 抗凝治疗

房颤患者的栓塞发生率较高，因此抗凝治疗是房颤治疗的重要内容。对于合并瓣膜病患者，需应用华法林抗凝；对于非瓣膜病患者，需使用 CHADS2 或 CHA2DS2-VASc 评分系统进行血栓栓塞的危险分层。临床上多采用 CHA2DS2-VASc 评分系统。CHA2DS2-VASc 评分 ≥ 2 分者，需抗凝治疗；评分 1 分者，根据获益与风险权衡，优选抗凝治疗；评分 0 分者，无须抗凝治疗。房颤患者抗凝治疗前需同时进行出血风险评估，临床上常用 HAS-BLED 评分系统。HAS-BLED 评分 ≥ 3 分为高出血风险。但应当注意，对于高出血风险患者应积极纠正可逆的出血因素，不应将 HAS-BLED 评分增高视为抗凝治疗的禁忌证。

华法林是房颤抗凝治疗的有效药物。口服华法林，使凝血酶原时间国际标准化比值（INR）维持在 2.0 ～ 3.0，能安全而有效地预防脑卒中发生。房颤持续不超过 24 h，复律前无须作抗凝治疗。否则应在复律前接受华法林有效抗凝治疗 3 周，待成功复律后继续治疗 3 ～ 4 周；或行食管超声心动图除外心房血栓后再进行复律，复律成功后仍需华法林有效抗凝治疗 4 周。紧急复律治疗可选用静注肝素或皮下注射低分子肝素抗凝。新型口服抗凝药物（新型口服抗凝药物 s）如达比加群酯、利伐沙班、阿哌沙班等目前主要用于非瓣膜性房颤的抗凝治疗。因华法林与众多食物和药物之间存在相互作用、具有代谢的基因多态性、治疗窗窄、起效慢、需要监测血 INR 等因素，所以华法林存在诸多临床使用局限性；新型口服抗凝药物 s 的特点是不需常规监测凝血指标，较少受食物或药物的影响，安全性较好。

新型口服抗凝药物以单个靶点为作用点，具有剂量疗效关系，故而疗效突出而不良反应低。新型口服抗凝药基于充分的循证医学证据也广泛应用于临床。直接凝血酶抑制剂达比加群酯长期抗凝治疗的随机评价（R E-LY）、利伐沙班用于心房颤动患者卒中预防的Ⅲ期临床研究（R OCKET-AF）、阿哌沙班在心房颤动患者中的应用（AVE R R OES）等大型研究均证实，新型口服抗凝药预防缺血性卒中及栓塞性疾病的风险不差于华法林，甚至优于华法林，并且没有增加其出血风险（包括致死性出血和颅内出血）。

目前经过临床试验验证的新型药物主要有直接凝血酶抑制剂或激活Ⅹ因子（Ⅹa）抑制剂。

（1）直接凝血酶抑制剂：凝血酶（thrombin）主要作用是使纤维蛋白原转化为纤维蛋白，同时可以激活其他重要的因子，包括Ⅴ因子、Ⅷ因子、Ⅺ因子、ⅩⅢ因子及血小板蛋白酶激活受体（PAR）。直接凝血酶抑制剂比华法林能更为特异地抑制血栓形成，但由于不像华法林对凝血瀑布反应的其他环节起作用，故而能减少出血的风险。

1）达比加群酯（dabigatranetexilate）是达比加群的前体药，能可逆性抑制凝血酶。口服后，经酯酶作用很快转化为达比加群，达峰时间 2h，T1/2 为 14 ～ 17h，可以每日 1 次使用，80% 以原形经肾脏排出。达比加群是 P- 糖蛋白载体（P-gp）的底物，P-gp 表达于肾脏和肠道，受到奎尼丁等药物的抑制，故服用达比加群时不能合并使用奎尼丁，与胺碘酮合用会使达比加群浓度增加 50%。

2）美拉加群（melagatran）能与凝血酶活性部位结合，产生抑制作用，其口服的生物利用度很低，只能皮下注射，80% 经肾脏排出。希美拉加群（ximelagatran）是美拉加群的前体药，吸收后很快转化为美拉加群，t1/2 为 4 ～ 5h。很少受到食物或药物的影响。

（2）Ⅹa 抑制剂

1）利伐沙班（rivaroxaban）：利伐沙班的生物利用度 80%，口服快速起效，半衰期约 7 ～ 11 h。利伐沙班的清除比较复杂，1/3 以原形由肾脏排出；1/3 由 CYP3A4 依赖或非依赖的途径代谢，产物由粪便排出；1/3 在肝内灭活经肾脏排出。利伐沙班是 P-gp 的底物，故合并使用 P-gp 或 CYP3A4 的抑制剂（酮康唑）会显著升高利伐沙班水平。利伐沙班不受食物、药物（地高辛、阿司匹林、非甾体抗炎药等）的影响。

2）艾吡沙班（apixaban）：艾吡沙班是选择性Ⅹa 因子抑制剂，口服后快速吸收，生物利用度 50%，达峰时间 3 h，经 CYP3A4 代谢、肾脏和肠道排泄，半寿期约 8 ～ 14h。不宜与 CYP3A4 抑制剂合用。

另外，经皮左心耳封堵术是预防脑卒中和体循环栓塞事件的策略之一。对 CHA2DS2-VASc 评分 ≥ 2 分的非瓣膜性房颤，且不适合长期抗凝治疗或长期规范抗凝治疗基础上仍发生卒中或栓塞事件、HAS-BLED 评分 ≥ 3 分的患者，可考虑行经皮左心耳封堵术。

2. 转复并维持窦性心律

将房颤转复为窦性心律的方法包括药物复律、电复律及导管消融治疗。ⅠA（奎尼丁、普鲁卡因胺）、ⅠC（普罗帕酮）或Ⅲ类（胺碘酮、伊布利特）抗心律失常药物均可能转复房颤，成功率 60% 左右。奎尼丁可诱发致命性室性心动过速，增加病死率,目前已很少应用。ⅠC类亦可致室性心律失常,严重器质性心脏病患者不宜应用。其中胺碘酮致心律失常发生率最低，是目前常用的维持窦性心律药物，特别适用于合并器质性心脏病的患者。其他维持窦性心律的药物还有多非利特、普罗帕酮、索他洛尔、决奈达隆，但临床效果均不及胺碘酮。临床上使用中成药制剂稳心颗粒或参松养心胶囊对维持窦性心律亦有一定效果。药物复律无效时，可改为电复律。如患者发作开始时已呈现急性 HF 或血压下降明显，宜紧急施行电复律。复律治疗成功与否与房颤持续时间的长短、左心房大小和年龄有关。

对于症状明显、药物治疗无效的阵发性房颤，导管消融可作为一线治疗；病史较短、药物治疗无效且无明显器质性心脏病的症状性持续性房颤，以及存在 HF 和（或）LVEF 减少的症状性房颤患者，亦可行导管消融治疗。此外，外科迷宫手术也可用于维持窦性心律，且具有较高的成功率。

3. 控制心室率

临床研究表明，持续性房颤患者选择控制心室率加抗凝治疗，预后与经复律后维持窦性心律者并无显著差异，且更简便易行，尤其适用于老年患者。控制心室率的药物包括 β-受体阻滞剂、CCB、洋地黄制剂和某些抗心律失常药物（如胺碘酮、决奈达隆），可单用或者联合应用，但应注意这些药物的禁忌证。对于无症状的房颤，且左心室收缩功能正常，控制静息心室率＜ 110 次 /min。对于症状性明显或出现心动过速心肌病时，应控制静息心室率＜ 80 次 /min 且中等运动时心室率＜ 110 次 /min。达到严格心室率控制目标后，应行 24 h 动态心电图监测以评估心动过缓和心脏停搏情况。

对于房颤伴快速心室率、药物治疗无效者，可施行房室结消融或改良术，并同时安置永久起搏器。对于心室率较慢的房颤患者，最长 RR 间期 >5s 或症状显著者，亦应考虑起搏器治疗。

第四节　心源性卒中的医疗策略

导致我国抗凝治疗严重不足的 3 大原因是：抗凝意识不足；抗血小板药物的错误使用；华法林存在诸多局限性。

房颤相关性卒中具有高发病率和高病死率的特点，在临床面临二级预防、治疗和预后判别方面的挑战。急性缺血性卒中合并房颤患者，出院时，仅有 19.4% 接受华法林治疗，二级预防管理明显不足。

如何改善房颤卒中的预防现状？这需要提高医师和患者的抗凝意识，提高医师对抗凝治疗和抗血小板治疗的认识，使用新型口服抗凝药。

ESC 2016 指南推荐使用 CHA2DS2-VASc 评估卒脑卒中险，房颤患者卒脑卒中险随评分升高而升高，高危房颤患者应接受抗凝治疗。抗血小板药物在房颤管理指南中的地位进一步下降，最新指南主张 CHA2DS2-VASc 评分为 1 的患者，不进行抗栓治疗或口服抗凝治疗或考虑使用阿司匹林。最新研究显示，阿司匹林显著增加缺血性卒脑卒中险。新型抗凝药物，新型口服抗凝药物 s 是针对特异性抗凝因子的药物，如阿哌沙班、利伐沙班、艾多沙班针对 Xa 因子，而达比加群针对Ⅱ a 因子发挥抗凝作用。新型口服抗凝药对比华法林具有显著优势：可预测药代动力学，不存在饮食因素影响，较少的药物相互作用，颅内出血风险更低，迅速桥接非肠道抗凝治疗、无须初始化过程。ESC 2016 房颤指南指出，新型口服抗凝药物 s 在房颤卒中一级和二级预防中优先推荐使用。

中国房颤卒中预防指南，在抗凝药物的选择上提出：应评估抗凝治疗的风险与获益、明确抗凝治疗是有益的；瓣膜性房颤患者推荐使用华法林治疗；非瓣膜房颤患者，相较华法林，推荐使用新型口服抗凝药物 s 药物治疗；既往卒中、TIA 或 CHA2DS2-VASc 评分 ≥ 2 的非瓣膜性房颤患者可使用华法林也可使用新型口服抗凝药物 s 治疗；华法林治疗 INR 控制不理想时，也可选用新型口服抗凝药物 s 治疗。

第五节　心源性卒中的预防

（一）干预生活方式

生活方式的危险因素包括吸烟、过度饮酒、疏于体育活动和不良饮食习惯。除对医学危险因素的干预外，对生活方式中的危险因素也应加以控制，以最大限度地预防缺血性卒中的发生。①吸烟是缺血性卒中的独立危险因素，戒烟可降低大约 18% 的缺血性卒中事件。②肥胖是高血压、糖尿病和高脂血症发生发展中的一个重要危险因素，可使发生缺血性卒中的风险增加近 2 倍。③体育运动会导致一系列生物学改变，通过减少肥胖、降低血压、维持正常的葡萄糖耐量，提高胰岛素敏感性，降低纤维蛋白原水平，增加纤溶蛋白活性，以及减少血小板聚集，改善脂肪代谢和血液凝固，改善纤维蛋白溶解而减少缺血性卒中的发病风险。④避免过度饮酒、适量乳制品的摄入、保持蔬菜和水果的摄入、控制钠盐的摄入等。

（二）提高房颤检出率

目前我国房颤引起的缺血性卒中仍有较高的发病率，给家庭和社会带来了极大的负担。对这类患者的管理，首先就是要控制好原发病（高血压、糖尿病、高血脂、心脏病、甲亢等），早发现，早治疗，治疗方法个体化，做好卒中一级预防工作，减少缺血性卒中的发生。虽然目前对 AF 治疗水平无论是药物治疗还是介入治疗均取得了突破性进展，但对于 AF 筛查工作仍未引起广大临床工作者的足够重视。只有高度重视提高 AF，尤其是阵发性 AF 筛查效率，及时发现 AF 患者并采用经循证医学证实的方案进行合理治疗，才能使更多 AF 患者获益。房颤的筛查手段包括，体格检查，发现心律失常；体表心电图，包括 ECG，Holter，长时程 ECG 等；有创 ECG，CIED（PM/ICD/CRT）；皮下可植入式心电图记录设备，ICM 等。随筛查手段的提高，房颤检出率也大幅提升。针对房颤进行积极的抗凝治疗，预防卒中的发生。

（三）抗凝治疗

1. 对于非瓣膜病房颤患者，临床上多采用 CHA2DS2-VASc 评分系统。CHA2DS2-VASc 评分≥ 2 分者，需抗凝治疗；评分 1 分者，根据获益与风险权衡，优选抗凝治疗；评分 0 分者，无须抗凝治疗。房颤患者抗凝治疗前需同时进行出血风险评估，临床上常用 HAS-BLED 评分系统。HAS-BLED 评分≥ 3 分为高出血风险。但应当注意，对于高出血风险患者应积极纠正可逆的出血因素，不应将 HAS-BLED 评分增高视为抗凝治疗的禁忌证。

2. 对于有二尖瓣狭窄伴房颤的患者，建议应用华法林抗凝。

3. 心脏瓣膜置换的房颤患者，建议应用华法林抗凝，需根据瓣膜的类型和位置及患者的个体差异来决定是否增加国际标准化比率（INR）目标值或加用阿司匹林。

4. 房颤持续不超过 24 h，复律前无须作抗凝治疗。否则应在复律前接受华法林有效抗凝治疗 3 周，待成功复律后继续治疗 3 ～ 4 周；或行食管超声心动图除外心房血栓后再进行复律，复律成功后仍需华法林有效抗凝治疗 4 周。

5. 心肌梗死患者心源性卒中的预防，一般来说，AMI 发病 4 周内发生 CCE 的危险约为 2%，若伴有左心室血栓则会增加到 15%。下列情况推荐应用抗凝治疗预防心源性卒中：①伴有持续性或阵发性 AF；②存在左心室血栓；③存在广泛室壁运动异常，EF ＜ 30%。可以选用华法林口服，目标 INR 为 2.0 ～ 3.0，老年患者宜 2.0 ～ 2.5，如果没有禁忌证而上述危险持续存在，最好长期应用。

（四）其他危险因素的消除与治疗

1. 肥胖，限制热量或增加体力活动。

2. 钠盐和钾盐的摄入，每日食盐摄入量应以不超过 6g 为宜，提高摄钾量可使卒中相关性病死率降低。

3. 糖尿病，监测血糖，合理饮食、适当运动和药物治疗（包括控制并发症）。

4. 防治高血脂症，饮食 + 药物。

5. 慎用高雌激素避孕药。

6. 戒烟限酒，提倡戒酒或避免大量饮酒应作为卒中的预防措施之一。

7. 血浆同型半胱氨酸水平升高是脑血管病的独立危险因素，降低同型半胱氨酸水平，服用叶酸、维生素 B_6 与维生素 B_{12} 可预防卒中。

另外，中国开展心源性卒中防治基地项目，由政府和学会支持，全国范围内医院全程参与，建立和完善心源性卒中防治体系。大力推动中西医结合，建立具有中国特色的房颤卒中预防治疗系统。

在过去的１０年中，中国在卒中教育、卒中治疗和研究方面取得了重大进展。下一阶段的挑战是投入更多的财政和人力资源，以在全国范围内实现标准化的高质量卒中治疗，并实现国家“十三五”规划确定的目标。从而减少心源性卒中的发生率，提高心源性卒中的诊疗率。

（向春燕）

第十一章　心脏康复

根据 WHO 的最新数据显示：当今世界慢性非传染性疾病（以下简称慢性病）是全球的主要疾病负担，有 63% 的死亡是由慢性病造成的，其中 48% 的死亡归因于心血管疾病。心血管疾病的发病率和病死率在全世界范围内有逐年上升的趋势，心血管疾病已经逐渐成为人类健康的首要死亡原因。冠心病是冠状动脉粥样硬化性心脏病的简称，亦称缺血性心脏病，是最常见的心血管疾病，也是影响人类健康的常见病。2013 年全球 20 岁以上人口死亡原因分析，2010 年全球有 702.93 万人死于冠心病，占总死亡人数的 13%。Murray 等预测，到 2020 年，冠心病全球的病死率将提高 50%，高达 2500 万人 / 年。据全球多个国家近 30 年调查数据显示，冠心病患病率为 11.6%。在美国，冠心病患者人数为 1600 万，并且每年死亡的人数有 45 万。

目前，在我国，冠心病也是主要的疾病死亡原因之一。我国冠心病的平均患病率约为 6.49%，有 480 万人，据统计，每 100 位 40 岁以上的中国人就有 4 ～ 7 位是冠心病患者。《中国心血管病报告（2015）》显示：目前，我国心血管病死亡占城乡居民总死亡原因的首位，且心血管病的病死率仍处于持续上升阶段，这主要是由于缺血性心脏病的病死率增加所致。陈娜萦等研究预测，到 2030 年冠心病的患病率可能达到 12.5%，城市病死率为 0.13%，农村为 0.12%。Moran 等预测我国 2020 到 2029 年冠状动脉事件的发生率将比 2000 到 2009 年增加 69%，病死率将增加 64%，同时指出居民各类死亡原因构成中增加最快的疾病为冠心病。我国社区冠心患者群生活质量处于较低水平，孔淑珍对西安社区 211 例冠心病患者进行调查，有 67.9% 的患者表示现在的生活质量比过去一年差。冠心病患者人群急剧增长所带来的庞大医疗开支，对家庭和社会造成了巨大的经济负担，成为重大的公共卫生问题。所以心血管疾病的防治仍是重中之重。

根据数据显示，一方面，由于整体医疗水平和医疗资源投入的提升，相继出现了溶栓治疗、介入治疗及外科手术等手段，降低了急性期病死率，迎来了心血管疾病病死率的“拐点”；另一方面，冠心患者群的发病率呈持续上升趋势，二者相加导致冠心病带病生存人群数量越来越大，中国的冠心患者群已经形成了“堰塞湖”现象。目前越来越多的冠心病患者接受介入治疗，这说明越来越多的患者都接受了先进的治疗，使冠心病患者病死率下降，改善临床主要终点事件的结局。但即便予以最优的治疗，冠心病的防治仍困难重重。发表于新英格兰医学杂志上的 COURAGE 研究，一项包括 2287 名患者的随机试验，均为稳定性冠心病患者，他们有 50 个美国和加拿大中心确诊的心肌缺血和显著冠状动脉疾病的客观证据。1149 例接受冠脉介入治疗及最优药物的治疗，1138 例只予以最优的药物治疗。冠脉介入治疗 + 最优药物治疗组术后 1 年，仍有 34% 的患者出现了心绞痛 [最佳药物治疗：抗血小板治疗 + 抗缺血治疗（长效美托洛尔、氨氯地平、单硝酸异山梨酯单药或联合）+ 赖诺普利 / 缬沙坦 + 强化降胆固醇治疗]。

一项对 65 岁以上老年人的 MASS II 试验研究，选取 200 名稳定性多支冠脉病变患者，随机分入冠脉介入治疗和最优药物的治疗、冠脉搭桥术和最优的药物治疗或只予以最优药物治疗组，随访 10 年。其中冠脉介入治疗和药物治疗，10 年总生存率 69%；冠脉搭桥术和最优的药物治疗，10 年总生存率 66%；只予以药物治疗，10 年总生存率 63%。三组试验患者 10 年死亡概率均超过 30%。

HF（heart failure，HF）是指由于心脏的收缩功能和（或）舒张功能发生障碍，引起机体血流动力学异常，不能满足机体组织代谢需求的一种病理过程。是心血管疾病的终末期表现和最主要死因。

流行病学资料显示，我国 35 ～ 74 岁人群慢性 HF 患病率为 0.9%，男性 0.7%，女性 1.0%，HF 仍是住院的主要原因，而症状性 HF 患者的 1 年病死率可高达 45%。2013 年 ACC/AHA 指南将 HF 运动康复列为Ⅰ A 类推荐，一定量的循证医学证据证明其是安全有效的。运动康复可降低 HF 患者的病死率，减少反复住院次数，改善患者运动耐力和生活质量，合理控制医疗成本。目前各临床指南、共识均推荐运动康复，强调其在 HF 治疗中的重要性和必要性。

由于心血管疾病是一种慢性、进展性、终身性疾病，需要长期治疗。生活方式改变造成的体重增加、高脂血症、高血压、高血糖等冠心病危险因子不断增加，发病率不断上升。如何干预危险因素，提高心肺功能，最大限度地避免或者阻止心血管事件的再发，减少或避免反复住院和死亡，一直是心血管界的难题。有效开展心血管疾患者群的管理，能够减少社会医疗资源的投入，促进社会劳动力的回归，同时也能降低“堰塞湖”现象集中爆发所致病死率骤增的风险。特别是冠心病的发生、发展是基于其自身多种危险因素的影响，单纯接受介入或手术治疗尚不能从根本上遏制冠心病的发展。于是，人们开始探讨心脏病康复策略是否能够解决当前居高不下的心血管疾病高病死率、高疾病负担以及较差的生活质量等问题。

一、心脏康复的提出及定义

现代的心脏康复系统是由单一的运动训练开始，逐渐形成以运动疗法为主要方式的生物 - 社会 - 心理综合医疗服务模式。19 世纪以来，心脏康复进展缓慢，在世界各地的发展也不尽相同。

在 20 世纪 30 年代，由于考虑到罹患 AMI 的患者，可能会因为过度的运动造成心脏破裂，建议患有心肌梗死的患者，绝对卧床或者限制体力活动 6 ～ 8 周，因为急性梗死后的心肌瘢痕组织形成可能需要 6 周左右。1802 年英国内科医师 Heberden 记录了一位心绞痛患者的案例：一位心绞痛患者每天锯木半小时，而他的心绞痛几乎治愈。1885 年德国内科医师 Max Oertel 提出了心脏病患者应以运动训练替代严格卧床休息的理念。最早的心脏康复是在 20 世纪 40 年代开始针对 AMI（acute myocardial infarction，AMI）患者的早期活动，人们开始质疑 AMI 患者是否应该长期严格卧床。1944 年 Levin 主张对 AMI 患者解除严格卧床休息，开始实行“椅子疗法”。1964 年 WHO 将心脏康复定义为使心脏病患者的躯体、心理和社会功能达到最佳状态措施的总和，通过患者自身的努力，在社会中维持正常角色地位并积极生活。20 世纪 70 年代 Wenger 做了大量系统工作，提出第一期心脏康复治疗方案，得到美国心脏病学会的肯定。20 世纪 90 年代形成的综合性心脏康复方案成为 CVD 医疗的组成部分。《美国心脏康复和二级预防项目指南（第 3 版）》对心脏康复定义为：心脏康复是涉及医学评价、处方运动、心脏危险因素矫正、教育、咨询和行为干预的综合长期程序，以减轻心脏病患者的生理和心理影响，减少梗死和猝死的危险，控制心脏症状，稳定或逆转动脉硬化过程和改善患者的心理和职业状态。

我国心脏康复的工作开始于改革开放之后，60 年代初期，当时主要是针对风湿性心脏病的开展的运动锻炼。80 年代末曲镭教授开启了心脏康复进程，将其应用范围大为扩展。之后一大批心脏康复的专家为此付出了巨大的努力与心血。我国于 1991 年成立了中国康复医学会心血管病专业委员会。21 世纪初胡大一教授概括并启动了心脏康复五个处方进一步推动了心脏康复的进程。特别是 2013、2014 年发表的关于心脏康复的两个共识：《冠心病康复与二级预防中国专家共识》与《慢性稳定性心力衰竭运动康复中国专家共识》对心脏康复的发展具有重要的指导意义。

在心脏康复的循证研究发展中，Paul 发现，对 PCI 术后患者实施社区心脏康复计划，可以降低心血管事件的发生率和患者的病死率。Goel K 等回顾性分析了 1994-2008 年明尼苏达州奥姆斯特县行冠状动脉介入术后的 2395 例患者，评估心脏康复与全因死亡、心脏死亡、心肌再梗死或再血管化的相关性，发现参加心脏康复的 PCI 术后患者的病死率明显下降。Shah 等对奥姆斯特县 1997-2006 年心肌梗死住院的居民进行随访，发现随着时间的推移，患者服用指南推荐的优化药物明显减少，依从性显著下降，其中超过50%的患者已停止服用心血管保护药物，而进行心脏康复的患者，服用优化药物的依从性明显提高。

大量研究证实心脏康复可以降低冠心病患者的住院时间，节约住院费用，减少并发症的发生，改善生活质量；心脏康复可以减少相关药物的使用，最大限度地减少药物对机体的影响；心脏康复可以使冠心病患者的抑郁和焦虑症状得到有效改善，提高患者的依从性；心脏康复可以显著降低冠心病患者的病死率。由此，美国心脏病学会（ACC）和美国心脏协会（AHA）等组织提出了现代心脏康复概念并完善其定义。

心脏康复是运用不同的措施，包含：病情评估、规律的服药、科学的有效运动、合理的膳食、良好的生活习惯，定时随访各个指标等方面，提高患者生活品质，让患者得以重新回到正常的生活状态，对减少心血管事件的发生起到一定的作用。心脏康复是心脏病的一级预防、二级预防和三级预防的主要的构成要素。

现代心脏康复的定义可概括为：研究心血管病的危险因素，开展教育，改变不合理生活方式（高脂饮食、吸烟、少活动等），保持双心的健康，坚持循证用药。对心血管患者进行心功能评定，判断预后，有针对性地进行二级预防，矫正患者危险因素，减缓甚至逆转（消退）病变，减轻症状，降低再次发病和猝死的危险，增强体力，提高生活质量，促进回归社会，指导恢复工作。

二、心脏康复的内容与目的

现代心脏康复的具体内容包括以下几个方面：①生活方式的改变，包括戒烟限酒、饮食、运动等方面；②双心健康；③循证用药；④生活质量评估与改善；⑤职业康复，恢复力所能及的工作。

随着冠心病的患病率和发病率的增加，旨在最佳二级预防和治疗的医疗服务模式在全世界越来越受到重视。最近几十年的随机试验，通过荟萃分析证实，心脏复康通过提供运动训练、心脏健康知识宣教和减轻压力的心理咨询等方式，制订个体化康复计划来改进冠心病患者的健康状况至关重要。据meta分析，侧重于运动的心脏康复，不但能减少冠状动脉粥样硬化性心脏病患者心源性病死率，而且能减少疾病的总病死率。心脏康复的短期目标：改善患者症状，控制心功能，改善由心脏病引起的心理和生理上的有害因素，推动患者心理和职业的回归。心脏康复的长期目标：改善冠状动脉疾病的发展过程，减少死亡和再次出现心肌梗死的概率，改善动脉粥样硬化情况，降低其发病率和病死率。所以，心血管疾病的康复具有二级预防作用，减少了病死率及重复住院率，改善心肌梗死再发的情况，提升了患者生活质量，改变了身体功能状态，改善了心血管疾病预后。

特别值得注意的是，在心脏康复的最新实践中，心理健康教育的重要性和作用增加，并且提倡新的心理教育干预作为改善 CR 结果的手段。通过改变患者对自身和人际间现实的看法和反应，消除功能障碍或行为方面异常取得了不同程度的成功。通过高超的沟通技巧、个体分析、灵活指导，使用严格但非定式治疗方案来打断既定的恶性循环，调动患者的自主性，丰富他们关于疾病的知识及认识（包括了解干预心血管危险因素的知识等），从而引出长期的良性的行为变化。

在最大限度地减少了冠心病的风险和严重程度，改善心脏功能，提高心理健康和降低进一步的心脏损伤的风险。除减轻症状、改善预后外，还要让患者具有更好的生活质量、更健康的心理以及更好的回归工作、社会中去。这正符合了心脏康复的目标：降低病死率、减少住院率、提高运动能力、提升生活品质、节约医疗资源等。

心脏康复的目的就是减轻症状，改善心血管系统的功能，改变疾病的自然进程，减少发病率和病死率，提高生活质量。诸多研究证实，通过科学适当的运动训练、建立合理的生活方式，坚持二级预防策略，积极消除危险因素等途径可以实现心脏康复的目的。心脏康复旨在扭转患有心脏事件的不良病理生理和心理影响的患者所经历的限制。其中冠状动脉疾病或其并发症，包括充血性 HF，心绞痛、心律失常、AMI 幸存者及每年经过冠脉搭桥手术的患者是心脏康复的主要候选者。

三、心脏康复的机制

心脏康复带来益处的机制与下列的一些因素有关：

（1）体力活动咨询和运动训练：运动锻炼提高了心脏、血管和血液的功能，还有抗炎、改善代谢和自主神经系统功能的作用，而且血脂、血压和心理参数的改善均与运动有关。

（2）营养咨询和饮食干预：营养治疗对冠心病有巨大的长期影响，是心脏康复的重要部分，营养治疗通过提高对心血管危险因素的控制，直接影响各血管和代谢因素的改善。

（3）心血管危险因素的管理：包括血脂管理、高血压管理、戒烟限酒、糖尿病管理和体重管理等。心脏康复的实施过程能够帮助患者提高心血管危险因素的控制。

（4）心脏康复可以帮助患者进行心血管疾病症状和药物不良反应的识别和早期治疗，能够提高患者使用优化药物的依从性。

作为心脏康复的核心，运动康复已开始在分子和基因水平上进行研究，以运动疗法和功能训练为主的心脏运动康复对于改善患者的生存质量、预防心血管事件的发生具有重要意义。

1. 运动训练对心脏的直接作用

（1）增强心肌收缩力，抑制心肌纤维化和病理性重构

心肌的病理性重构往往会对心脏病患者心功能造成不可逆损害，心脏运动康复作为心肌梗死后二级预防的重要手段，在增强患者心肌收缩力、抑制心肌纤维化和病理性重构方面发挥重要的作用。AMI 的患者剩余未损伤的心肌会发生病理性重构最终导致 HF。而对 AMI 稳定期患者进行心脏康复可改善患者左心房收缩力，减缓左心室重构。对 AMI 稳定期患者越早进行心脏康复、心脏康复持续时间越长，那么患者的心肌收缩功能、心脏重构改善越明显。

（2）增加冠状动脉血流，促冠脉侧支形成

运动能通过增加心脏中小血管直径和密度及冠状动脉侧支循环的形成，从而增加冠状动脉血流和心肌灌注；此外，通过促血管生成作用，运动还具有缺血再灌注损伤保护作用，能够阻止心肌细胞凋亡、减少心肌梗死面积。运动能促进内皮祖细胞的释放及分化而促进血管生成。运动可以引起冠状血管调节能力的适应性变化，调节血管内皮细胞产生的血管收缩因子和舒张因子重新回到平衡状态。

（3）抑制或延缓动脉硬化的发生和进展

冠状动脉粥样硬化与脂质堆积、炎症细胞的集聚和冠脉内皮功能有关。晋娜等研究发现中小强度有氧运动结合适当热能摄入控制，可以有效改善重度肥胖症患者体内脂质堆积，同时明显改善其心脏射血功能。运动可以降低机体血清总胆固醇、TG 和 LDL 浓度。运动影响血管壁切应力，改善内皮功能，使一氧化氮的合成、释放和作用时间增多，减少新生内皮的增生和支架置入部位的重构。Feairheller 等研究表明 6 个月的运动训练可以降低炎性标志物、改善内皮功能。在对冠心病患者的研究中，运动能通过增加毛细血管交换能力、促进血管内皮扩张而改善内皮功能。

（4）改善心率

在代偿期，心脏只能通过增加心跳频率以适应对心输出量的需要，而过快的心率将对机体带来一系列不良影响。研究显示，经过 4 周的有氧运动，重度肥胖症患者的安静心率和定量负荷运动后的心率显著下降，说明运动增加了心脏储备能力，改善了心脏射血功能，提高了每搏输出量。梁建萍等通过对不同训练水平的女大学生安静和定量负荷运动后的心率比较发现，长时间运动可以明显降低安静心率，有利于运动后心率的恢复，从而改善心脏功能，提高身体机能状况。梁丰等研究发现经过 9 个阶段的高强度间歇性耐力训练后 2 组参与者安静心率均较训练前下降。

2. 外周作用

外周作用，指心脏之外的组织和器官发生的适应性改变，是公认的心脏病康复治疗机制，外周机制与中心机制相辅相成。

（1）提高骨骼肌摄氧和利用氧能力

Boushel 等研究显示上肢长期低强度的运动训练可以提高上肢的峰值摄氧量，同时发现这种变化与上肢骨骼肌的氧代谢能力提高及肌肉毛细血管内皮表面积增大有关。肌肉收缩机械效率提高，定量运动时能量消耗相对减少。骨骼肌的摄氧能力和氧利用能力决定了患者的运动能力，而运动能力直接影响患者的生存质量。Moholdt 等研究显示经过 12 周的有氧运动训练，患者的运动后心率恢复、运动能力和生存质量都有改善。在心内科常规治疗的基础上，对稳定 PCI 术后的患者进行运动训练，与对照组相比，训练组的运动能力和心肺功能都得到了不同程度的提高。遵照运动处方进行的运动训练能明显提高冠心病介入治疗后患者的运动耐量，延长运动时间。

（2）对血液流变的影响

运动训练能使血液黏度明显降低，从而使患者的危险因素降低。孙杨等研究发现，4 周 HiHiLo 运动（一种高原低氧训练法，又称“高住高训低练”法）后，运动员高、中、低切变率下的血液黏度均有显著性下降，红细胞变形能力显著升高。与高强度运动训练相比，中等强度的运动训练能更有效地改善血液流变性。有证据表明，12 周的有氧训练以后，参与者的血液黏度下降了 16.6%，红细胞压积下降了 10.4%。长期规律的运动可以改善机体凝血状态，特别是在降低血浆纤维蛋白原水平、提高纤维蛋白的溶解能力方面发挥重要作用。

（3）改善自主神经功能

各种心脏病均会导致心脏自主神经功能紊乱，过度亢奋的交感神经对心功能产生负面影响，运动可以降低交感神经活性，周方等通过对高血压患者运动后短时效应的观察发现，单次运动后血压下降，同时自主神经功能改善。也有研究者做了长期观察，蒯正平等研究表明，在琥珀酸美托洛尔治疗的基础上辅以中等强度的运动，可以进一步有效地改善冠心病患者的副交感神经活性，降低交感神经活性。心脏运动康复可以改善 AMI 患者失衡的自主神经功能，降低交感神经活性，提高迷走神经张力比。

（4）抑制炎症反应

近年来研究表明炎症在众多心脏病发病机制中起着关键性作用，有研究者认为冠心病也是一种慢性炎症性疾病。对 209 例冠心病患者进行测试，显示患者的运动能力与炎症水平呈负相关。运动训练的抗炎作用有不同于一般药物治疗的优越性。经过运动康复治疗，冠心病 PCI 术后患者的超敏 C 反应蛋白（hs-CRP）及肿瘤坏死因子 a（TNF-a）等炎性递质水平明显下降。但规律运动抗炎作用的具体作用机制还不是完全清楚。

（5）控制血压

高血压在冠心病发生发展过程中起着极其重要的作用。长期血压升高可致左心室肥厚和心肌纤维化，使冠状动脉血流供应发生障碍，也影响冠状动脉储备能力。众多研究表明运动训练可以有效降低高血压患者血压，运动训练降血压的机制可能主要在于迷走神经张力的增强和血浆去甲肾上腺素水平的降低。曾永红等研究发现长期打太极拳可改善中老年人群心脑血管危险因素，6 年后太极拳组的血压显著低于对照组。

（6）调节情绪，改善心理状态

冠心病患者合并抑郁焦虑等负性情绪的发病率较高，可以使患者的治疗依从性下降并且会增加心脏病患者的病死率。一项 365 例的大样本临床研究显示，经过心脏运动康复训练后患者的抑郁、焦虑评分显著改善。刘畅研究发现，心理干预联合运动训练可以改善冠脉搭桥术后患者的焦虑及抑郁程度，提高运动能力，降低冠心病危险因素，促进心脏功能的恢复及改变。一项针对 189 例 HF 患者的观察性研究显示，心脏运动康复可以使得患者的抑郁症状减轻 40%。

3. 控制危险因素

心脏病往往由多种因素共同作用所致，主要危险因素包括：血脂异常、糖尿病、吸烟等。一项系统综述及荟萃分析表明心脏康复可显著改善 AMI 患者的心血管危险因素，包括吸烟、血脂、体重、血糖等。邹琳通过对高校学生的研究发现，运动锻炼可有效改善血脂异常的高校学生血脂状况和心肺功能。不同的运动处方所产生的效果也不同，低等强度长时间运动方式对高校学生血脂异常和心肺功能的调节效果最佳。晁敏等通过对 2 型糖尿病患者进行 12 周的运动训练后发现，运动组的 FPG 指标与对照组有显著差异。一项最新的来自日本的大样本临床研究显示，长期的力量训练可以有效提高人体胰岛素敏感性、预防糖尿病的发生。值得注意的是，患者的氧化应激水平与血脂、血糖、血压异常均有关，氧化应激参与了心血管疾病各种危险因素的形成与发展。心脏运动康复可以改善内分泌、调节糖脂代谢、增加胰岛素的敏感性与运动对氧化应激水平的调节作用密不可分。众多研究表明心脏运动康复训练可以改善患者的氧化应激水平。

运动对心脏病的作用是一个复杂的过程，主要体现在中心作用、外周作用以及危险因素控制三方面，多靶点效应是心脏运动康复的最大优势。心脏康复临床运动处方的制订有赖于对心脏康复机制的探索，而心脏运动康复的作用机制是多方面的，很多机制还有待进一步研究和临床检验。

4. 国内外研究现状

心脏康复现已成为一个蓬勃发展的学科，在欧美等发达国家，冠心病病死率的显著下降得益于心脏康复与二级预防的开展，心脏康复与二级预防已经成为患者疾病治疗和生活质量改善的重要策略。当前，中国也在积极推动心脏康复的开展，使更多的冠心患者群了解其重要性，并参与其中。目前，在社区开展心脏康复已成为冠心患者群的一种重要的康复模式。社区心脏康复机构的设置和管理不同于医院大型康复机构，Hamalainen 等提出简单长期的社区恢复期康复可以与大型康复中心较为复杂、昂贵的短期康复干预相媲美，社区心脏康复可作为冠心病患者长期坚持运动康复的主要方法。社区性康复机构能使那些曾经参加过心脏康复但由于距离、经济等原因放弃的患者继续进行心脏康复。目前世界上多数国家，心肌梗死患者入院后便马上开始实施心脏康复，并在出院回到社区后继续心脏康复计划。

目前，在美国心肌梗死患者的住院周期已经缩短为 4 ～ 7 天，由于住院时间的缩短，这就需要患者出院后继续按计划进行心脏康复活动，现在，美国在不断探讨如何使心脏康复大范围推广，首先要提高冠心病患者的心脏康复意识，同时使心脏康复更为专业化和标准化。美国医院大多采取三期心脏康复模式，最先进的心脏康复是采用专业团队的形式来帮助患者，专业团队包括心脏科医师、运动专家、营养师、护士、社会工作者等，护士主要负责小组人员的协调和对患者及其家属的宣教，宣教的目的是协助患者了解心脏康复团队为他们所设计的康复计划。

Robinson 等从美国某医院内选择 100 例低危冠心病患者，应用快速跟踪服务模式进行心脏康复，由社区中的运动教练每周进行一次监督锻炼，观察患者一周的锻炼状况，6 个月后用穿梭步行试验（ISWT）进行测量，效果良好，证实此服务模式对于低危患者有效，并显著提高患者的运动依从性。Diane L Carroll 调查高级社区护士的协同陪伴功能对无支持冠心病患者的影响。在美国西海岸的医疗中心，选取了 247 名没有配偶和其他支持者的冠心病患者，随机分为两组，干预组患者出院 48 h 内，护士便与其开通电话联系和互联网视频交流，建立伙伴关系。干预期间护士协助患者进行心脏康复活动，给予患者口头鼓励和支持，积极倾听患者诉说，帮助患者了解疾病症状，与患者聊天同时告知其疾病知识相关报道，给予患者日常生活上的精神支持。研究结果显示，护士给予无支持冠心病患者更多协助和陪同，可以促使患者积极参与心脏康复活动，提高患者对生活的信心。

在伊朗，已经具备心脏康复专业团队和多家康复中心，冠心病患者可在康复中心进行心脏康复。Sarieh Poortaghi 对当地大不里士市的居民进行社区家庭心脏康复，他们从康复中心随机选取了 80 名患者，随机分为两组，两组同时接受康复中心的常规康复计划，此外干预组在家由护士继续进行有关危险因素、营养、服药的健康教育，培训其关于心率的测量、监测目标心率等，同时将培训课程的内容分发给患者。经过一年的教育，用自我效能感量表对两组进行测评，有明显差异，结论得出社区家庭心脏康复健康教育对冠心病患者的自我效能感的提高有积极的影响。

英国近二十年不断探索将冠心病患者与最新现代心脏康复议程相结合。在院外开展心脏康复健康教育培训班是英国常见的模式，护士对患者主要进行生活方式、药物、运动和饮食方面的教育。提高了农村和缺乏医疗条件的冠心病患者对心脏康复知识的认识，增加了冠心病患者参加心脏康复的参与率。My Action 项目是一项以社区为基础的心脏病防治研究项目，对于冠脉疾病、高危心血管疾病和外周血管疾病患者，在为期 16 周的项目中，通过心脏康复健康教育，纠正患者的不良生活方式，控制危险因素，加强对药物治疗效果的讲解，提高患者用药依从性等措施，明显改善了患者的健康状态。

日本的心脏康复模式分为 3 个阶段，包括院内理疗及康复活动阶段，院内或院外患者康复阶段，以及出院后居家康复护理为主的社区心脏康复。每个阶段的工作都是由心脏康复团队共同完成的。在社区中，首先，医师对患者进行心血管功能评估，确定患者可以进行心脏康复运动训练；其次，运动康复师负责患者康复训练的指导；护士主要负责整个康复小组人员的协调，观察患者康复的病情变化，以及做好对患者及家属的宣教。宣教的目的是协助患者更加了解心脏康复的活动计划，提高患者的积极性，同时对患者难以接受完成的部分加以调整。

新西兰的研究者 Eyles Helen 等人，在奥克兰的社区招募了 300 名 40 岁以上的冠心病患者，对其进行心脏康复低盐饮食的干预，受试对象都是主要家庭购物者，研究人员培训受试者应用 SaltSwitch 这个简单的智能手机程序，受试者应用软件扫描食品包装的二维码，可以接收到信息，通过红绿灯的显示，受试者可以挑选出低盐的食品，如没有合适食品，软件可以建议健康的低盐替代品。实验结果表明使用软件进行心脏康复控制食盐摄入患者的心脏不适感和疾病复发率明显低于本市其他社区未采取措施的患者。

在每个国家开展的社区心脏康复尽管有所差异，但均在不断发展中，并在社区中实践。护理人员在心脏康复中亦发挥着重要作用，其所扮演的角色主要为教育者、指导者、协调者和督导者等。

虽然我国的心脏康复研究已经开展近 40 年，但是直至近几年心脏康复才得到了较多的关注，并呈现出较快的发展势头，但仍远未普及。比起西方发达国家较成熟的心脏康复模式，我国心脏康复起步晚、发展缓慢、大部分医院尚未开展或开展不完善，且由于多种现状和因素限制了我国心脏康复发展。尽管三级医院的治疗水平已与国际接轨，但对大多数心血管医护人员而言，心脏康复仍未得到足够重视。分析其原因，社会医疗资源的短缺，导致心脏康复实践的推广受限，加之医护人员更多关注急性期的治疗，对于整合了二级预防的现代心脏康复尚缺乏充分认识，这就导致当前在社区中尚未见有效的心脏康复实践。

四、心脏康复的具体内容

心脏康复系统是全面的心血管疾病管理系统，是以运动疗法为主要方式的集中的科学保健模式。它囊括了患病之前的防范、患病后的科学康复，来改善患者的身体和心理的健康状况，从而恢复身心健康，达到职业康复、社会回归状态。它是防治心血管疾病的主要构成部分，旨在通过多层次的干预手段，实现全面的康复目标。心脏康复服务是全面而持续的管理计划，它包含了评价病情、科学而有效的运动、心脏危险因素修改、教育和咨询。这些方案旨在遏制心脏病对身体及心灵不利影响，降低死亡或再次心肌梗死的风险可能，减少心脏症状，改善动脉粥样硬化情况，改进患者的社会、心灵与职业状况。

冠心病康复的具体内容包括：

（1）不良生活方式的改变：主要包括指导患者科学的戒烟、合理的膳食、科学的有效运动及解决睡眠差的情况。

（2）双心健康：注重患者心脏功能康复与心理健康的康复。

（3）循证用药：依据指南循证用药物治疗是冠心病康复的基石，所有康复内容务必建立在药物治疗这项根本条件上。

（4）生活质量的评估与改善：冠心病的心脏康复目的在于提升患者生活品质，尽可能使其生活恢复到正常或者接近于正常的水平上。

（5）职业康复：冠心病康复的终极目的是使患者回归于家庭、重返社会，延续从前的工作或者患病后能做的工作。胡大一教授归纳为患者生命全程的五个处方：药物处方、运动处方、营养处方、心理处方（包括睡眠管理）、戒烟处方（危险因素控制）。

五、心脏康复适应证与禁忌证

（一）适应证

适用于心脏康复的疾病种类包括：

（1）AMI 和 PCI 术后；

（2）稳定性冠心病；

（3）冠状动脉搭桥术后；

（4）脏瓣膜置换术后；

（5）大血管疾病（主动脉瘤、夹层动脉瘤、大血管病术后）；

（6）慢性稳定性 HF；

（7）心脏移植术后；

（8）周围动脉血管病；

（9）糖尿病等。

心脏康复着重是在康复领域开展对上述疾病的多方面的综合性的全面康复。

（二）禁忌证

心脏康复的禁忌仅仅涉及运动康复方面，而其他的部分都可以运用实行。大部分被建议进行心脏康复的患者，都适合参加心脏康复项目。其禁忌证包括：

（1）UA；

（2）失代偿性 HF；

（3）复杂的室性心律失常；

（4）严重的肺动脉高压；

（5）腔内血栓；

（6）最近发生的血栓性静脉炎伴或不伴肺栓塞；

（7）严重的梗阻性心肌病；

（8）严重的或伴有症状的主动脉瓣狭窄；

（9）未控制的炎症或感染性疾病；

（10）任何阻碍运动训练的肌肉 - 骨骼肌疾病。

而对上述列出的心脏康复的禁忌证是否就真正成为绝对禁忌证，有学者提出了质疑，如心功能Ⅳ级的患者，有学者进行了极低强度运动康复训练，包括低强度肌肉主动运动和被动运动，其临床仍然受益，并且拥有很好的安全性。因此，对上述心脏康复禁忌证的人群，有必要进一步探索心脏康复模式。

六、心脏康复的时段分配及具体内容

（一）第 1 阶段

住院患者康复预防阶段（院内康复）对因 MI 或者 ACS 住院的患者提供预防和康复的计划。

1. 早期病情的评估，指导制订干预计划

患者早期病情的评估是康复的基石，也是我们诊治的最初环节。

（1）了解情况：进一步明确冠心病的相关诊断，是否为 AMI、PCI 术后、CABG 术后、置入起搏器或心律转复除颤器术后；患者目前症状，是否有典型或者不典型的心绞痛，是否伴有呼吸困难、气短、眩晕等症状，血压、血糖、血脂等是否达标；详细询问其既往病史，是否合并有高血压、糖尿病、脑卒中、慢性阻塞性肺疾病及有无骨关节活动受限等情况。详细了解用药治疗情况，包括抗血小板药物、ACEI & ARB、β - 受体阻滞剂、他汀类、硝酸酯类等药物。

（2）相关危险因素的评估：是否吸烟，如曾吸烟，目前是否戒烟，如戒烟，是否＞ 6 个月；是否伴有血脂升高情况，包括了解既往血脂水平及入院后血脂水平；了解体质指数，评估是否伴有超重或者肥胖情况；是否嗜酒；评估是否有压力及心理相关问题；评估患者是否缺乏体力活动，详细了解住院前体育运动情况。

2. 教育与咨询

院内康复阶段是最方便采纳、接收康复知识的阶段，本阶段重点在于生存指导和戒烟。

（1）为患者及家属讲解冠心病相关知识，通过对自身病情的了解，能坚持药物规范治疗，能做好危险因素的控制、不良生活方式的转变。了解冠心病急性发作的征兆和症状，了解心脏事件再发时积极处理的步骤，避免不必要的紧张与慌乱。很好地保持与患者的沟通，取得患者的信赖，随时提供专业的咨询，便于指导与随访，改善依从性。

（2）戒烟。在心血管疾病预防所建议要改善的生活方式中，戒烟是最重要且成效最好的。而发生急性心脏事件后，顺利戒烟概率相对较高。但由于内心上和身体上的成瘾，社会和行为因素的影响，造成了烟草依赖的现象。故而向患者提供个性化的咨询，让患者了解吸烟引起的不好结果，懂得戒烟的好处，知晓戒烟过程可能出现的困难，有助于实现戒烟行动。

3. 个人健康计划

早期由于病情、预后等情况，制订健康计划因人而异。此阶段目的在于帮助患者恢复日常生活能力，为出院后生活自理做准备。康复干预计划通常在入院后 24 h 内开始，如果患者病情不稳定，应酌情延长到 3 ～ 7 天后开始。这个阶段患者的运动康复和恢复平常生活能力指导，必须在严密的心电监护与血压监测下进行，由被动运动至主动运动，从床旁到床边，由病室内到病室外，循序渐进，运动应让患者觉得不是很费劲（Borg 评分＜ 12），运动量应控制在比静息心率增快 20 次 /min 上下，如果超过此界限，应减少运动量。此期特别注意对 CABG 术后患者实行呼吸锻炼。

4. 心理评估

通过访谈和（或）其他标准化的测量工具而量化所表现出的临床意义征兆，判如抑郁、焦虑等情况，建议早期积极进行心理健康干预，避免增加心脏事件再发的风险。

5. 转诊

现代心血管疾病患者住院时间较短，第 1 阶段心脏康复仅限于早期的简单活动及出院时生活自理能力，转诊能够长期增加心脏康复的参与率及维持率。

6. 药物治疗

有规律的循证用药是心脏康复治疗的基石。

强调通过危险因素的修改和生活方式的改变的二级预防，在合理用药、戒烟、脂质管理、体重管理和压力管理等基础上。应确保 1 期患者被转到适当的地方，方便全面的 2 期康复计划。

（二）第 2 阶段

出院后早期康复阶段对 MI/ACS 后门诊患者，提供的早期预防及康复服务计划。疗程一般开始于 ACS 后 1 ～ 3 周，持续 3 ～ 6 个月，但常持续至 9 个月至 1 年。

在我国，由于心血管疾病平均住院日较短，约在 7 ～ 9 天，故 1 期时间较短，第 2 阶段为心脏康复的核心。对 2 期患者，除了常规评估、健康指导、日常生活指引、心理疏导、危险因素的干预以外，增设了门诊监督，心电监护、血压监护下的个体化康复运动，运动康复是该阶段的关键。

1. 健康教育

改变不良生活方式，戒烟、限酒，控制体质指数，指导合理饮食及均衡营养，压力管理，改善失眠情况，强调患者及家属同时参与。

2. 评估及危险分层

危险分层对心脏病患者非常有价值，它是个性化运动训练处方和评估所需监督的必要性和程度的基础。危险分层过程基于对患者的心肺功能能力，患者的教育和心理社会状况，是否可以使用传统心脏康复的替代方案，以及患者是否患有心肌缺血，心室功能障碍或心律失常及其他危险因素的评估。

主要评估患者病史，这次发病状况、症状、体征，相关辅助检查，如心肌损伤标志物、心电图动态观察、超声心动图（判断有无心脏腔室结构改变、有无左心室射血分数减低、有无血栓形成等），平时运动习惯，有无不良生活方式，体质指数、血压、血糖、心理情况等相关危险因素，结合运动负荷试验，进行综合评定及相关危险因素分层，分为：低危、中危、高危。其中运动康复中有心绞痛、心律失常、射血分数＜ 50% 系中高危，cTn 升高均是高危。对低危患者，运动康复时不需要医学监护，中危患者可以断续医学监护，对高危患者则需严格而连续的医学监护。

3. 运动康复

依照患者评估及危险分层结果，制订个性化地运动处方是关键。

（1）运动和心血管受益生理学基础

冠状血管扩张主要由 NO 的生物利用度驱动，而 NO 由内皮衍生的酶 NO 合酶的活性产生并且通过活性氧代谢。这种微调的平衡在患有 CAD 的人中受到干扰。这种形式的 NO 产生的损伤及过度的氧化应激，造成通过凋亡失去内皮细胞。内皮功能障碍的进一步加重，随后在患有 CAD 的人群中引发心肌缺血。在健康个体中，运动训练使血管内皮的 NO 释放增加，由内皮 NO 合酶表达，磷酸化和构象的变化引起的。运动训练通过 NO 合酶的 NO 产生和活性氧的 NO 失活之间的平衡的恢复，矫正了 CAD 患者的冠状动脉内皮功能障碍，从而增强各种血管床中的血管舒张能力，降低了病死率并增加了心肌灌注。因为内皮功能障碍明确为心血管事件的影响因子，通过定期体育锻炼，实现内皮功能障碍的部分逆转，似乎是运动训练诱导的 CAD 患者减少心血管发病和病死率的最可能的机制。

（2）运动试验

目前运动试验广泛运用于：①冠心病患者发作胸痛症状，或者类似症状的鉴别诊断；②评估冠心病结构、功能的病变程度；③全因死亡和心血管事件的预测；④运动耐力的评估；⑤运动相关症状的评估；⑥评价心率变异性、心律失常、管理起搏器和植入式除颤器；⑦治疗效果的评价。CPET 是运动试验其中一种形式，目前被认为是评估心肺功能的金标准，是运动康复的理论基础，是运动处方的制订的依据。

CPET 是集中运用呼吸气体的监测技术、计算机技术和踏车技术或运动平板，及时观察在有差异的负荷条件下，机体的氧耗量和二氧化碳排放量的动态变化，客观定量评价心脏储备功能和运动耐力。呼吸气体的变化早于电生理变化，所以呼吸气体分析显得更重要。因测验方法有一定的危险，临床运用需熟练把握其适应证、禁忌证、停止试验的指征，降低其危险性。

临床上多选择踏车运动试验、运动平板试验，踏车运动试验的峰值氧耗量（peak oxygen uptake， peak VO_2）平均比运动平板的 peak VO_2 低 10% ～ 20%。由于踏车相对更方便、更安全，故实际运用较多。踏车运动试验选用 Ramp 方案。运动平板采用的有 Bruce 方案和 Naughton 方案。检测 VO_2、VCO_2、呼吸次数、潮气量，并监测心电、血压的改变。

特别需要提及的是以下心肺运动试验的几个重要参数。

1）代谢当量（metabolic equivalents，METs）：是心脏康复的重要指标，可广泛用于确定不同运动强度、活动定量，1 mET=3.5 mL/（kg·min）。

2）氧耗量（VO_2）：用于判断活动能力，判定运动负荷强度。氧耗量＝每搏输出量 × 心率 × 动静脉氧差＝心输出量 × 动静脉氧差。其中包括：VO_2 max 和 peakVO_2（最大耗氧量和峰值耗氧量）。

3）运动心率：一般情况下，VO_2 每提高 1 mET，心率增快 10 次 /min。由于 β-受体阻滞剂等要素的作用，故运动负荷的最终目的，不是最大心率，当心率为 85% 最大预测心率时，可终止运动试验。

4）最大心率和储备心率：最大心率 =220- 年龄；储备心率 = 最大运动心率 - 静息心率。

5）运动血压：运动量增加，收缩压多随之升高，单不显著升高舒张压，VO_2 每增加 3.5 mL/（min·kg），一般血压升高 10 mmHg. 如果患有严重的心功能衰竭，运动负荷后，血压会不增反降。

6）AT：是指提高到一定量的运动负荷下，血液循环供应的氧量，不能满足组织的需要，组织只能经过无氧代谢提供更多氧，而有氧代谢到无氧代谢的临界点称为 AT。

还应提及 T on、VO_2 变化与功率变化比值（$^{\Delta}VO_2/^{\Delta}WR$）、呼气代偿点（respiratory compensation point，RCP）、$P_{ET}CO_2$、氧脉搏、τ off（运动后恢复期，VO_2 反应的时间常数）等重要参数。

功能能力（Functional capacity）是指心脏和肺部递送氧气的最大能力和肌肉提取氧气的能力。通过判断增量运动期间的最大氧摄取而测量功能能力。在大多数患者中，可以通过使用 1 mET（代谢当量，3.5 mL O_2 摄取 / kg/min）的几何倍数进行功能能力的粗略判断。在复杂的患者，例如具有严重的左心室（LV）功能障碍和充血性 HF（CHF）的患者中，通过使用心肺运动（CPX）测试可以更准确地确定功能能力。

（3）很多时候，由于条件、设备、患者状态的限制，不能做运动负荷试验，可以予以问卷形式粗略估算患者的 MET_s 值。

最常使用的问卷为退伍军人特定活动问卷，简称 VSAQ 问卷。问卷主要对患者发生疲劳、气短、胸部不适或其他症状时的运动进行评估，并依照此来估计患者的运动耐量。例如，患者若在进餐、穿衣、伏案工作时引发的症状，则患者的运动耐量为 1 mETs。如若患者在轻快散步、跳交谊舞、洗车时出现症状，则患者的运动耐量为 5 mETs。如若在骑车中速行驶、锯木头、跳绳（慢速）时出现症状，则患者的运动耐量为 9 mETs。

（4）对于中 - 重度患者，也可予以六分钟步行试验，估算 METs 值。六分钟步行试验，是评价心功能的主要手段之一，多用来评估慢性 HF 患者、心肌缺血患者、慢性肺部疾病的心功能。因其易于实施，接近日常生活，可重复进行，更适合没有条件完成 CPET 的基层医院。六分钟步行距离和运动峰值耗氧量相关性较高，和运动峰值耗氧量的相关性最好（在步行距离为 150 ～ 425 米时）。

研究显示：对于中 - 重度心脏、肺部疾病患者，6 分钟步行距离可以精确预测 METs 值。

其公式为：METs=[（4.948+0.023）× 平均 6 分钟步行距离 /3.5]。括号中内容，是预测的峰值耗氧量，除以 3.5 为代谢当量值。

（5）运动处方

1）运动处方的概念：康复医师或者康复师，对患者或者体育锻炼者，依照相关医学检查结果（运动试验、体能检测），按照其健康状态、体能情况、心血管功能情况，以运动处方的方式制订运动种类、运动强度、运动频率、运动时间，并指出运动中的相关注意事项。运动处方是有目标、有准备地引导大家科学锻炼的一种方法。

2）运动处方的基本原则。包括安全、有效、个体化、全面四大原则。

安全原则：安全为首要原则，在运动处方的制订与实施过程中，严格掌握其适应证及禁忌证，以及终止试验的指征，严格按照规定与要求进行，切勿超出安全范围的限度，确保安全。

有效原则：运动处方的制订应是科学的、合理的，运动处方的执行应保质、保量地完成，运动处方的执行，应让参与者的功能状态逐渐提升。

个体化原则：运动处方应该因人而异，依据患者的健康状况、体力状况，心肺功能等情况，制订出适宜参与者客观身体状况的个体化处方。不同的疾病、同种疾病的不同时期、同一个人不同的功能状态下，运动处方均应有所不同。

全面原则：运动处方的制订与执行的时候，应注意心理和身体等多方面的协调，真正实现全面身心健康。

3）运动处方的具体内容。

运动处方的内容包括运动种类、强度、时间、频率、进度、相关注意事项等。其中最重要的当属运动强度，它与运动的安全、效果直接相关。

运动种类：有氧运动、阻抗运动、柔韧性运动，其中最重要的是有氧运动，其余的运动均在有氧运动基础上，加以补充。

A. 有氧运动

有氧训练主要是通过骨骼肌从血液循环中摄取及利用氧的能力增加，增加血液的流动性，使心脏工作负荷减轻，从而改善心血管系统功能。其种类包括：步行、慢跑、上下楼梯、骑自行车、游泳、划船、滑雪、球类运动等。运动的强度应依照不同的危险分级和运动试验所获得相关参数制订。推荐综合以下几种方法，特别应参照自我感知劳累分级表。

以心率为标准确定运动强度：50% ～ 60% 最大心率开始或 40% ～ 70% 储备心率。

以 peakVO_2 为标准确定运动强度：50% ～ 80%peakVO_2 不等，70% ～ 80%peakVO_2 更常用。

以 AT 为标准确定运动强度：心肺运动试验找到无氧阈或最大摄氧量的 40% ～ 60%。

以 Borg 自感劳累分级评分为标准确定运动强度：推荐 RPE 12 ～ 16（20 级表）。

注意：根据 peakVO_2，或 AT 制订运动强度的方法，按照 1 mET=3.5 mL/（kg·min）换算得到 MET。

有氧运动时间：每次连续运动的时间为 30 ～ 60 min，其中准备活动即热身运动，采用低水平的有氧运动，持续 5 ～ 10 min；一级运动强度实行的运动时间多在 20 ～ 30 min，可按照患者功能能力，逐渐增加运动时间。

有氧运动频率：建议每周 3 ～ 5 次。

放松运动：是有氧运动的延续，对运动后的血流缓回到心脏有益，防止心脏负荷突然增加诱发心血管事件，可持续 5 ～ 10 min。

B. 阻抗运动

阻抗运动为肌肉在对抗外力情况下，所做静态（等长收缩）或者动态收缩（抗阻训练）的主动运动。目前研究认为阻抗运动能增加心脏压力负荷，改善心内膜下的血流灌注，增强骨骼肌的耐力与力量，改善心脏功能，提高生活质量，有益于控制高血压，高血脂、高血糖、肥胖等心血管危险因素。

阻抗运动种类包括：等张训练、等长训练、等速训练。例如：俯卧撑、弹力带、哑铃、杠铃、运动器械等。

阻抗运动的运动强度，是以局部肌肉反应为规范。依据运动强度参数：一次最大负荷量（one repetition maximum，1-RM）和重复次数，分为低强度、中强度和高强度。

阻抗运动时间：30 ～ 45 min，每次 8 ～ 10 个肌群。

阻抗运动频率：每周 2 ～ 3 次或者隔天 1 次。

注意：阻抗运动的时期选择，冠脉介入术后至少 3 周，并且应当在有监护的有氧训练之后 2 周开始；心肌梗死或者冠脉搭桥术后至少 5 周，并且应当在有监护的有氧训练之后 4 周开始。

C. 柔韧性运动

柔韧性运动能保持关节在一定活动范围内，保持躯干、四肢的敏捷，特别是老年人柔韧性差，大大影响了日常生活的活动能力，故对老年人来说，柔韧性训练显得尤其关键。柔韧性运动，应以缓慢、可控的方式，逐渐加大活动范围。包括：静力拉伸、动力拉伸。每一个部位做 6 ～ 15 s 的拉伸，感觉到在拉伸，但是不感觉到疼痛，一共 10 min 左右，频率为 2 ～ 3 次 / 周。

4. 冠心病患者的日常生活指导

（1）驾车：病情稳定的患者，可以允许在治疗 1 周以后尝试驾驶活动。

（2）乘坐飞机：心脏事件 2 周后，无发作性心绞痛、无低氧血症、无呼吸困难等并发症，在备有硝酸甘油，同行有陪伴下可乘坐。

（3）性生活恢复时间：一般建议患病后重新开始性生活时间，为出院后 2 ～ 4 周后，PCI 术后患者出院后 1 周，CABG 术后 6 ～ 8 周。但应备有硝酸甘油。

（4）工作指导：以运动负荷试验结果为标准，了解患者运动能力，指导患者回归工作。

（三）第 3 阶段

院外长期而持续的康复阶段。为门诊患者提供长期预防和康复服务的计划，是第 2 阶段康复的继续与补充。该阶段重点为坚持锻炼和体力活动，保持已经养成的良好生活方式；定期随访，调整运动方案，选择适当的监护，最终目的是使患者重新开始工作，恢复正常的生活。

1. 冠心病的循证用药（药物处方）

药物治疗是心脏康复获益的基石。坚持使用有循证医学证据的，二级预防药物治疗方案，能显著降低急性心血管事件的出现，是干预冠心病患者的长期预后的重要措施。最新欧洲非 ST 段抬高型心肌梗死的指南，推荐 AMI 后，患者需继续规范冠心病二级预防用药，提倡长期优化的药物治疗方案，及早使用抗血小板药物、β - 受体阻滞剂、他汀类药物、ACEI/ARB 等。而最新的 HF 指南推荐针对不同 HF 患者，β - 受体阻滞剂及 ACEI 作为可耐受患者的首选用药，依据患者病情可酌情选用利尿剂、伊伐布雷定、地高辛、硝酸酯类药物等。

2. 心理处方

一项关于全球的心血管疾病控制的研究（INTERHEART 研究）显示：压力是位于血脂和吸烟之后，排在第三位的冠状动脉事件危险因子，并且占 AMI 人群归因危险度的将近 30%，其危险因素涉及心理因素，包括焦虑、抑郁、生活中的应急事件、药物滥用、工作和生活压力、经济问题等。心理因素促进动脉粥样硬化、炎症及内皮功能紊乱的进展，增加血压、血脂、血糖水平及体重来影响心血管疾病的进程。而心理治疗作为心脏康复的其中一项基本措施，在康复治疗中起着重要作用。就诊于心内科的抑郁焦虑等心理障碍却很难被诊断出来，主要是心血管疾病与抑郁焦虑存在共有症状。

为识别患者的心理、精神情况，并予以处理，应做到以下几点：①详细询问病史；②做相关心血管病检查；③予以躯体化症状自评量表，或 PHQ-9/GAD-7、HAD 量表评估；④已确诊心血管病的患者，首先调整心血管病药物治疗，控制心绞痛、HF；⑤如果患者精神症状已经长达 1 个月以上，或者有明显造成生活紊乱的症状，可在得到患者的理解与同意之下，迅速予以抗抑郁焦虑药物治疗；⑥治疗中予以量表评价药物疗效，必要时调整治疗方案。

3. 营养处方

膳食营养是心血管疾病的主要影响因素之一，医学营养治疗作为二级预防的措施之一，能减少冠心病的发病率和病死率，并且安全、实惠、易操作、疗效确切，无不良反应。心脏康复中的营养处方目的在于让患者理解食物对健康与疾病的影响，了解一般的营养膳食原则，指导患者选择健康的食物，养成良好的健康饮食习惯。心脏病患者的饮食建议包括：较少的进食饱和脂肪酸、胆固醇高的食物，多食用含有不饱和脂肪酸的食物，合理分配卡路里的来源。关于营养与心血管疾病的最新研究为心脏病患者提供了具体的饮食建议。

4. 戒烟处方

吸烟是心血管疾病主要的危险因素。现已明确烟草中的有害成分，主要是通过调控炎性因子通路，促进脂质过氧化、诱导血管功能异常等作用，引起心血管事件的发生发展。戒烟可以明显降低心血管事件的发生率。有研究显示吸烟患者戒烟后头几年的整体死亡风险能减少 50%，而且如果戒烟时间近于 5 ～ 15 年，整体病死率风险接近于不抽烟患者的整体病死率风险。对心血管病患者目标是：彻底戒烟，远离二手烟。每次诊视均应询问患者吸烟情况，制订戒烟计划，指导戒烟。可使用戒烟药物辅助，以减少戒烟症状。

5. 其他危险因素的控制

体重管理：体重控制目标是 BMI 为 18.5 ～ 23.9 kg/m^2，男性腰围≤ 90 cm，女性腰围≤ 85 cm。建议通过运动、合理膳食来控制体重，不建议使用药物控制。

血脂管理：血脂的目标是高危患者 LDL-C ＜ 2.59 mmol/L（100 mg/dL）；极高危患者（ACS，冠心病合并糖尿病）LDL-C ＜ 2.07 mmol/L（80 mg/dL）；如果患者 TG ≥ 2.26 mmol/L（200 mg/dL），则高危患者的非 HDL-C ＜ 3.37 mmol/L（130 mg/dL），极高危患者的非 HDL-C ＜ 2.59 mmol/L（100 mg/dL）。建议运用运动、控制体重，合理膳食及药物治疗等多种方式联合达标。

血压管理：血压控制目标是＜ 130/80 mmHg。建议对患者进行健康教育，使其了解高血压的危害性及控制血压的必要性从何提高患者依从性，联合药物治疗与治疗性生活方式的改变等方法达标。

血糖管理：血糖控制目标是 HbA1c ＜ 7.0%。建议通过运动、控制体重，合理膳食及药物治疗等多种方法联合达标。

心率管理：冠心病心率目标是 55 ～ 60 次 /min。首选 β-受体阻滞剂，如使用最大耐受剂量仍未控制，或对 β-受体阻滞剂禁忌，或者不耐受的，慢性稳定型心绞痛患者，推荐单独或联合非二氢吡啶类钙离子拮抗剂。

七、心脏康复未来的展望

已证实心脏康复可以安全、有效地改善心血管疾病患者的生活质量，并降低患病率及病死率。尽管已有大量心脏康复治疗效益的证据支持，但是目前我国心脏康复的发展，仍然大大落后于临床心血管治疗技术的进展，心脏康复技术未能够得到充分的运用。

期待在全国范围内建立完善的心脏康复三级服务体系，即三级医院注重心脏病或心脏术后患者急性期及亚急性期的康复；稳定出院后至二级医院心脏康复科进行进一步的门诊康复；最后在社区层面建立档案，定期随访，持续关注并指导患者药物、运动、营养、心理等各方面。同时建立相应的医保政策，从政策层面提高转诊率和依从性。

可参考国外由护士和社区医师参与，以家庭为基础的心脏康复项目，充分应用互联网、社会媒体及智能手机，通过远程监测和电视康复，提高社区及家庭层面的康复效果及安全性。在改善冠心病患者心血管危险因素控制及疾病结局方面也可起到一定的促进作用。

相信随着我国医疗体制的健全，医师和患者心脏康复理念增强，居民健康意识深入，越来越多的心血管疾病患者会从心脏康复中获益。

（郑爱）

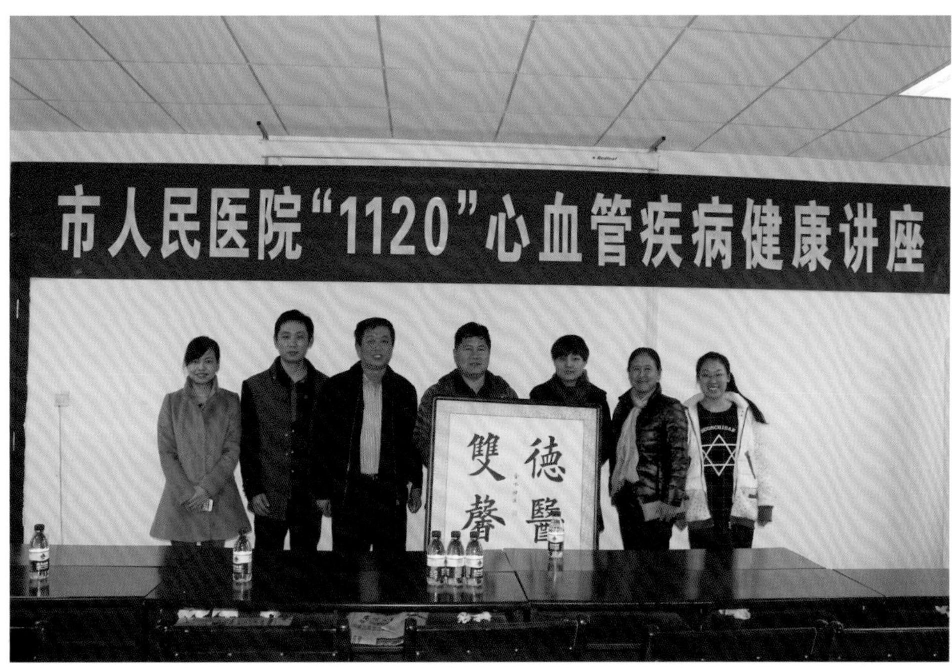

彩插 1　2015 年 11 月 20 日全国“心梗救治日”活动

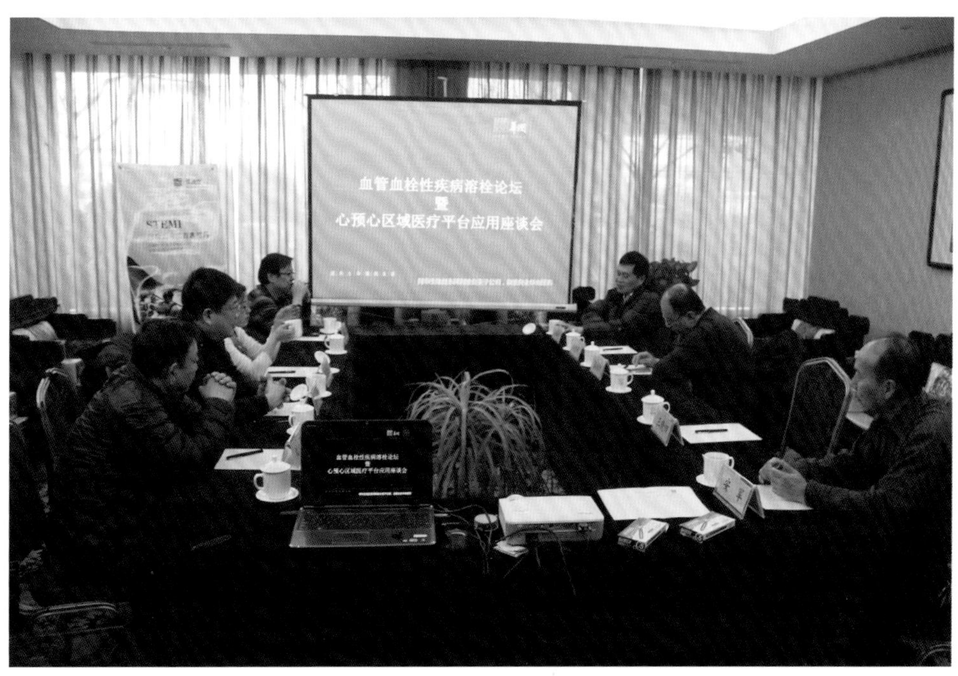

彩插 2　2015 年 12 月东营市河口区血管血栓疾病溶栓论坛

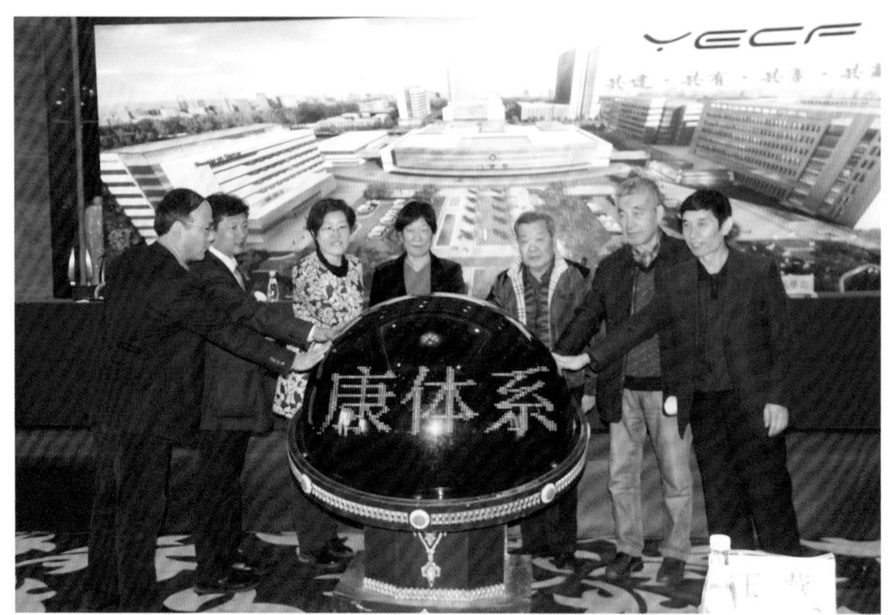

彩插 3　2016 年黄河口心血管健康体系启动

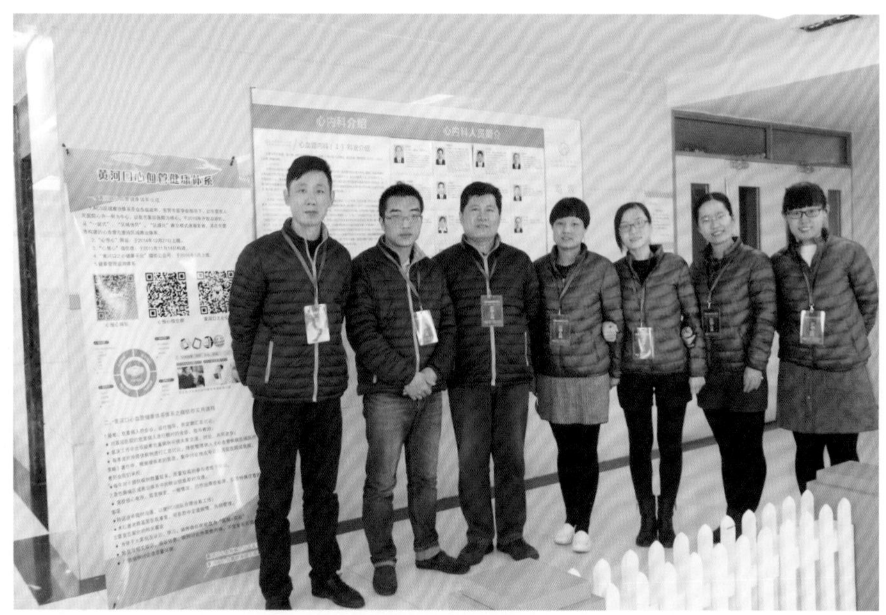

彩插 4　2016 年 11 月志愿者活动

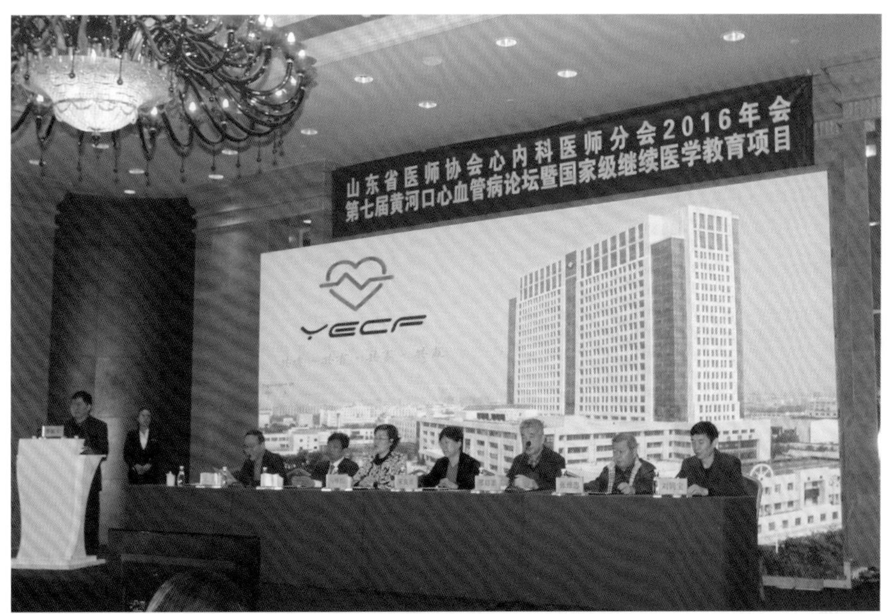

彩插 5　2016 年第七届黄河口心血管病论坛

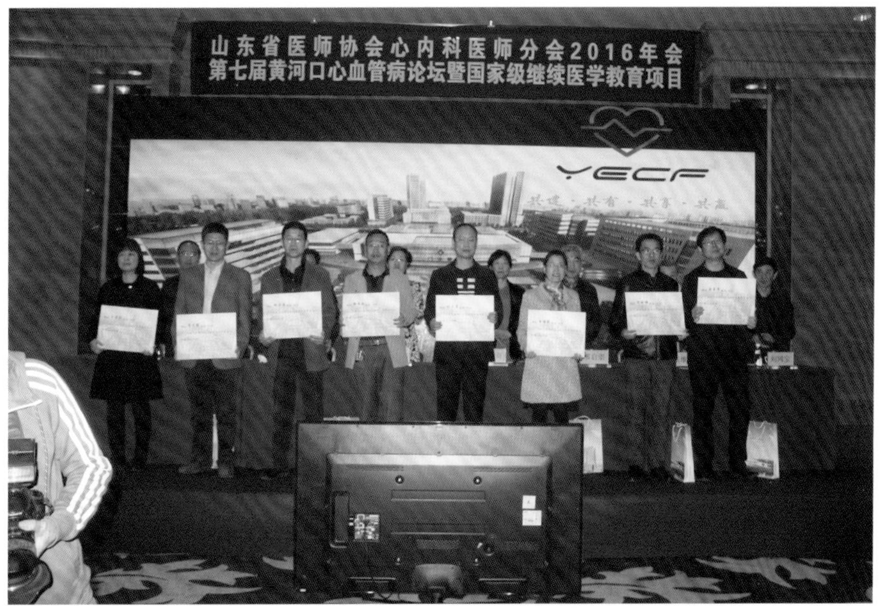

彩插 6　2016 年第七届黄河口心血管病论坛

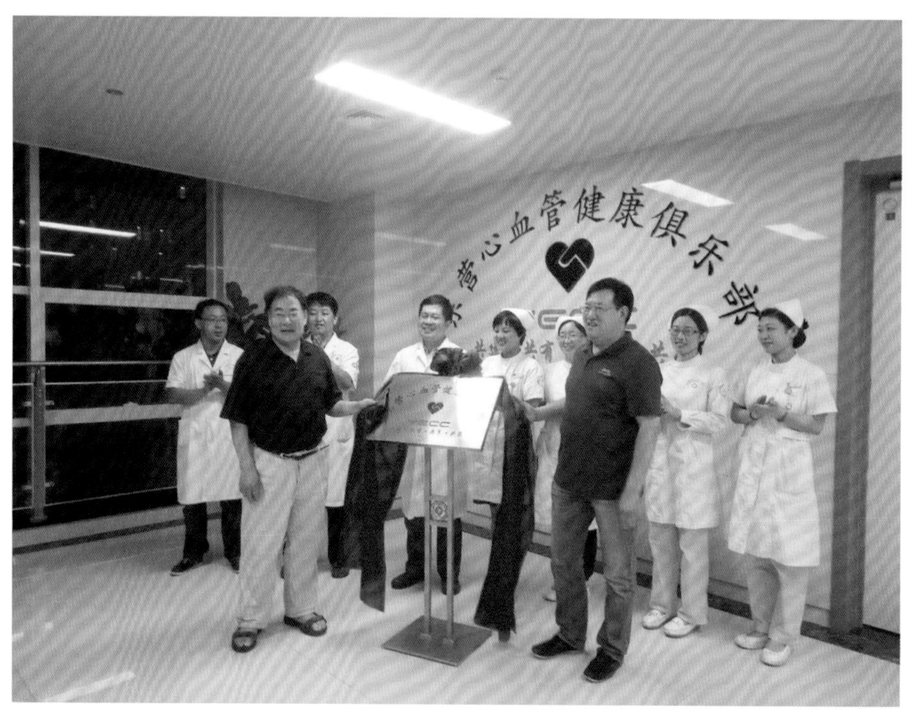

彩插 7　2017 年 6 月 30 日东营心血管健康俱乐部揭牌仪式

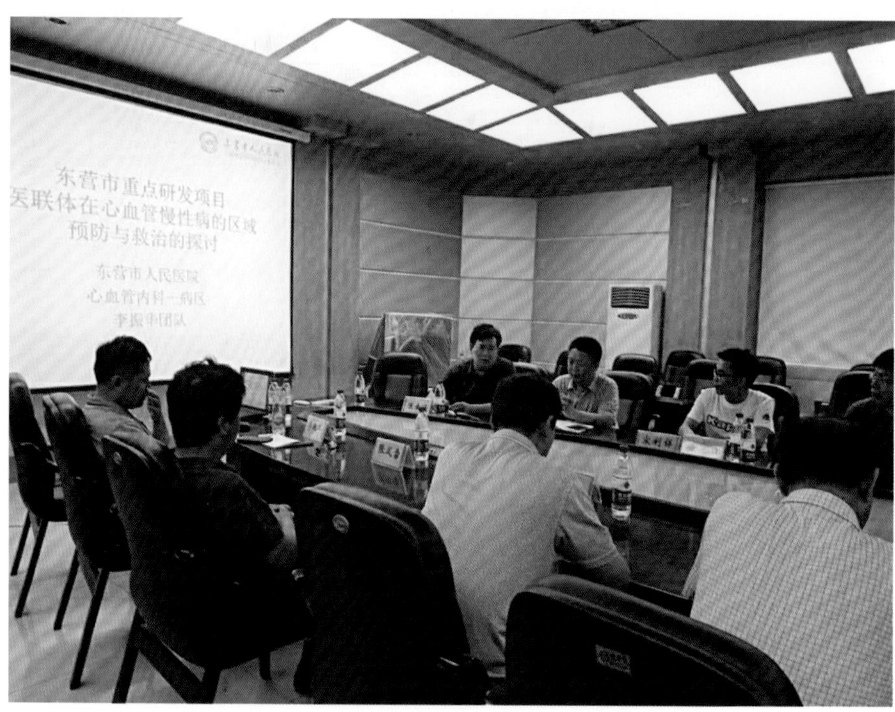

彩插 8　2017 年 7 月 7 日东营市重点研发计划（科技惠民类）主题会

YECF
韩秀敏

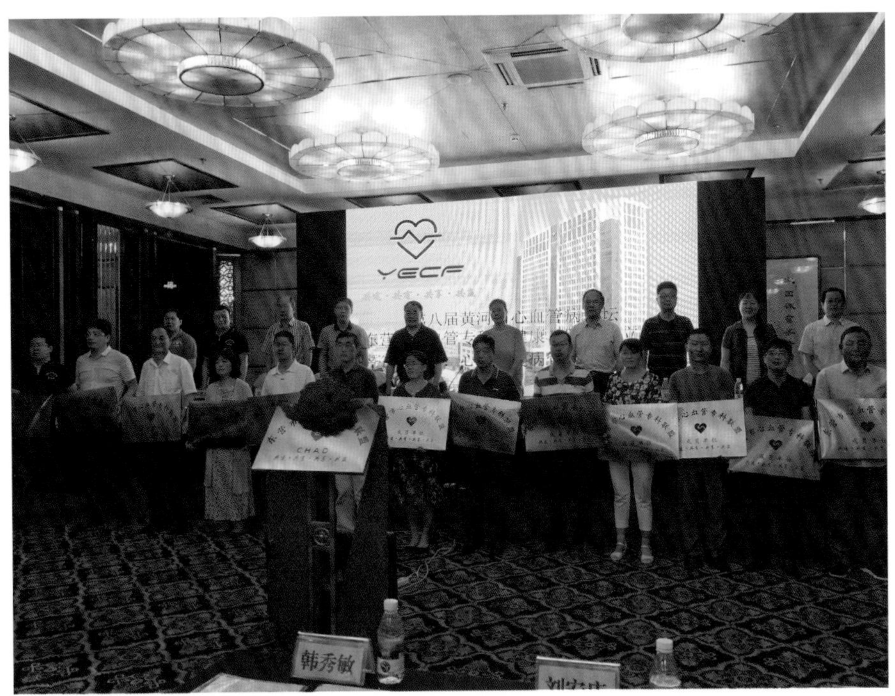

彩插 9　2017 年 9 月 9 日第八届黄河口心血管病论坛暨东营市心血管专科联盟成立

基地医院与东营市人民医院成立“心血管专科联盟”揭牌仪式

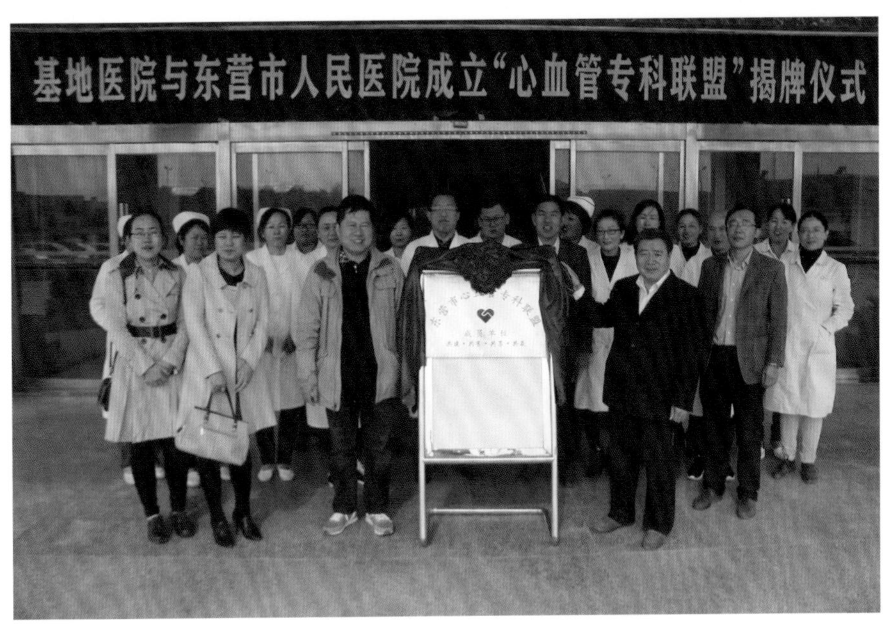

彩插 10　2017 年东营市心血管专科联盟－济军基地医院

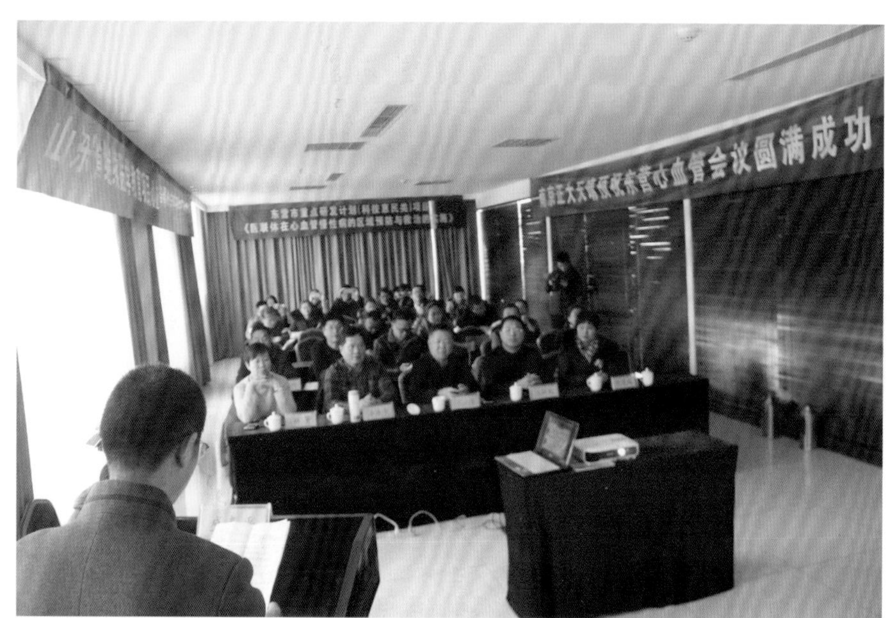

彩插 11　2018 年 1 月 28 日东营市河口区基层巡检

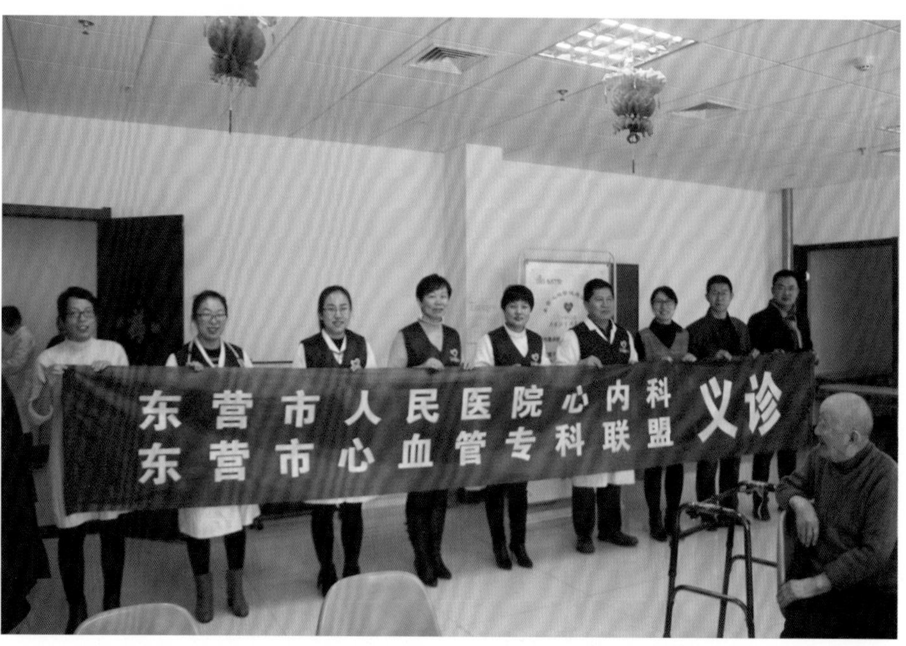

彩插 12　2018 年 1 月 28 日东营市河口区基层巡检

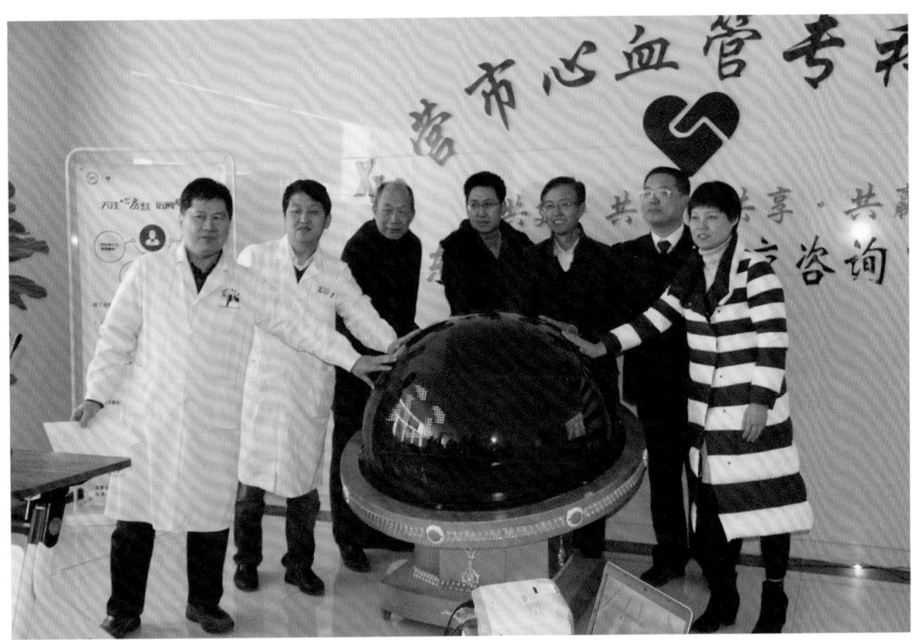

彩插 13　2018 年 1 月 6 日中国房颤中心建设单位启动仪式

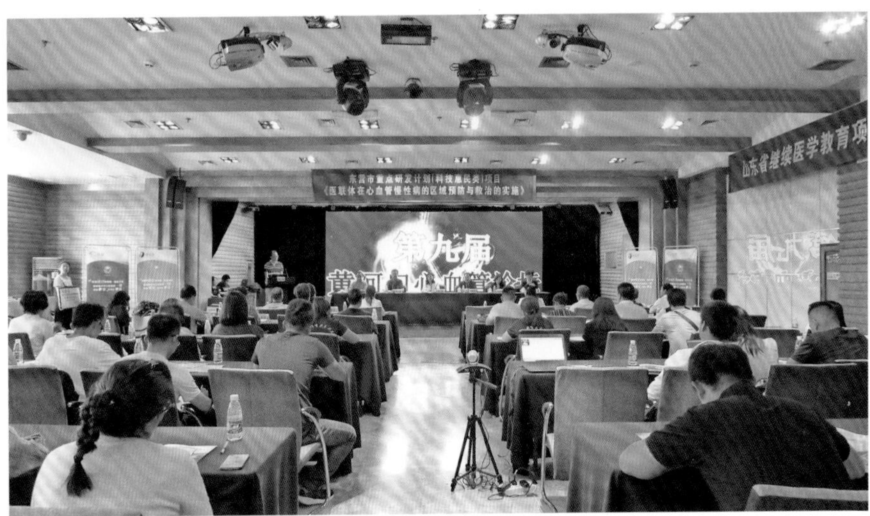

彩插 14　2018 年 5 月 19 日第九届黄河口心血管病论坛

东营市人民医院
河口区人民医院
河口街道卫生院
三级医疗卫生单位联合共建促健康
“相约健康·东营行” 践行誓言：不忘初心 牢记使命

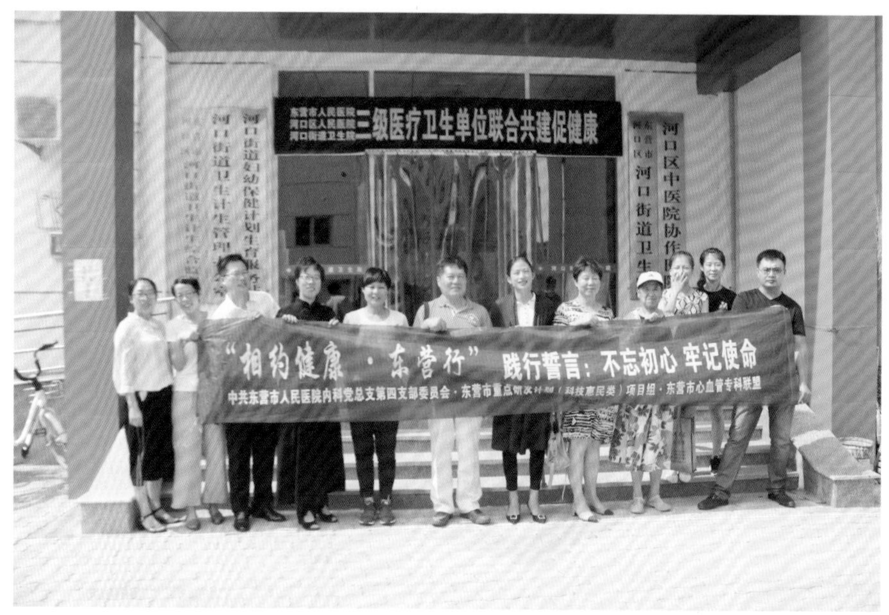

彩插 15　2018 年 7 月“相约健康·东营行”系列活动

“相约健康·东营行” 践行誓言：不忘初心 牢记使命

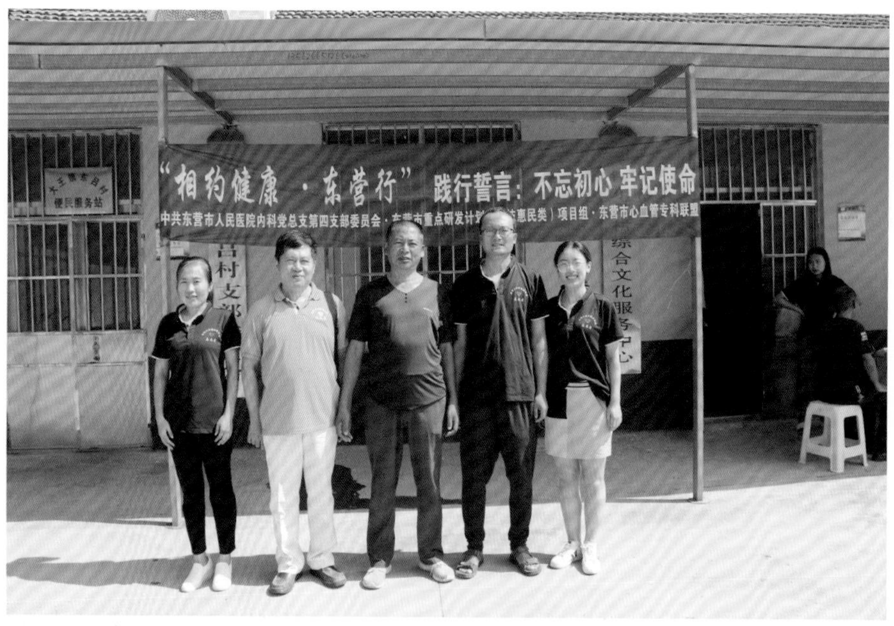

彩插 16　2018 年 7 月“相约健康·东营行”系列活动

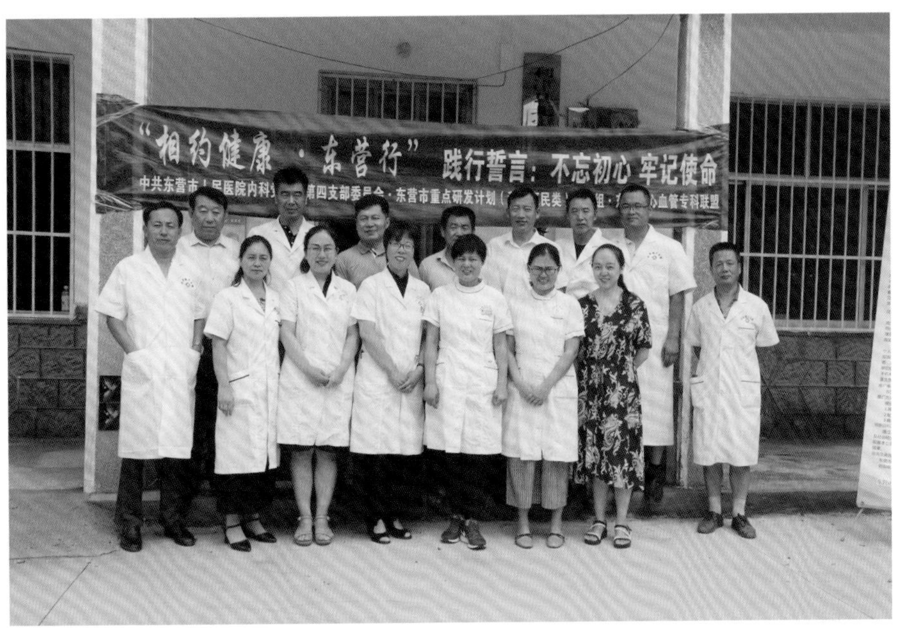

彩插 17　2018 年 7 月“相约健康 · 东营行”系列活动

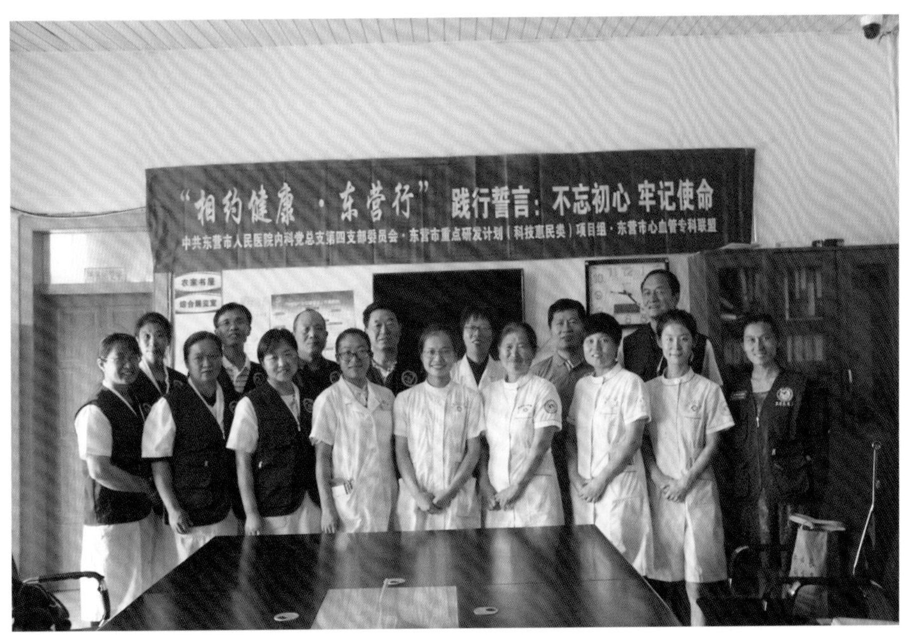

彩插 18　2018 年 7 月“相约健康 · 东营行”系列活动

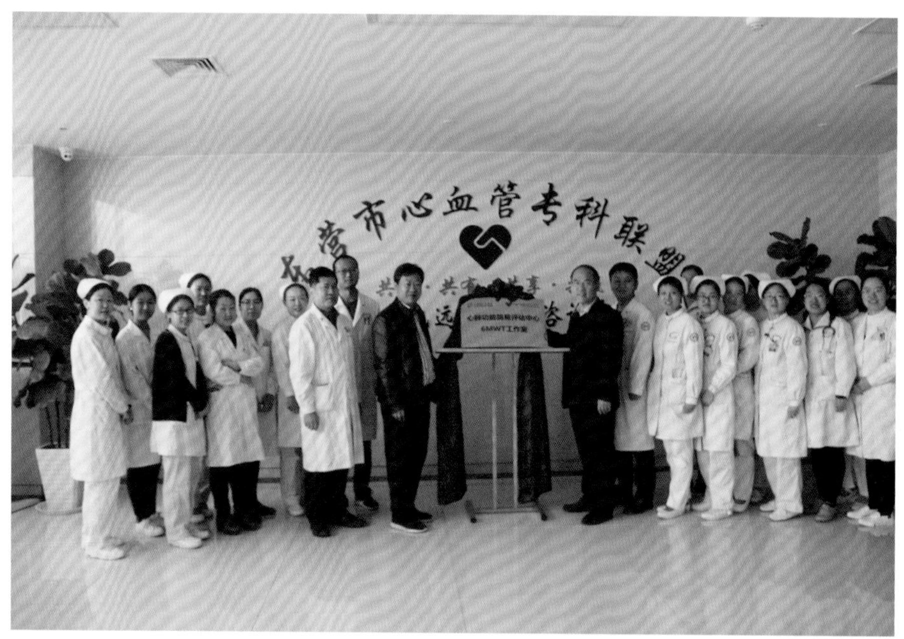

彩插 19　2018 年 11 月 20 日 6MWT 工作室启动仪式

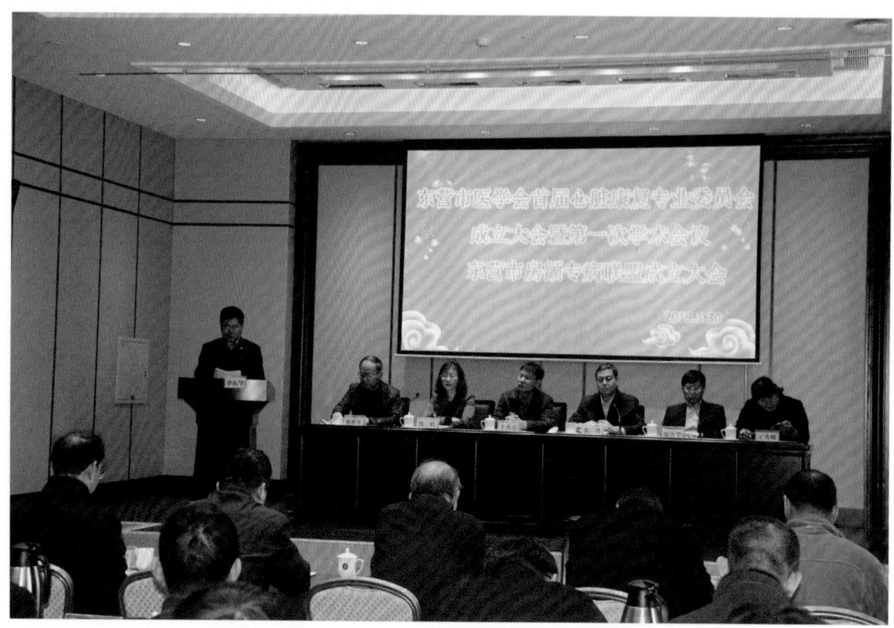

彩插 20　2019 年 3 月东营医学会心脏康复专业委员会、东营市房颤专病联盟成立

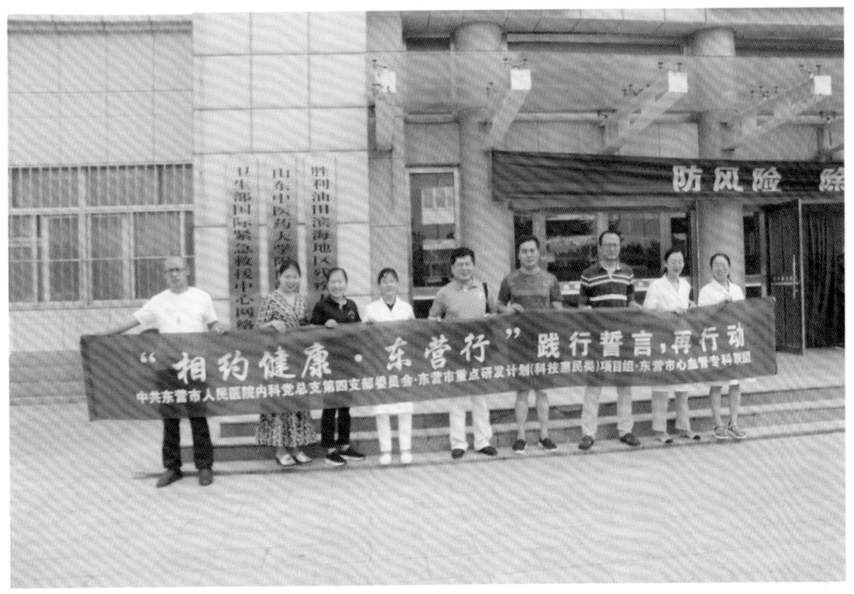

彩插 21　2019 年 6 月“相约健康·东营行”系列活动

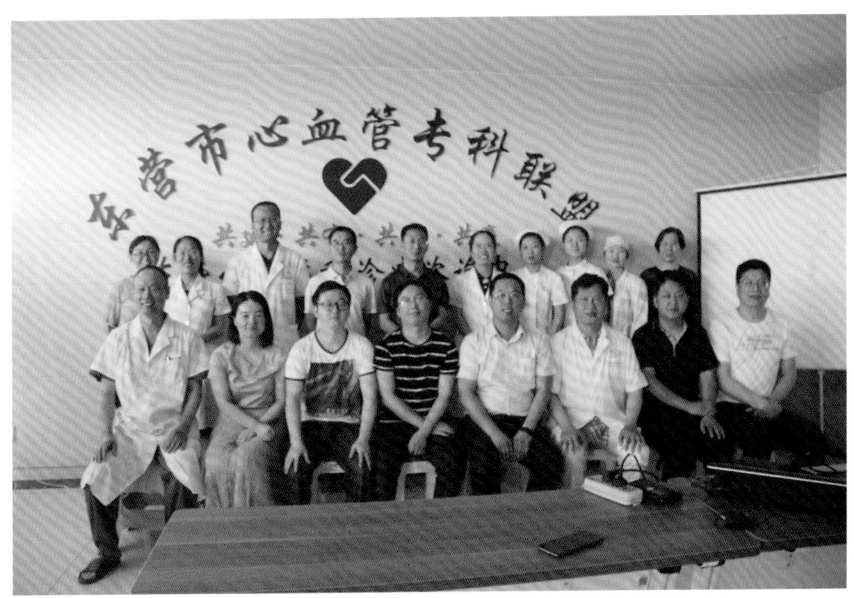

彩插 22　2019 年 6 月 6 日“房颤日”暨鲁渝抗栓论坛

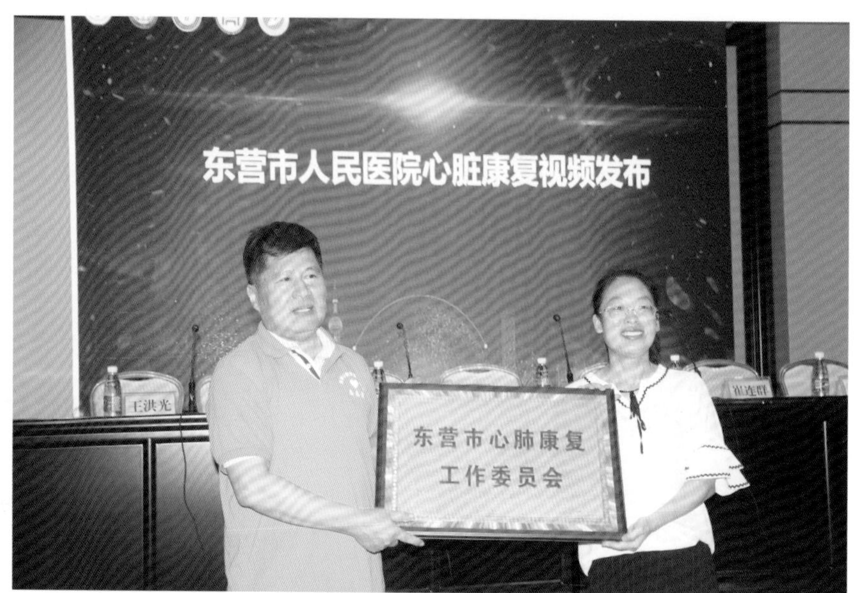

彩插 23　2019 年 7 月 28 日东营市心血管专科联盟聘任仪式工作委员会仪式

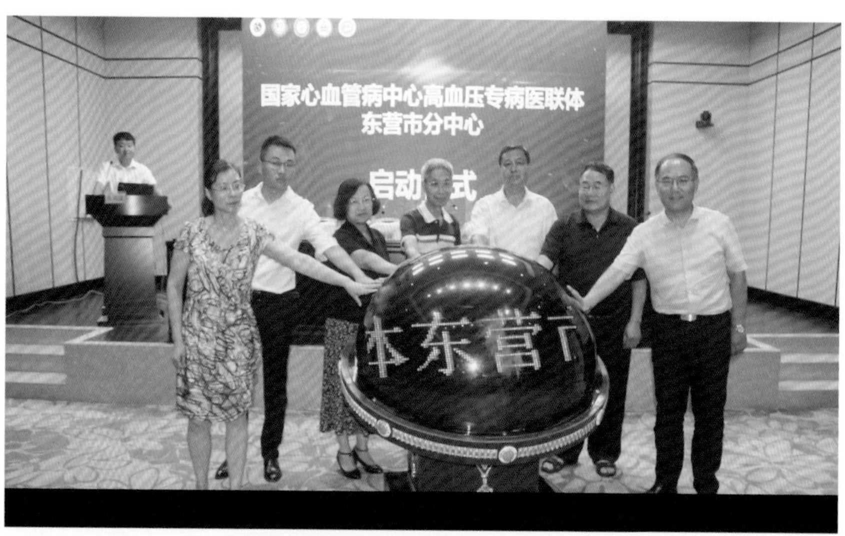

彩插 24　2019 年 7 月 28 日国家心血管病中心高血压医联体东营分中心启动

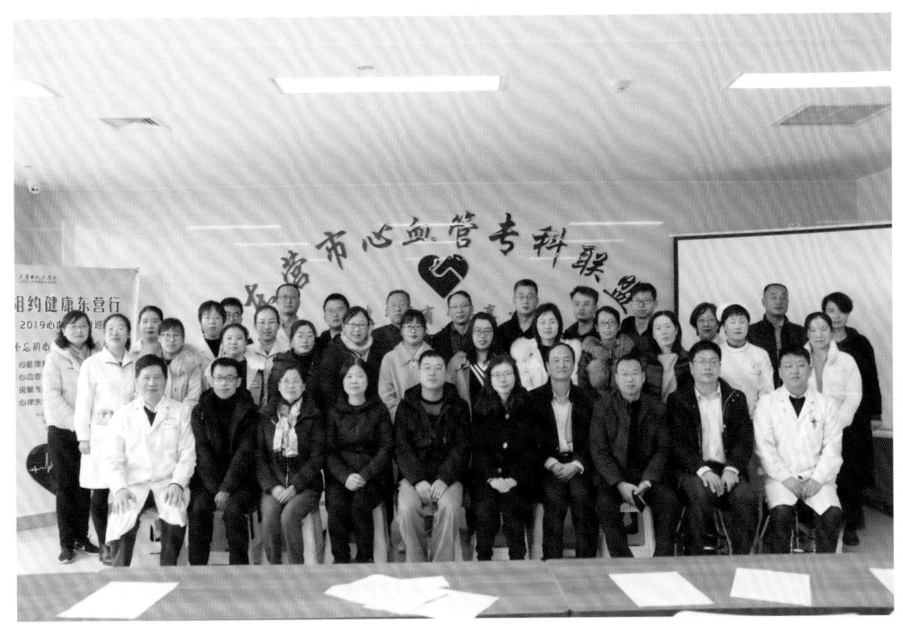

彩插 25　2019 年 12 月 21 日东营市心血管专科健康联盟 2018 年会

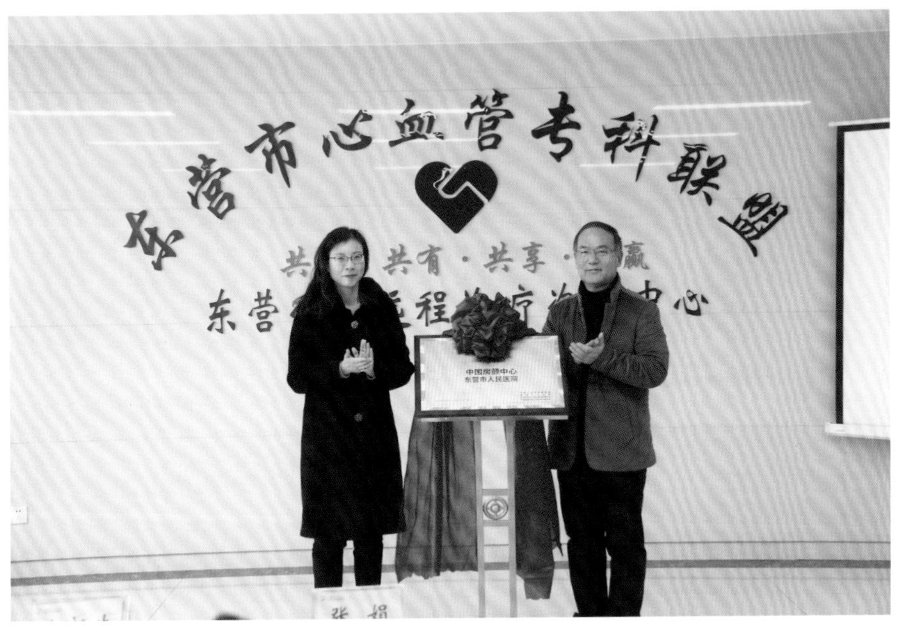

彩插 26　2019 年 12 月 21 日东营市心血管专科健康联盟 2018 年会暨中国房颤中心挂牌仪式